上颌窦骨移植技术
（第3版）
The Sinus Bone Graft
Third Edition

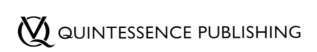

QUINTESSENCE PUBLISHING

Berlin | Chicago | Tokyo
Barcelona | London | Milan | Mexico City | Paris | Prague | Seoul | Warsaw
Beijing | Istanbul | Sao Paulo | Zagreb

上颌窦骨移植技术
THE SINUS BONE GRAFT
第3版

（美）奥莱·詹森　主编
（Ole T. Jensen）

黄远亮　主译

章锦才　宿玉成　主审

北方联合出版传媒（集团）股份有限公司
辽宁科学技术出版社
沈阳

图文编辑

刘 菲　刘 娜　康 鹤　肖 艳　王静雅　纪凤薇　刘玉卿　张 浩　曹 勇　杨 洋

©2022，辽宁科学技术出版社。

著作权合同登记号：06-2020第154号。

图书在版编目（CIP）数据

上颌窦骨移植技术：第3版 /（美）奥莱·詹森（Ole T. Jensen）主编；黄远亮主译. —沈阳：辽宁科学技术出版社，2023.1

ISBN 978-7-5591-2603-0

Ⅰ. ①上… Ⅱ. ①奥… ②黄… Ⅲ. ①上颌窦—种植牙 Ⅳ. ①R782.12

中国版本图书馆CIP数据核字（2022）第135420号

出版发行：辽宁科学技术出版社
　　　　　（地址：沈阳市和平区十一纬路25号　邮编：110003）
印 刷 者：凸版艺彩（东莞）印刷有限公司
经 销 者：各地新华书店
幅面尺寸：210mm×285mm
印　　张：16.5
插　　页：4
字　　数：330千字
出版时间：2023年1月第1版
印刷时间：2023年1月第1次印刷
策划编辑：陈　刚
责任编辑：金　烁　杨晓宇
封面设计：袁　舒
版式设计：袁　舒
责任校对：李　霞

书　　号：ISBN 978-7-5591-2603-0
定　　价：398.00元

投稿热线：024-23280336
邮购热线：024-23280336
E-mail:cyclonechen@126.com
http://www.lnkj.com.cn

中文版序言一
FOREWORD

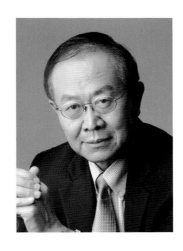

从1999年瑞尔集团创立至今，作为口腔产业的从业者以及今天的上市公司，我们跟着中国的口腔行业，见证风雨，砥砺同行。近些年，随着中国经济的快速发展，口腔诊疗技术与理念在不停迭代更新；而人们对口腔治疗的需求，也在日益突显。

第四次全国口腔健康流行病学调查结果提醒我们，中年人群的牙周问题，已不容忽视。奋斗在临床一线的医生们也发现，牙周炎等疾病导致的或亚洲人群本身的骨量不足，乃是我们目前在种植治疗中经常面对的艰巨挑战之一，十分棘手。而奥莱·詹森（Ole T. Jensen）教授主编的《上颌窦骨移植技术 第3版》这一经典专著重点围绕骨量不足及其解决方案，对这一领域进行了专项的研究和阐述。该书在前两版的基础上，增添了新的视角，不仅对上颌窦移植技术进行了全面且详尽的阐述，还对萎缩上颌后牙区种植提供了多种解决方案，如短种植体、引导式手术、穿颧种植体、穿翼种植体等的运用，更有对上颌骨再生的前瞻性思考。此外，书内优秀的病例，不仅让我们看到了口腔诊疗的价值所在，更展现出口腔行业同仁对学术及临床的钻研和"匠人精神"。

所谓开卷有益，我相信，这本汇聚国际多位知名学者的专著，能够让我们的口腔医疗从业人员，对口腔种植领域有更深刻的认知及更全面的思考。

瑞尔集团和奥莱·詹森教授颇有渊源，在2019年瑞尔齿科年会上，我们的医生代表和临床团队更是和教授有很多深入的交流。奥莱·詹森教授的学术素养和大师智慧给了我们团队很多启发与心得。这次通过这本书第3版的翻译工作，大家也再次深度学习了国际著名专家对于上颌窦区种植修复重建相关的骨移植技术研究、心得和病例，同时也将国际经典的种植技术带给了中国口腔种植领域的同仁们。

最后，感谢黄远亮教授带领的翻译团队，感谢章锦才教授、宿玉成教授主审，正是译者们的孜孜不倦与精益求精，才能将这本专著完美呈现给我们行业的同仁们，共话口腔种植之"门道"，近距离领略大师风采。

邹其芳

2022年3月于北京

中文版序言二
FOREWORD

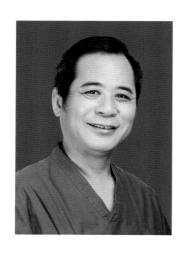

上颌后牙区种植往往受到骨结构疏松、上颌窦气化与牙槽骨吸收等多种因素的限制，致使口腔种植修复难度增高、并发症风险提升，无疑给临床医生的诊治带来巨大的挑战。

随着口腔种植技术与材料的不断发展，用以解决上颌后牙区骨缺损的方法与技术也不断地被提出并应用于临床中。因此，口腔临床种植医生在诊治此类患者之前，应经过系统性的学习与实践，熟练掌握各种上颌窦骨增量的常用技术与并发症的处理方法。

由美国著名口腔颌面外科教授奥莱·詹森（Ole T. Jensen）主编，并由瑞尔集团技术专家委员会副主席黄远亮教授及其团队翻译的《上颌窦骨移植技术 第3版》译著终于出版了。这是我们口腔种植专业领域知识宝库中又增添的一件喜事。尽管已阅读过好几本涉及上颌窦区植骨的专著，但奥莱·詹森主编的这部《上颌窦骨移植技术 第3版》则在前两版的基础上分享了更有深度和广度的临床应用实例，该书包含骨种植的外科选择、侧壁开窗与经牙槽嵴顶上颌窦底提升、萎缩上颌后牙区种植及上颌骨再生的进展与创新四大篇章，共25章，内容丰富、详尽，图文并茂，彩色印刷。不仅从临床术式介绍了多种上颌后牙区骨缺损的解决方案，更是从细胞分子、组织工程水平探讨了上颌骨再生的新进展，令读者眼前一亮。

令人高兴的是，吴轶群教授团队也参编本书，撰写了本书的第15章"导航系统下经上颌窦穿颧种植术"，体现了国内口腔种植技术的进步和在该方面的学术地位，可喜可贺。

这本《上颌窦骨移植技术 第3版》荟萃了众多长期从事上颌后牙区复杂种植专家的最新研究以及经验分享，主编奥莱·詹森教授更是早期从事上颌窦区骨移植的专家之一，拥有丰富的临床经验。我由衷地祝贺该专著的中文版正式出版发行，感谢黄远亮教授及各位译者的辛苦和奉献。谨将此书推荐给各位口腔医学同仁，阅读此书可以惠顾我们的患者。

宿玉成
2022年7月于北京

中文版序言三
FOREWORD

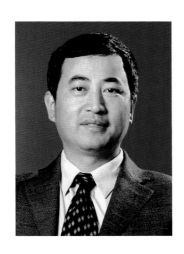

　　20世纪80年代引入骨结合式骨内种植体的概念以来，给口腔医学领域带来了革命性的改变，口腔种植学已成为近20年口腔医学领域发展最快的专业之一。在我国经过近30年的快速发展，口腔种植技术已在口腔临床得到了普及，发展成为口腔临床医生和缺失牙患者广泛接受的代替缺失牙的修复技术。但严重骨缺损的种植修复仍是口腔种植医生面临的难题，尤其在上颌后牙区，由于上颌窦的解剖结构、过度气化、骨质疏松等因素，该区域严重骨缺损的种植修复难度大、风险高，给口腔临床医生提出了严峻的挑战。

　　奥莱·詹森（Ole T. Jensen）教授从事上颌窦底骨移植临床工作和研究30多年，积累了该领域丰富的临床经验和大量的研究成果，他组织该领域多位杰出的口腔临床和基础研究的专家，汇集上颌窦底骨移植技术的最新研究成果，撰写了《上颌窦底骨移植技术 第3版》，该书用大量的研究资料、清晰的图片和众多的临床病例为解决上颌后牙区骨缺损的口腔种植临床难题提供了临床指导。

　　非常感谢黄远亮教授不辞辛劳、组织团队，将此书翻译成中文。能有一本书为上颌后牙区骨缺损的口腔种植临床难题提供指导是我们的幸运，期望该专著的出版对提升我国口腔临床种植水平起到积极的推动作用。

章锦才

2022年6月于杭州

中文版前言
PREFACE

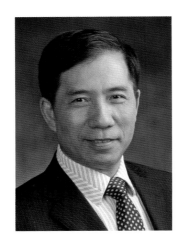

历经1年多的辛勤努力与耕耘，这本由美国犹他州大学牙学院著名口腔颌面外科专家奥莱·詹森（Ole T. Jensen）教授主编，经黄远亮教授主译，团队17位专业译者、4位校稿者、2位专家主审奉献的《上颌窦骨移植技术 第3版》终于问世了。这是奥莱·詹森教授主编该专著的第3版发行。该书在其前两版的基础上以更丰富的内容、更专业的视角、更实用的临床要点及更具前瞻性的探索，为读者提供了这一领域最具临床应用价值的实践经验和理论依据。

该专著以上颌窦区种植修复重建相关的骨移植技术为主线，分别通过骨移植的外科选择、侧壁开窗与经牙槽嵴顶上颌窦底提升术、萎缩上颌后牙区种植和上颌骨再生的进展与创新4个篇幅展开，该书涵盖了上颌窦底骨移植与种植技术的诸多领域，包括上颌后牙区困难与复杂病例相关的临床、基础及未来进展等种植修复技术的多个专业，25个章节分别由来自国际口腔种植专业的著名学者根据自身的认知、技术和临床经验撰写而成。

由于上颌窦解剖、上颌窦过度气化等因素，涉足上颌窦相邻上颌后牙区种植技术的难度、技术敏感性与并发症风险始终是影响该区域口腔种植临床成功的最大难点之一。如何直面难题解决和挑战困难病例，这本专著内容值得推荐。该书系列章节包含上颌后牙区种植的难点与突破技术，尤其是骨增量方面的基础知识以及采用数字化技术穿颧、穿翼的临床设计与手术流程，特别适用于口腔种植医生，尤其是需要提升

种植手术及骨移植技术水平的资深医生。内容紧扣上颌窦底植骨技术，引人入胜地介绍了上颌窦结构解剖学基础、适应证的选择、上颌窦底经牙槽嵴入路或侧壁入路提升窦膜的技术要点，以及基于斜行植入和穿颧、穿翼的无牙颌种植的解决方案，图文并茂、全面详尽，是目前上颌窦底提升骨增量技术的主流专著，可供口腔临床种植医生、专业研究生、进修生学习参考。

值得提及的是，2019年底举办上海首届瑞尔集团口腔种植年会期间，在瑞尔集团总裁邹其芳先生的邀请下，有幸与该书主编奥莱·詹森教授进行了愉悦的交流，在访问瑞泰上海前滩口腔医院及复杂病例讨论中，奥莱·詹森教授在种植技术领域丰富的阅历与临床经验以及对复杂病例的睿智分析展示了大师的风范，给我们留下了深刻的印象（图1和图2）。

记得1995年底从美国加利福尼亚大学牙学院（UCSF）学成回国时，中国的口腔种植技术在临床的应用刚刚开始。那时的种植技术专著有限，口腔种植体系统单一，初始由美国哥伦比亚大学牙学院王大源

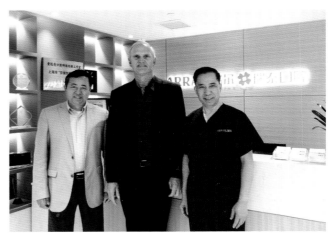

图1　本书主编奥莱·詹森来访瑞尔集团瑞泰上海前滩口腔医院。

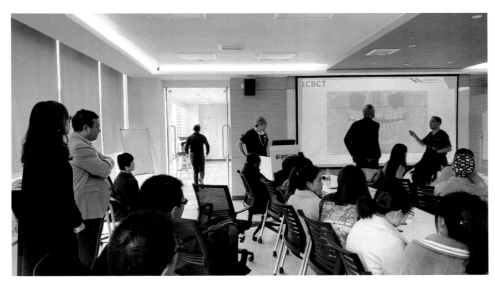

图2　奥莱·詹森教授指导复杂种植病例讨论。

（Peter Wang）教授赞助与支持的Brånemark牙种植体系统先后在国内四大口腔医学院及后续5所附属口腔医院登陆启用。从简单病例入手到复杂病例开展，从常规技术入门到专项技术尝试，从少量主流种植体品牌到数百种特色与创意不同的产品，从方法技术单一到综合技术整合，从平面设计与计划到三维立体设计和模拟，从虚拟-现实设计规划到目前的数字化导板、导航和种植机器人应用。一路走来，近30年中国口腔种植事业的发展经历了起步、成长、壮大与成熟的过程。有幸见证这一口腔种植技术的时代变迁与发展，无疑更值得感恩这个时代为我们口腔种植技术领域的同仁所提供的国际交流、学术与培训的舞台。唯有持续不断地坚持开放、学习、交流和实践，才能进一步提升现代中国口腔种植技术的水准。

在口腔种植专业领域，上颌窦底骨移植技术是目前研究最多、最深入的临床技术之一。发自内在驱动力，不断探究复杂病例成功与否的原因和规律，始终是我们专业种植医生进步的源泉。

最后衷心感谢我的同道，来自瑞尔集团内外临床一线的专业译者们，特别感谢黄炜斌、丁晓晨、李明喆3位医生的精心校对，正是译者们对这本专著的深刻理解与精准翻译，才会将这本值得期待的专著的中文版奉献给我们的读者。

黄远亮

2022年3月于上海

序言
FOREWORD

大约40年前，在布伦马克（P-I Brånemark）导师的指导下，我完成了博士学位论文《骨移植愈合》的答辩。我在移植之前，在骨组织中放置了一个用以光学上肉眼观察的植入物体，并以此方式能够研究移植后移植物微脉管系统发生了什么状况。即使当时有同种异体或异种骨（如在Oswestry和Kiel骨库中），但也普遍认为只有自体骨才能提供足够的修复。骨库的骨作为最后的求救手段主要用于骨科的大型缺损。大约20年后，我参加了在美国召开的关于上颌窦骨移植的"共识会议"。那时，上颌窦骨移植的结果是如此成功，以至于是否使用自体、异体或异种移植物都显得无关紧要。令人遗憾的是，当时可用的临床资料是从临床医生那里收集的数据，而不是在同行评审期刊上呈现的数据，而且这种情况很少允许进行严格的科学分析。然而，这是我第一次听到同事们声称，与传统使用的自体移植物相比，使用其他各类型的移植物可以获得类似的良好临床效果。

当然，今天我们有大量证据表明，许多类型的骨移植物置于上颌窦底时，都能很好地发挥作用。无可否认，正如本书第1章所述，与未移植相比，在某些情况下，我们未必会看到移植后植入物的临床效果得到改善，骨组织的预备可为临床成功提供令人满意的自体骨颗粒供给。然而，这类非常简单的自体骨移植在重度骨吸收的临床病例中可能不起作用，建议临床医生在骨厚度为2~4mm的情况下尝试进行自体骨移植，在植入种植体后还须仔细检测种植体的稳定性。

今天，一种常用的上颌窦底骨移植材料来源可以是异种骨，如Bio-Oss（Geistlich）。我们研究了上颌窦底骨移植的Bio-Oss颗粒在移植11年后的长期结果，发现它们的大小和形态在很大程度上没有变化[1]。这些颗粒与牙种植体一样，可能作为骨传导性的异物（即新生骨的形成可以解释所取得的良好临床效果）。实际上，与自体移植的临床预期结果在行为上可能非常相似。我们分析了小型自体骨小柱在人类听力障碍中，用于替代听小骨的组织学结果。移植物实际已经死亡失去生命力，但它们继续在临床上起作用，且有明确的证据表明新骨在原先移植物表面生长[2]。

《上颌窦骨移植技术 第3版》如此重要的主要原因取决于这些临床报告的实用性。上颌窦骨移植术对患者治疗确实最有把握，其临床疗效早就被证实。该书的主编奥莱·詹森（Ole T. Jensen）博士是世界上拥有30多年从事上颌窦底骨移植工作经验的少数人之一，我认为除了他没有人更适合担任此书的主编。他汇集了许多杰出的专家学者贡献他们在不同条件下应用上颌窦底移植技术的经验。积极推荐开展口腔种植治疗的所有医生使用这本书，由于主要的创新成果体现在第3版里，因此我很愿意推荐该书给已经拥有以前版本的读者。

Tomas Albrektsson，MD，PhD

Professor Emeritus

Department of Biomaterials

Institute of Clinical Sciences

Gothenburg University

Gothenburg, Sweden

Visiting Professor

Faculty of Odontology

Malmö University

Malmö, Sweden

参考文献

[1] Mordenfeld A, Hallman M, Johansson CB, Albrektsson T. Histological and histomorphometrical analyses of biopsies harvested 11 years after maxillary sinus floor augmentation with deproteinized bovine and autogenous bone. Clin Oral Implants Res 2010;21:961–970.

[2] Kylén P, Albrektsson T, Ekvall L, Hellkvist H, Tjellström A. Survival of the cortical bone columella in ear surgery. Acta Otolaryngol 1987;104:158–165.

前言
PREFACE

年复一年，我始终对我们如何一路走来以及为上颌窦底提升和骨移植技术高度专业化的进程而感到惊奇。仅仅几十年前，就是在亚拉巴马州欧佩莱卡的一个普通牙科诊所里进行了上颌窦底提升手术，而它现在成为了一个国际跨专业合作成果。随着技术的进步与发展，本书内容也需与时俱进。《上颌窦骨移植技术 第3版》更新了当前的科学基本原理和临床实践，以期继续作为上颌后区牙种植重建的必备程序。在本书中，将重点关注这一领域的先驱者的历史认可，包括Hilt Tatum、Philip Boyne和Carl Misch。但有无数的专业人士为上颌窦底提升技术做出了贡献，包括从由骨结合学会主办的1996年上颌窦共识会议的成员到现在有关与上颌窦底治疗相关改良技术的2000多篇文献的作者。

1986年，在我访问Hilt Tatum医生的诊所并向临床大师学习第一手资料之前，我朝拜了许多具有种植经历的牙科全科医生。在观察了Hilt Tatum医生几天后，我记得当时一片茫然，想知道他所说的"上颌窦底提升技术"是否真实。直到10年后在波士顿见到了一行38位临床医生团队，展示了他们早期的上颌窦底提升结果。当每个人都介绍了他们的数据，包括完全不同的方法和对原先操作过程的改良之后，我们逐渐深刻意识到我们都取得了成功！令我们震惊的是，Hilt Tatum医生的工作被如此简单地复制了。从那时起，随着上颌窦底提升技术被明确地推荐给患者，牙种植领域发生了改变。

随后几年，在瑞典合作之后，我与布伦马克（P-I Brånemark）和莱克霍姆（Ulf Lekholm）进行了讨论，他们仍然对上颌窦底提升手术持怀疑态度。当时，布伦马克（P-I Brånemark）博士正在心怀颧种植体重建的构想，并告诉我此后可能无需行上颌窦底提升术。那时我不太明白他的意思，但是现在我理解了。除了对各类骨移植材料和技术的概述之外，本书还包含了上颌窦底骨移植的替代技术。正如Stefan Lundgren所展示的，其中包括了颧种植体的应用和上颌窦底黏膜必须提升但不需要做骨移植的理念。

2011年，我分别会见了上颌窦底骨移植的两位伟大创新者Hilt Tatum和Philip Boyne，并亲自记录了他们独立创造性思维的过程。他们都描述了其灵感均来自咬合间隙不足的问题。虽然是外科医生，但他们却以牙科修复医生的身份思考，如何力争获得牙冠或修复体的空间，突发异想到"在另一侧"（即在上颌窦底侧）成就骨移植。骨移植以前从未以这种方式解决过问题。同样，本书中的许多创新者，也是全世界最智慧的学者继续创造性地解决了再生医学之谜中的部分难题。

如果没有这些创新者、科学家、医生和牙科专科医生，显然不可能实现对上颌窦底移植技术的可预见性地推进。然而，我们也必须认可那些所有参与促进人类健康各类职业的贡献者，他们是外科和研究助手、辅助人员、给予支持的家庭成员，当然还有患者本身。感谢您对这一有价值事业的投入与热爱。

奥莱·詹森（Ole T. Jenson）

谨此纪念：Carl Erwin Misch
IN MEMORIAM: Carl Erwin Misch, DDS, MDS

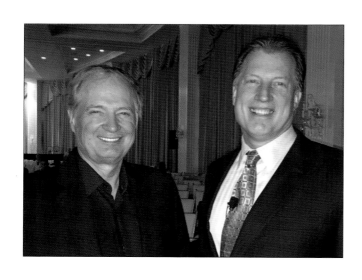

Carl Erwin Misch医生（左）与我（右）在2016年骨结合学会年会上的合影

"身为他的兄弟，你可能会觉得我活在他的阴影之下，但我从来没有这种感觉，而且我以后也不会这样想。我活在他的光芒之下。"——Michael Morpurgo

2017年，牙科界和种植界陨落了一名真正的偶像：我的兄弟Carl Erwin Misch医生。Carl经常表示他的职业目标是提升牙科种植的治疗标准，并孜孜不倦地去追逐这一目标。在组织简化信息方面，他极具天赋，利用这种天赋，制定了许多原则规范和分类方法，形成了现代牙科种植最初期的完整概念。在20世纪70年代末，Carl有幸遇到上颌窦区骨移植技术创始人之一Hilt Tatum医生，向他学习这项技术。他具备卓越的临床技术，是美国最早开展复杂种植手术的修复专科医生之一。1987年，Carl发表了第一篇分类文章，基于上颌窦区的骨量以应对处理上颌骨后区。这些临床指南如今仍然意义深远，并收录在《上颌窦骨移植技术 第2版》中。他也是早期使用骨替代材料用于上颌窦区骨移植的倡导者，1996年在巴布森学院举办的上颌窦共识会议上，他和我一起发表了他的相关数据。

Carl在学习和分享知识上具有激情。他成立了Misch种植学院并开设了一项针对牙科种植的继续教育课程。同时，他也在多所院校任职，1986—1993年期间，在第一个具备大学背景的种植课程——匹兹堡大学的种植课程担任主席。他的课程热情洋溢、极具权威、魅力超凡且充满个性，总是能抓住听众的目光。《当代牙科种植学》（Mosby/Elsevier，1993）是第一本详细阐述上颌窦解剖、生理学和手术路径以处理上颌骨后区骨退缩的著作。本书现在已经是第3版，被认为是许多学者进行手术和种植修复课题的最完整的参考。Carl是一位高产的作者，发表了100多篇不同种植相关课题的同行评审文章。他对专业的贡献真正地改变了他的学生、同事和患者的一生。Carl Erwin Misch医生是一位真正的先驱、领袖、专家和种植学临床大师。他拥有不同寻常的职业经历，我们所有人都将缅怀他在牙科种植学中的影响和付出的激情。

Craig M. Misch

译者名单
TRANSLATORS

主译 黄远亮

主审 章锦才　宿玉成

译者（按姓氏拼音排序）

陈卫东　丁晓晨　顾佳姝　郭华艳

亢　晨　葛宇飞　黄　韦　黄　兰

黄远亮　黄炜斌　李明喆　阮　征

田立国　袁历峰　章　臻　钟华星

邹多宏

编者名单
CONTRIBUTORS

Jean E. Aaron, PhD
Bone Structural Biologist and Visiting Lecturer
School of Biomedical Sciences
University of Leeds
Leeds, United Kingdom

Michael Alterman, DMD
Director of Outpatient Clinic
Hadassah and Hebrew University Medical Center
Jerusalem, Israel

Sérgio Rocha Bernardes, BDS, MSc, PhD
Head of New Product Development and Clinical Practice
Neodent Global

Professor
Latin American Institute of Dental Research and Education
Curitiba, Brazil

Michael S. Block, DMD
Private Practice Limited to Oral and Maxillofacial Surgery
Metairie, Louisiana

Nardy Casap, DMD, MD
Professor and Chairman
Department of Oral and Maxillofacial Surgery
Hadassah and Hebrew University Medical Center
Jerusalem, Israel

Martin Chin, DDS
Private Practice Limited to Oral and Maxillofacial Surgery
San Francisco, California

Byung-Ho Choi, DDS, PhD
Professor
Department of Oral and Maxillofacial Surgery
Wonju College of Medicine
Yonsei University
Wonju, South Korea

Giovanni Cricchio, DDS, PhD
Research Fellow
Department of Oral and Maxillofacial Surgery
Umeå University
Umeå, Sweden

Daniel R. Cullum, DDS
Private Practice Limited to Oral and Maxillofacial Surgery
Coeur d'Alene, Idaho

Guest Lecturer
Department of Oral and Maxillofacial Surgery
Loma Linda University
Loma Linda, California

Guest Lecturer
Department of Oral and Maxillofacial Surgery
University of California, Los Angeles
Los Angeles, California

Matteo Deflorian, DDS
Tutor at the Section of Implant Dentistry and Oral
    Rehabilitation
Department of Biomedical, Surgical, and Dental Sciences
School of Medicine
University of Milan
Milan, Italy

Eric J. Dierks, DMD, MD
Private Practice Limited to Head and Neck Surgery
Portland, Oregon

Sergey B. Dolgov, DDS, MSD
Private Practice Limited to Periodontics and Implant
    Dentistry
Mankato, Minnesota

Rolf Ewers, MD, DMD, PhD
Chairman Emeritus
Department of Cranio-Maxillofacial and Oral Surgery
Medical University of Vienna
Vienna, Austria

Pietro Ferraris, MD, DDS
Private Practice Limited to Oral and Maxillofacial Surgery
    and Prosthodontics
Alessandria, Italy

Lindsay L. Graves, DMD
Resident
Division of Oral and Maxillofacial Surgery
UT Southwestern/Parkland Memorial Hospital
Dallas, Texas

Stuart L. Graves, DDS, MS
Private Practice Limited to Oral, Maxillofacial,
    and Implant Surgery
Burke, Virginia

Nicholas J. Gregory, DDS
Private Practice Limited to Oral and Maxillofacial Surgery
Monroe, Louisiana

Konstantin Gromov, DDS
Private Practice Limited to Periodontics
    and Implant Dentistry
Glenview, Illinois

Private Practice Limited to Perioprosthodontics and
    Implant Dentistry
Moscow, Russia

Tong-Chuan He, MD, PhD
Associate Professor
Department of Surgery
Biological Sciences Division
University of Chicago

Associate Professor and Director
Molecular Oncology Laboratory
Department of Orthopaedic Surgery and Rehabilitation
    Medicine
University of Chicago Medical Center
Chicago, Illinois

Chongqing Key Laboratory of Oral Diseases and
    Biomedical Sciences
The Affiliated Hospital of Stomatology
Chongqing Medical University
Chongqing, China

Hideharu Hibi, DDS, PhD
Professor and Chair
Department of Oral and Maxillofacial Surgery
Nagoya University Graduate School of Medicine
Nagoya, Japan

Wei Huang, DDS, MS
Professor
Department of Oral Maxillofacial Implantology
Ninth People's Hospital

School of Medicine
Shanghai Jiao Tong University
Shanghai, China

Kuofeng Hung, DDS, MS
Department of Oral Maxillofacial Implantology
Second Dental Clinic
Ninth People's Hospital
School of Medicine
Shanghai Jiao Tong University
Shanghai, China

Salah Huwais, DDS
Adjunct Assistant Clinical Professor
Department of Restorative Sciences
School of Dentistry
University of Minnesota
Minneapolis, Minnesota

Private Practice Limited to Periodontics and Implantology
Jackson, Michigan

Vincent J. Iacono, DMD
SUNY Distinguished Service Professor, Tarrson Family
    Professor of Periodontology and Chair
Department of Periodontology
Director of Postdoctoral Education
Stony Brook School of Dental Medicine
Stony Brook, New York

Ole T. Jensen, DDS, MS
Adjunct Professor
Department of Oral and Maxillofacial Surgery
School of Dentistry
University of Utah
Salt Lake City, Utah

Ping Ji, DDS, PhD
Professor and President
Chongqing Key Laboratory of Oral Diseases
National Clinical Research Center for Oral Diseases
The Affiliated Hospital of Stomatology
Chongqing Medical University
Chongqing, China

Wataru Katagiri, DDS, PhD
Associate Professor
Division of Reconstructive Surgery and Oral and
    Maxillofacial Region
Niigata University Graduate School of Medical and
    Dental Sciences
Niigata, Japan

Alessandro Lozza, MD

Chief Assistant and Senior Consultant
Neurophysiopathy Service, IRCCS Mondino Foundation
Pavia, Italy

Stefan Lundgren, DDS, PhD

Professor and Chairman
Department of Oral and Maxillofacial Surgery
Umeå University
Umeå, Sweden

Mauro Marincola, DDS, MS

Professor and Clinical Director
International Implantology Center
Department of Implant Dentistry
University of Cartagena
Cartagena, Colombia

Ziv Mazor, DMD

Associate Professor
Department of Implantology
Titu Maiorescu University
Bucharest, Romania

Private Practice
Tel Aviv, Israel

Craig M. Misch, DDS, MDS

Clinical Associate Professor
Department of Periodontics/Prosthodontics
School of Dental Medicine
University of Florida
Gainesville, Florida

Private Practice Limited to Oral and Maxillofacial Surgery
and Prosthodontics
Sarasota, Florida

Alexandre Molinari, DDS, MSc, PhD

Director
Clinical Professional Relations and Education
Neodent USA
Andover, Massachusetts

Visiting Professor
Latin American Institute of Dental Research and Education
Curitiba, Brazil

Srinivas Rao Myneni Venkatasatya, DDS, MS, PhD

Assistant Professor
Department of Periodontics
Stony Brook School of Dental Medicine
Stony Brook, New York

Giovanni Nicoli, MD

Maxillofacial Surgery Specialist
ASST Vallecamonica Hospital
Brescia, Italy

Costa Nicolopoulos, BDS, FFD

Private Practice Limited to Oral and Maxillofacial Surgery
Dubai, United Arab Emirates

Andriana Nikolopoulou, MD

Private Practice
Glyfada, Greece

Masahiro Omori, DDS, PhD

Postdoctoral Researcher
Department of Oral and Maxillofacial Surgery
Nagoya University Graduate School of Medicine
Nagoya, Japan

Ashish A. Patel, DDS, MD

Consultant at a Private Practice Limited to Head and
Neck Surgery

Associate Professor
Department of Oral and Maxillofacial Surgery
School of Dentistry
Oregon Health and Science University
Portland, Oregon

Gabriele Rosano, DDS, PhD

Oral Surgeon
Lake Como Institute
Como, Italy

Heli Rushinek, DMD

Oral and Maxillofacial Surgeon
Department of Dentistry
Hadassah and Hebrew University Medical Center
Jerusalem, Israel

Riccardo Scaini, DDS

Tutor at the Section of Implant Dentistry and Oral Rehabilitation
Department of Biomedical, Surgical, and Dental Sciences
IRCCS Istituto Ortopedico Galeazzi
University of Milan
Milan, Italy

Lars Sennerby, DDS, PhD

Professor
Institute of Odontology
Sahlgrenska Academy
University of Gothenburg
Gothenburg, Sweden

Dong-Seok Sohn, DDS, PhD
Professor and Chair
Department of Oral and Maxillofacial Surgery
Catholic University Medical Center of Daegu
Daegu, South Korea

Dongzhe Song, DDS, PhD
Molecular Oncology Laboratory
Department of Orthopaedic Surgery and Rehabilitation
    Medicine
University of Chicago Medical Center
Chicago, Illinois

State Key Laboratory of Oral Diseases
National Clinical Research Center for Oral Diseases
West China Hospital of Stomatology
Sichuan University
Chengdu, China

Dennis P. Tarnow, DDS
Clinical Professor and Director of Implant Education
College of Dental Medicine
Columbia University Irving Medical Center
New York, New York

Tiziano Testori, MD, DDS
Head of the Section of Implant Dentistry and Oral
    Rehabilitation
Department of Biomedical, Surgical, and Dental Sciences
University of Milan
Milan, Italy

Private Practice Limited to Implantology
Como, Italy

Adjunct Clinical Associate Professor
Department of Periodontics and Oral Medicine
School of Dentistry
University of Michigan
Ann Arbor, Michigan

Len Tolstunov, DDS, DMD
Associate Clinical Professor
School of Dentistry
University of the Pacific

Assistant Clinical Professor
School of Dentistry
University of California, San Francisco

Private Practice Limited to Oral and Maxillofacial Surgery
San Francisco, California

Shuhei Tsuchiya, DDS, PhD
Assistant Professor

Department of Oral and Maxillofacial Surgery
Nagoya University Graduate School of Medicine
Nagoya, Japan

Minoru Ueda, DDS, PhD
Professor Emeritus
Department of Oral and Maxillofacial Surgery
Nagoya University Graduate School of Medicine
Nagoya, Japan

Stephen S. Wallace, DDS
Clinical Associate Professor
Department of Periodontics
College of Dental Medicine
Columbia University
New York, New York

Private Practice Limited to Periodontics
Waterbury, Connecticut

Feng Wang, DDS, MD
Assistant Professor
Department of Oral Maxillofacial Implantology
Ninth People's Hospital
School of Medicine
Shanghai Jiao Tong University
Shanghai, China

Howard H. Wang, DDS, MS, MPH, MBA
Private Practice Limited to Endodontics, Periodontics,
    and Implant Dentistry
New York, New York

Yiqun Wu, DDS, MD
Professor
Department of Oral Implantology
Ninth People's Hospital
Second Dental Clinic
School of Medicine
Shanghai Jiao Tong University
Shanghai, China

Fugui Zhang, DDS, PhD
Molecular Oncology Laboratory
Department of Orthopaedic Surgery and Rehabilitation
    Medicine
University of Chicago Medical Center
Chicago, Illinois

Chongqing Key Laboratory of Oral Diseases and
    Biomedical Sciences
The Affiliated Hospital of Stomatology
Chongqing Medical University
Chongqing, China

开篇
INTRODUCTION

Hilt Tatum Jr, DDS

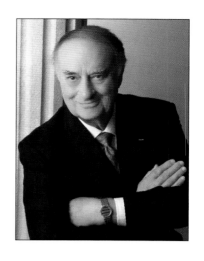

当奥莱·詹森（Ole T. Jensen）医生联系我参与这本书第3版编撰工作时，我是犹豫的。那时对我而言，参与上颌窦共识大会之中是不太可能的，我也没有阅读过这本书。而我阅读过这本书的第2版之后，我认识到参与其中是非常荣幸的一件事。

准备

我的上颌窦提升术之旅从1956年开始，那时我正参加在美国埃默里大学牙学院的口腔种植第一堂课。这堂课是由Col Roy Bodine授课的。我的临床从业是在佐治亚州萨凡纳的海军医院开始，在那里服务了2年。此后的2年我在萨凡纳从事全口义齿修复，随后来到亚拉巴马州欧佩莱卡，与我的父亲Hilt Tatum Sr和兄弟Crawford Tatum博士一起工作。在那里，我们的诊所业务迅速朝牙科修复方向发展。

我们意识到患者和我们自己对于末端游离的局部义齿不满意，觉得需要利用骨内种植体和固定修复体来满足这一需求。在一次尝试解决问题的过程中，我们获得了两片商用纯钛（0.25英寸厚和0.75英寸厚，1英寸≈3.54厘米）。利用这些钛片，我们开始制作有不同外形设计的相适应骨内结构的骨内种植体，并成功地将其植入不同患者的骨中。种植体植入后，我们等到愈合期之后（与下颌骨骨折愈合时间相同）再进行负重。然而，由于大多数患者佩戴可摘义齿时间过久，我们发现严重的垂直向骨缺失，在患者种植之前，需要恢复所缺失的骨量。

很显然，恢复缺失的骨量，需要自体骨增量。然而，在术前准备期间，一件令人惊奇的事情发生了。我有机会结识Frank Morgan博士，他在植骨方面经验丰富，治疗过战场上的伤员。当我与他讨论我们的计划时，他的话让我震惊："Hilt，如果你在诊所为缺牙患者进行这项手术方案，你会被随之遭遇的并发症所淹没。"这句话彻底让我们骨重建方向的努力停滞了一段时间。

Don Tillery，一名口腔外科医生和挚友，意识到我们所做的准备，以及Morgan博士的建议对我们的影响。1969年初，Tillery打电话说他发现了一项技术，他想可以安全地实现我们的目标。他告诉我一名口腔外科医生James Alley，已经在下颌骨无牙颌牙列重建前，成功实行了一系列的修复前骨增量术。我们联系Alley博士，他邀请我们去参观他的诊所。我们与他共度1周时间，观察了2台手术，看到许多处在不同术后阶段的患者。这项技术是在下颌骨无牙颌上植入一段自体肋骨（无螺丝固位）构成的。术后需要6个月无负重愈合期，随后重建新的下颌牙列，他报告称无术后愈合并发症。

Alley博士的成功秘诀在于在每个尖牙区前庭处各做一个垂直切口，行隧道术并充分剥离下颌骨软组织，去除下颌骨牙槽皮质骨，肋骨修整成型植入，关

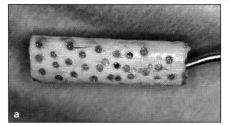

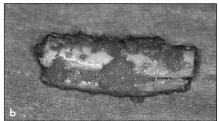

图1 （a）一层厚度自体肋骨。（b）双层厚度自体肋骨（1970年）。

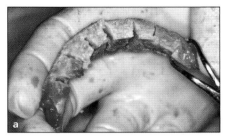

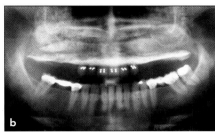

图2 （a和b）到了1980年，通过在前庭部进行两个垂直切口，我们取自体髂骨用于上颌骨和双侧上颌窦。

闭远端切口。因此，这个秘诀在于有良好无菌性，移植材料上方无切口、皮质去除和非负重愈合期。一位佩戴2年术后义齿的患者，骨增量后骨流失量很少。

以下是我们这次来访的收获：

- 手术无菌性是至关重要的。
- 去皮质术辅助骨增量与下颌骨结合。
- 远端切口可以预防术后感染。
- 义齿负重会在很大程度上破坏新建的顶部骨组织。
- 骨内种植体的放置不应破坏新的顶部骨组织。
- 骨内种植体的放置应该内部负重，促进新生嵴顶部骨组织。
- 最重要的是一开始就需要我们安全地恢复牙槽骨。

1970年1月，由William Lazenby博士取骨，我们第一次成功完成了在下颌无牙颌用4根自体肋骨进行骨增量（图1）。在他的建议下，我们随后开始采用髂骨作为骨源。9年期间，Lazenby博士和Doyle Hanes博士为我们的骨增量患者进行常规取骨（图2），直到1979年我将诊所再次搬至佛罗里达州的圣彼得堡。因为全部患者都是在医院环境下，在增量的骨上采用远端切口Millipore过滤器（MilliporeSigma）进行治疗的，术后并发症非常少。

我曾经有机会在2000多场会议上演示为所有骨增量位点增加远端切口的原则。这些原则为许多牙科会议、牙医和专科牙医进行过演示。然而令我意外的是，大部分的牙槽骨增量还是继续采用在植骨材料上做顶部切口，这有时会导致并发症。良好的无菌环境、远端切口、软组织充分剥离、有效的骨增量材料及组织严密缝合，可以显著地降低并发症发生率。

我们同时发现，增量的骨组织在种植体植入、愈合、修复后会保持稳定。我们观察到，美学区大面积植骨完成后，让患者佩戴临时义齿2年恢复功能是十分明智的，之后再进行最终修复体修复。大多数病例会呈现很好的美学效果。

上颌窦手术

随着我们骨增量临床经验的不断增长，我们认识到，在上颌窦后区做垂直向外置法植骨术而无垂直向骨流失是不可能的，而且过大的窦腔也会影响牙科修复体所需的垂直空间。很长一段时间里，这看起来是一件难以逾越的挑战。到了1974年，我们在回顾问题时，突然有一个想法进入我的脑海，我们应该将骨植入上颌窦内，而不是放于顶部。这个想法出现的瞬间，我既兴奋又害怕。兴奋的是这个方法具有可行性，害怕的是牙医或许要考虑与上颌窦打交道了。

在1974年剩余的时间里，我们按照所述方法在上颌后区种植了许多种植体。既切削了钛种植体，也铸造了钴铬钼合金种植体，安放至上颌窦底和牙槽嵴顶之间的骨髓空间（图3）。我们同时铸造了一个试戴体，

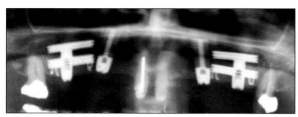 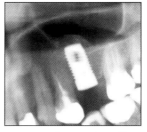 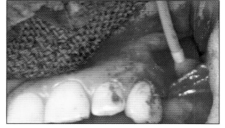

图3 提升上颌窦底的个性化制作的根形种植体（1974年）。

图4 不进入上颌窦的窦底提升骨挤压术。

图5 Fogarty导管提升上颌窦膜。

外形尺寸相同，而又长于种植体。远端腭侧瓣翻开以暴露牙槽嵴顶，使用刮匙预备种植位点，去骨至上颌窦底以匹配种植体尺寸。将试戴体放入窝洞中，轻敲松弛窦底。窦底和黏膜内衬垂直向提升了几毫米，刮下来的骨放置于提升底部的周围空间。随后，种植体植入加深的窝洞中，更多的骨放置于种植体至牙槽嵴顶，仅暴露种植体颈部。旋转皮瓣，缝合至腭壁。每颗种植体周围的愈合都十分正常，恢复得很好。

我们通常称这个手术为上颌窦提升。到了1980年，我们改进了这一技术，压缩松质骨使之成为交织的骨片置于其中，加深窝洞以提升窦底，而无需进入上颌窦（图4）。现在使用这些骨凿，用于窝洞成型，压缩松质骨并提升上颌窦底。

1975年2月，我们采用自体髂骨颗粒完成了第一例上颌窦区骨增量。该病例与接下来的4个骨增量病例，都是从牙槽嵴顶切开做腭侧瓣完成的。然后，我们开始主要使用顶端切口，在上颌骨侧壁颧突支柱前端预备上颌窦开窗。然而我们是如此害怕"上颌窦"这个字眼出现在医院记录中，将这个手术描述为上颌区倒置植骨。

1976年，在亚拉巴马州伯明翰举办的亚拉巴马种植大会上，我们报告了上颌窦区骨增量手术，以及前15个月术后观察结果。1977年秋，我被邀请在美国牙科种植学会年会上就上颌窦区骨增量术进行演讲，邀请Philip Boyne博士一同加入。1994年，亚拉巴马种植大会上（与我在1976年第一次做报告的讲台是同一个），他在300多名听众前，证实了我们这项手术的成功。

上颌窦区骨提升术的最初几年，我们受限于工具，过多依赖于改良的Fogarty导管，辅助上颌窦膜提升。导管缩短至几英寸长，连接到注射器上。导管在窦壁下滑行并慢慢膨胀时，可以安全地提升窦膜（图5）。到了1978年，我们有了合适的工具，再也不需要Fogarty导管了。

直到1984年，自体髂骨是我们首选的骨增量材料。而1972—1982年，Bill Hiatt博士供应我们一些冷冻的人类同种异体骨，这些骨是他在1962—1982年担任弗吉尼亚基金研究项目联合负责人时提取的。我们建立并保持了该研究中同样的低温存储库能力，可以经常为接受该骨源治疗的患者匹配供体和受体间合适的淋巴细胞抗原。患者接受同种异体骨上颌窦区骨增量手术后，我们观察与自体骨移植的结果比较。

1978年起，我们开始采用我开发的钛根形系统——得到美国食品药品监督管理局（FDA）认证的第一款钛根形系统（图6）。这套系统包括了一个选配设计，可用于上颌窦底提升，可在窝洞预备时采集刮除的骨（图7）。

1979—1983年，我们开展手术病例，为美国食品药品监督管理局（FDA）将磷酸钙（TCP）陶瓷作为骨增量材料提供临床前研究。评估发现了该产品用于上颌窦区骨增量是成功的，虽然比植入人类骨慢。

1982年夏天，拥有牙外科博士和科学硕士学位的Martin Lebowitz卸任佛罗里达大学牙学院口腔颌面外科主任职位，加入了我们。从此，许多Le Fort I型手术病例可以同期进行上颌窦区骨增量。Lebowitz是左利手，我是右利手，这使得我们可以同时按照以下步骤进行手术：

- 预备和插管时小心谨慎，每个鼻道达到最佳无菌。
- 折断下降上颌骨后，小心谨慎地将鼻黏膜与骨面分离，避免泪液进入该组织。这对于保护骨增量材料而言至关重要，避免鼻部菌群污染接触的风险。

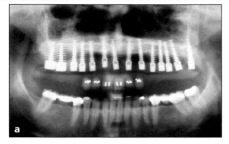
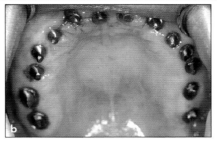
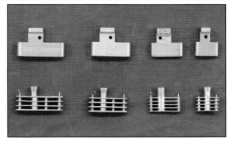

图6 （a和b）在骨增量的上颌骨和双侧上颌窦区的穿黏膜种植体与软组织重建。

图7 上颌窦种植体的选配和试戴件，这张照片展示了制作的16个尺寸中的4个。

- 同时在诊间配备高压氧舱，有助于对潜在厌氧菌的管理。

1984年，我的儿子Hilt TatumⅢ（DMD）加入我们的诊所。同年，多款骨增量产品上市，报道称冷冻干燥脱矿骨产品最为推荐。我们在这期间使用了多款产品作为上颌窦区骨增量，但是到了1986年，我们的临床结果是具有差异性且难以理解的。我们决定测评不同款产品，通过术后4个月的双侧上颌窦组织形态学评价比较结果。每类测试材料中，获得3～5个结果，我们被发现的结果所惊讶。最好的结果（37%新骨）来自人辐射松质骨（ICB，落基山组织储存库），第二好的产品是1～2mm脱矿冷冻干燥皮质骨碎片（12%新骨）。

1988年开始，落基山组织储存库的ICB成为了我们上颌窦区骨增量的所选产品。这次认证ICB作为与自体骨的相容良好的上颌窦区骨增量产品，为诊间手术提供了便捷可靠的材料。同时，这款产品可以让我们在侧壁开窗骨增量的同时，植入根形种植体，而无需特殊的上颌窦区种植体。每个上颌窦区，我们的平均使用量为7g。

20世纪90年代中期，我设计制作了许多工具，提高我们上颌窦区骨增量的手术能力。这些工具包括：拉钩，以匹配基于颧支的不同形状；定制刮匙，以符合上颌窦的不同解剖区。这些工具显著地简化并提升了手术的精确度。

即使在严格筛选患者条件下，执行严格的医疗方案，并发症或许还是会发生。当提升移动的黏膜衬里出现撕裂，多余的组织折叠覆盖撕裂处，在植骨前由成型的胶原带固定。胶原带立即粘至衬里，通过紧贴胶原带即刻植骨，稳定胶原带并支撑撕裂组织就位。当发生术后感染，这些症状在术后通常会持续几天。培养和敏感性试验要即刻引起注意，抗生素覆盖范围和治疗剂量的改进与扩大，在敏感性试验指导下做一进步改进，被证明在多数患者身上是十分有效的。如果7～14天还没有完全消除症状，这通常意味着需要移除全部的骨增量材料。如果种植体在骨增量术中同期植入，由于生物膜屏障细菌菌落生长并对种植体形成屏障的结果，这种趋势将不会有成功的可期待性。在我们43年的上颌窦区骨增量手术中，植骨丧失率低于1%。

血管化骨移植

1980年，我们认识到上颌窦区和其窦底间区骨增量采用游离瓣手术要比自体骨外置法手术更加安全和精准。我参加了一个显微血管外科手术的培训课程以证实这一理念。随后，我们尝试用自体髂骨源的显微血管游离瓣术替代自体骨外置法移植术。虽然可以获得微血管吻合，但我们发现，要在牙槽嵴所需的精准位置形成正确的骨外形，如同方枘圆凿难以实施。但这个想法一直吸引着我，1982年初，我们做了上颌区血管化截骨术，尝试通过使用带血供的天然牙槽骨获得游离瓣的结果而无需显微血管手术。

这个手术非常成功，我们发表了一篇关于应用该技术进行上颌区骨增量的论文，这些年来发展并扩展了其应用。该技术即刻产生了牵张成骨手术的效果，而简化或无需硬件。通常，使用一段长（18～24mm）的钛钉固定垂直移动的骨。ICB和辐射皮质松质骨（ICC）骨块作为插入的材料（图8）。交替垂直向稳定性可由微型钛板或ICC骨块获得。的确，愈合的牙槽

图8 （a～d）显示塔图姆（Tatum）带血管截骨移位术（TVO）。目的是通过垂直固定螺钉和种植体在下颌骨重新获得骨连接。

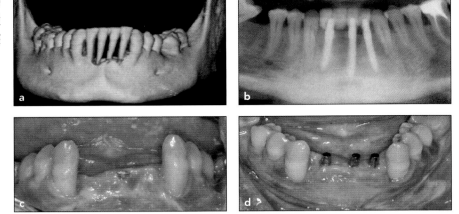

图9 （a～d）展示Jose Pedroza医生的骨扩张、种植、修复的治疗。

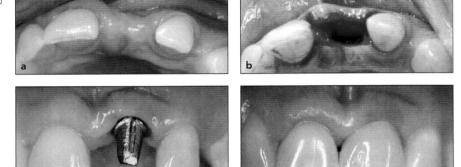

图10 （a～d）图示Ana Ayala医生的骨扩张、种植、中切牙冠修复治疗。

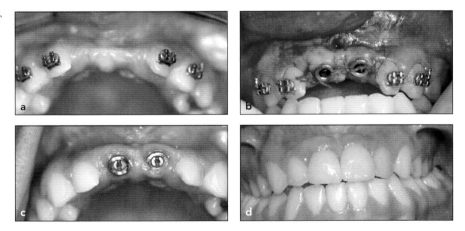

嵴形状与牙齿周围牙槽形状不同。然而，血管化牙槽骨的可塑性，结合正确的器械、知识和骨处理技巧，使外形不匹配的骨头能够垂直向地转变为一个完美的牙槽窝。种植体在相同位置的顶部植入，替代和占据原先牙根的空间（图9和图10）。正确地运用这一概念可以做出最安全、最简单、最精准的垂直向骨缺失修复。

我们应用静脉镇静和局部麻醉按照这一概念进行诊间手术，如：

- 移动愈合的种植体（图11）。
- 移动牙骨段（图12）。
- 纠正单颗种植体位置（图13）。
- 移动多颗牙槽骨段（图14）。
- 修复垂直向骨缺损同期上颌窦区骨增量（图15）。
- 移动全上颌弓（图16）。

基于维持血供和骨活力的安全性、手术无菌性，骨增量材料置于间隔位置区域和远端切口。我

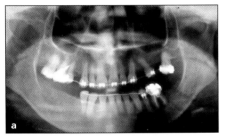
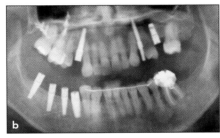

图11 （a~d）采用带血管截骨移位术（TVO）移动种植体。

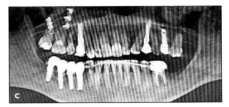
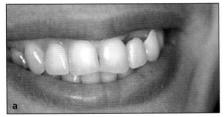
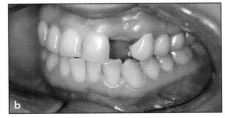
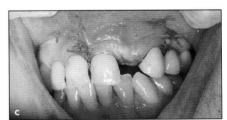

图12 （a）术前上颌前突畸形伴严重的错拾畸形。（b）TVO矫正畸形，种植体植入。（c）经Jose Pedroza医生修复完成的病例。

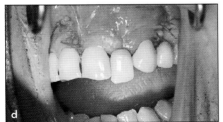
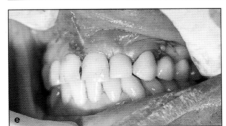
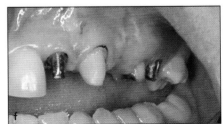
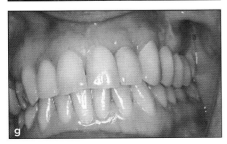

图13 （a和b）术前。（c~e）应用TVO。（f和g）经Jose Pedroza医生完成的种植和修复。

图14 （a和b）种植术前TVO矫正。

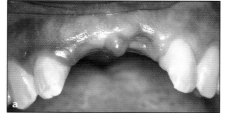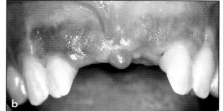

图15 上颌窦区骨增量，同期TVO、骨挤压后植入种植体及牙龈成形。（a）术前。（b）术后。

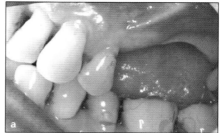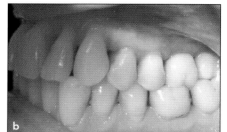

图16 （a~d）展示整个上颌牙槽骨下移8mm、前移4mm，矫正反𬌗，全部手术操作在诊间完成。

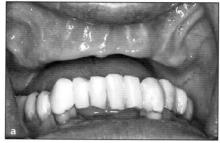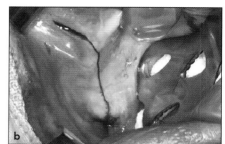

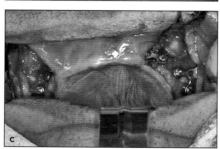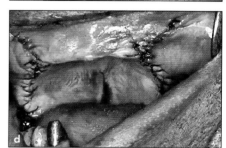

们称这个手术为塔图姆（Tatum）带血管截骨移位术（TVO）。

上颌区骨增量的未来

我们的观点是，未来的上颌窦区骨增量手术将包括同期修复垂直向骨缺损。许多年来，我们做的半数以上的上颌窦区骨增量，都是同期进行垂直向修复。这些手术由TVO或者外置法植骨完成，我们将阐述这两个术式。当放置骨块时，在缺牙区前的一颗牙和一个龈乳头处做切口，腭侧同样做切口至中线或超越中线，翻转全厚瓣至该牙区，避免在骨块做切口。这个全厚瓣必须从上颌完整提升，包括从颊侧切口至骨膜

整体分离。

当有TVO指征时，就可以正确进行TVO，随后骨增量操作的同时植入种植体。TVO比外置法植骨更安全，可获得更精准的结果。这里比较大的挑战是骨增量手术的同期放置种植体；这是门技术也是门艺术，需要耐心和训练。另一个难题是，我们仅有少量的具备这些特殊技术的讲师。

TVO技术

截骨由一套专门设计用于该术的微型锯系统完成。软组织内的腭大血管束和骨应予以保护。上颌窦区提升在之前已完整阐述了，必须在硬腭水平之上。所有截骨须经颊侧完成，不穿过腭侧软组织，使用先

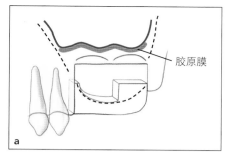 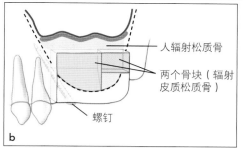 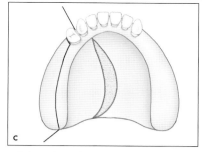

图17 （a）上颌窦底黏膜提升后，放置胶原膜以对支抗衬里黏膜。（b）放置ICB，加入支架，便于骨块就位，并用螺钉稳固。（c）手术结束后的腭面观，以及肉芽区域。

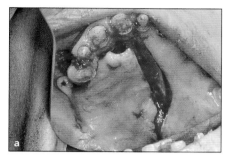 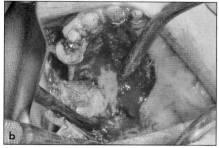 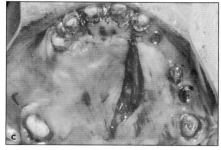

图18 外置法骨块植入和上颌窦区骨增量展示。（a）切口；（b）含血管腭瓣的远端分离；（c）殆面观，植入的骨块、腭侧组织和肉芽区域。

进的微型锯系统锯片（5mm、7.5mm、10mm、12.5mm和15mm）做直向切割。

前部的垂直切口要选在垂直向骨缺损区之前，穿过牙槽至硬腭水平。注意根部不要与骨剥离。水平截骨线穿过上颌窦区，腭侧斜面恰好位于硬腭之下、腭大孔之前。远端垂直截骨线穿过上颌结节至硬腭水平，或达到翼板与上颌骨分界的水平。

用宽的锯片做浅层水平截骨切口，到达腭大孔区域的远端做垂直截骨切口，以保护腭大血管神经束。随后锯片向下旋转，完成水平向骨块折断。

骨膜分离器滑至这个水平切口（在腭大孔之前），从硬腭提升并剥离软组织至中线或跨过中线（该组织中动脉是安全的）。

在硬腭上软组织做半圆形切口（对着手术位置），这样可以使折裂骨片段向下移动，从而黏骨膜瓣侧向滑动——避开腭大动脉，获得保护。暴露的骨面2周内将由新鲜肉芽覆盖。

放置成型的胶原膜作为衬里撑起上颌窦底黏膜。放置一层混有抗生素的ICB，以撑起和稳定胶原膜。预制的支架用以垂直向就位移植骨，并由ICC骨块、垂直

向螺钉、钛板和ICB稳定，以填充上颌窦衬里提升后的下方上颌窦区空间。放置模板或敷料，用于稳固后期转移后的硬腭软组织瓣对抗滑行，提供纤维蛋白封闭的创面（图17）。

当上颌垂直向骨缺损需要上颌窦区骨增量，而形状不适用于TVO时，可以使用ICC外置法植骨。通过设计骨增量上部无切口的翻瓣，瓣完全血管化，可以达到最好的结果。有许多创新性的切口设计，可用于提供手术路径、保持血管化、重置牙龈，或者综合上述目的的手术操作（图18）。

结论

1977年，我们在演讲中提出了"现代种植的目标是接受任何阶段牙科疾病、萎缩、损伤的患者（全身健康条件许可）进行治疗，恢复它们正常的外形、舒适、功能、美观和健康"。Carl Erwin Misch每本书都是以这些目标开篇。42年来超过2800例的上颌窦区骨增量手术，已经让我们和其他同道可以为无数患者达到这一目标。

目录
CONTENTS

扫一扫即可浏览
参考文献

上颌窦区骨移植术策略
BONE GRAFTING STRATEGIES FOR THE SINUS FLOOR

Craig M. Misch, DDS, MDS

上颌牙种植的一项首要诊断考量就是剩余牙槽嵴的骨量。在上颌后区，上颌窦常常限制种植所需的骨量。临床医生可以通过选择短种植体或倾斜种植体放置角度以避开上颌窦区。此外，还可以提升上颌窦底黏膜，在更高的水平位建立新的上颌窦底。上颌窦提升术的目标是提升上颌后区的骨高度，以便种植体的植入，促进骨-种植体接合界面的骨结合，以及修复体负重下种植体的长期保存。本章将探讨不同的上颌窦底手术策略，包括：手术径路、骨移植材料和未来方向。

上颌窦区骨移植指征

在面部骨骼发育期间，上颌窦腔容量增大。上颌窦底经常与后牙根十分贴近。当后牙缺失后，上颌窦进一步扩大，降低了剩余骨量。后牙拔除后，伴随着面部骨的缺失，导致上颌牙槽嵴内部骨吸收。再有，上颌后无牙区经常骨量较差。这些条件达不到牙种植用于修复支持的要求。

用于牙种植的萎缩上颌骨和气化上颌窦状况的处置方法近年来逐步发展。当上颌窦区骨移植手术初次尝试时，临床医生更偏爱长种植体的使用。这是考虑到种植体和修复支持最佳生物力学负重的必要性。再有，短的机械表面处理种植体（<10mm）在上颌后区会有较低的留存率[1]。由于这些束缚，我们通常应用侧壁开窗上颌窦底提升术进行骨移植，放置长的种植体。早期的分类方法推荐当上颌窦底骨量<8mm时，采用侧壁开窗进行上颌窦区骨移植术，用于最长种植体（>15mm）的植入[2]。

然而，随着种植体材料、设计和表面功能的发展，现在可以使用短种植体。很多研究已经表明骨移植的上颌窦区，短种植体和长种植体的留存率相同[3-4]。与短种植体相比较，上颌窦区骨移植有较高的并发症发病率、成本高、需要更多的手术和愈合时间。而短种植体或许是由于植入在松质骨内降低了稳定性的缘故，其在早期愈合期有较高的失败风险[5]。

临床的趋势是在上颌后区使用短种植体（图1-1）。这样可以降低种植所需的骨移植量，甚至避免上颌窦区骨增量。这也会让术者考虑用于短种植体的穿牙槽嵴上颌窦底提升，而非侧壁开窗技术[6]。例如，上颌窦底骨量垂直高度为6mm，可以通过冲顶的方法植入6～9mm的种植体。虽然考虑上颌窦区骨移植之前，不需要确定最终的骨范围，但实际上上颌后牙区使用短种植体（<8mm）是缺乏长期数据的。决定放置短种植体，还是上颌窦骨移植术后放置长种植体，应该基于长期的研究、种植体设计、上颌窦区病理学、手术经验和患者偏好[3]。上颌窦区骨移植的需求降低，也是由于倾斜种植体角度避开上颌窦，穿颧种植体可以穿过或侧向越过上颌窦。

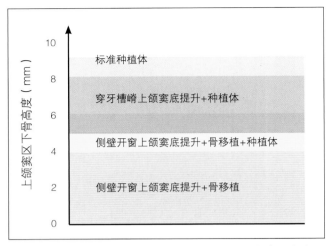

图1-1 基于上颌窦底下骨高度的上颌后区手术临床指南。重叠颜色显示可考虑的不同选择方案。

同期种植vs延期种植

上颌窦区骨移植术同期种植还是手术愈合后分期种植，取决于以下若干因素：上颌窦区下的骨量和骨质量、种植体设计、临床条件和术者经验。同期植骨种植的优点是较低的并发症发生率、成本低、较短的治疗周期。上颌无牙后区通常具有一层外层薄的皮质骨和较软的松质骨，上颌窦底是比较薄的皮质外壳。严格而言，同期植骨种植的最小骨高度为4～5mm[7]。有经验的临床医生也许有方法增加在骨量不足区域的种植体初期稳定性，例如有限度的种植窝备孔、骨扩张、骨致密术（骨密度增强备孔术）和/或使用锥形种植体[8]。同时，也可采用带有种植体的自体骨或同种异体骨块固定在上颌窦底[9]。

然而，种植体植入最小剩余骨量的位点，具有较高并发症风险，如种植体移位和种植失败[10-11]。如果在骨增量手术中遇到了大的上颌窦黏膜穿孔，需要在骨移植愈合后谨慎地分期进行种植。同期种植手术的植骨或可通过侧壁开窗或经牙槽嵴顶手术，沿着上颌窦底完成。此外，还可以无需任何骨移植材料进行种植，使种植体顶端撑起上颌窦膜，用血凝块或仅用血小板浓缩液提供骨增长需要的充足基体。

延期种植在移植骨愈合后就可以进行。愈合时间也许不同，因使用的移植材料而异。自体骨移植愈合

时间快，所以只用自体骨或使用自体骨与骨替代材料混合可缩短愈合时间至4～6个月[12]。使用缓慢再吸收骨移植材料，如矿化骨、羟基磷灰石，愈合期长一些是十分必要的，远超过6个月[13]。骨移植材料在种植前不必完全融合，因为骨结合需要额外的愈合期，但是使用这些缓慢再吸收骨移植材料，全部愈合期还是要超出1年。一项系统性回顾显示植骨同期种植和植骨愈合后延期种植的种植体留存率没有显著不同[14]。因此，选择植骨同期种植还是植骨愈合后延期种植，取决于在天然骨内达到初期稳定性的能力。

上颌窦骨移植技术

当上颌窦区下方骨量不足以支持种植体时，上颌窦底就需要提升。常规X线片，如根尖X线片和曲面断层片，在术前筛查潜在种植位点是有作用的。CBCT可以更好地评估可用骨和进一步评估上颌窦的健康与形态。横断面影像有利于评估牙槽嵴宽度、骨质量和上颌窦。上颌窦区的颊腭距离可以影响骨增量所需的移植材料的量以及所需的愈合时间[15]。有两种手术方法可以提升上颌窦黏膜并放置移植材料：侧壁开窗或称直接上颌窦底提升；经牙槽嵴顶的称间接上颌窦底提升。

这些移植技术仅能处理垂直向骨缺失。由于牙齿缺失后会出现面部骨流失和内吸收，术者也应该评估剩余牙槽嵴。这必然会伴随着水平向骨增量，以获得理想的种植体植入。在一些病例中，严重的骨萎缩需要垂直向牙槽嵴骨增量（图1-2）。

侧壁开窗技术

侧壁开窗技术是指在上颌后区上颌窦外侧壁处做骨切开，保存上颌窦黏膜完整。也有报道称可以用采用腭侧法[16]。骨切开可以用旋转车针或压电骨刀来完成，做出卵圆形骨瓣或者完全移除骨壁，为上颌窦黏膜提升打开通路。相对经牙槽嵴顶上颌窦底提升，这个方法需要垂直向松弛切口，进行较大翻瓣与复位。较大的手术通路会增加术后疼痛、面部肿胀和瘀斑。再有，上颌窦侧壁的血管有可能在骨窗预备时断开，

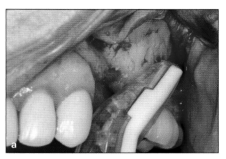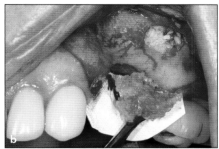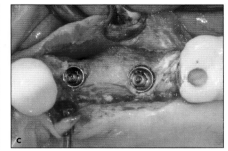

图1-2 （a）使用刮骨器收集自体移植骨颗粒，暴露上颌窦黏膜。（b）沿着上颌窦底放置自体骨，用于牙槽嵴垂直向骨增量。（c）骨移植愈合后种植体植入4个月。

造成术中出血。与经牙槽嵴顶提升相比，侧壁开窗导致上颌窦黏膜穿孔风险也较高[17]。但是，打开通路可以直接修补黏膜破损。严重的感染很少，但是应用创伤较大的手术方法时，这种情况会发生。

侧壁开窗法主要的优势就是具有较好的通路、较好的黏膜提升视野和上颌窦底的直接通路。从而放置大量的骨移植材料和利于较多的垂直向骨提升。基于这个原因，对于处理增大的上颌窦腔及上颌窦底下方剩余骨量极少的情况（0～5mm），推荐使用此技术。如果上颌后区需要同期牙槽嵴水平向或垂直向增量，该方法也是推荐的技术。牙齿缺失后上颌后区内侧再吸收，这种骨缺失模式会导致对下颌牙列不利的牙槽嵴关系。如果有足够的剩余骨高度，种植体可在植骨同期放入。否则，种植体要在植骨愈合后放入。侧壁开窗技术同样适用于上颌窦骨分隔采用穿牙槽嵴上颌窦底提升法复杂化的病例。在这一情况下，可以分隔两侧双开窗，上颌窦膜向周围提升，到达骨突之上。侧壁开窗法还可以在上颌窦区骨移植同期做上颌窦病理组织切除活检。

一项包含59篇文献和13162颗种植体的侧壁开窗上颌窦区骨移植技术系统性回顾显示，全部种植体留存率达93.6%（区间：61.2%～100%）[18]。基于循证的回顾得出结论是，在侧壁开窗骨移植术中，表面粗化处理的种植体留存率显著高于机械表面种植体。在骨移植窗口上使用膜覆盖方法，对于种植体保存也有积极意义。研究表明，使用表面粗化处理的种植体和膜覆盖至骨移植物可将种植体留存率提升至98.6%[19]。本书第6章和第8章将详细阐述侧壁开窗上颌窦底提升术。

经牙槽嵴顶入路法

经牙槽嵴顶入路法用于上颌窦骨增量是指穿过上颌后区牙槽嵴顶做骨切开。通常同期进行种植体植入。骨截开通常仅在上颌窦底缺骨处进行预备。薄层的剩余骨可以用骨凿轻柔地向上折断并提升，或仔细地由金刚砂车针或压电骨刀进行去除。反向旋转骨致密术钻是另一种经牙槽嵴冲顶提升的方法，且不会破坏上颌窦黏膜（见第10章）。这项间接法需要少翻瓣，所以比侧开窗技术创伤小。文献表明这项手术可以获得较高的患者满意度[20]。

在种植时需要极少骨高度增量的病例中，经牙槽嵴顶入路法甚至不需要增加骨移植材料。种植体尖端与上颌窦黏膜之间的空间由血块充填，从而愈合成骨（见第7章）。血小板浓缩液，如富血小板纤维蛋白（PRF），可作为骨移植基质采用。纤维蛋白凝块可以用于窦底骨孔处，紧密压实。嵌入血小板和白细胞因子的纤维基质可起到保护垫的作用，保护上颌窦膜并促进骨愈合。大量的骨增量，可以由颗粒骨移植材料完成[6]。骨诱导的骨替代材料，如牛矿化骨或同种异体矿化骨或异质骨，与灭菌生理盐水形成水合物，置于窦底截骨处。移植骨颗粒可轻柔压实并由骨凿很好地提升。当颗粒向上压实时，应留意一些微小的剩余骨。避免使用不规则或尖锐形状的较大骨移植颗粒（＞1.0mm），因为这些颗粒会撕裂上颌窦黏膜。

通过间接法进行骨移植，创伤较小，但存在探查和上颌窦黏膜穿孔处理受限的不足。在进行骨钻骨截开、黏膜提升或植骨和种植时，会发生上颌窦黏膜破裂。虽然报道称经牙槽嵴上颌窦底提升法发生黏膜穿孔的频率要少于侧壁开窗法，但上颌窦膜提升应该视为敏感技术[17]。小的盘状刮匙可以插入骨孔处，探查上颌窦底，评估上颌窦膜解剖。可以使用瓦耳萨耳瓦（Walsalva）氏手法测试上颌窦膜穿孔与否。气泡穿出骨孔处意味着膜完整性的缺失。很难通过窦底截骨孔处在盲视下做上颌窦黏膜破裂的修补。如果穿孔较大，需要放弃手术。另一个选择是进行侧壁开窗获得较好的修补通路。文献表明，在经牙槽嵴上颌窦底提升技术的提升中，良性阵发性位置性眩晕是罕见且不舒适的并发症[17]。

当需要少量骨增量和同期植入种植体时，经牙槽嵴顶上颌窦底提升法经常使用。一项内镜检查发现，单独使用冲顶上颌窦提升技术增加的骨量大约应限于3mm[21]。然而，也有报道称使用间接法可提升骨量达3~9mm[22]。与不植骨比较，更多的骨量获得可以通过骨移植材料。有经验的术者可以熟练地用经牙槽嵴顶技术在极少骨量下完成病例。已经有工具开发用于辅助经牙槽嵴顶骨移植术，使用液压或球囊导管提升上颌窦黏膜[23]。尽管没有确切的剩余骨测量来证明一个技术胜过另一个技术，但是经牙槽嵴顶法的发展和短种植体的发展趋势，降低了侧壁开窗法的需求[24]。如果剩余牙槽骨高度为6mm，经牙槽嵴顶法可以提升上颌窦底并放置8mm种植体，与侧壁开窗法放置长种植体相比较，降低了并发症。

一项包含34篇文章和3119颗种植体的经牙槽嵴顶骨截开技术的系统性回顾显示，全部种植体的留存率为96.7%[25]。绝大部分种植体失败发生在早期（负重＜1年）。当剩余骨高度＞5mm时，经牙槽嵴顶上颌窦底提升是最有可预测性的。短种植体（＜8mm）被证明累积留存率明显低于长种植体[25]。更多关于经牙槽嵴顶上颌窦底提升法可以见第9章。

骨移植材料

在1980年第一本关于上颌窦区骨移植技术的书中，Boyne和James[26]使用了源自髂骨的自体松质骨。早期瑞典关于上颌萎缩重建的研究使用带有机械表面处理种植体的髂骨移植[27]。自体骨被认为是口腔颌面重建手术的金标准。再有，骨替代材料选择有限，缺乏这些替代材料的研究。

随着时间的飞逝，临床医生开始评估不同骨替代材料用于上颌窦底骨增量。磷酸钙是第一款用于上颌窦区骨移植的骨替代品[28]。1996年，骨结合学会举办了上颌窦共识大会，以评估临床医生的回顾数据。大会一致认同上颌窦区骨移植是有效的手术[8]。据报道，全部种植体留存率为90%。用于骨移植的不同材料都具有可接受的表现，但是确定某一种材料好于另外一种是不可能的。评估骨移植材料的一项限制性因素是上颌窦底下剩余骨很少有所报道。牙种植体的存活是剩余天然骨支持种植体的功能所在，而不是移植骨本身[29]。

从第一届上颌窦共识大会之后，很多骨移植材料用于上颌窦区骨增量。关于上颌窦骨移植成功的文献经常由继发结果进行评估，如种植体留存率或组织学研究。然而，使用这些继发评测会有固有的限制。例如，机械表面处理的种植体在移植骨内留存率低[18]。短种植体在颗粒状骨移植材料中被理解为骨移植成功率低。再有，患者会经历种一批种植体的失败，而原因与骨移植材料无关[30]。由于研究设计的易变性和许多混淆变量，骨移植材料相关发表的报道之间进行直接比较是不可能的。本节评估上颌窦骨移植的研究，讨论骨移植材料的不同选择。

自体骨

文献回顾

使用自体骨材料用于上颌窦骨移植是令人困惑和具有争议的。许多临床医生得出错误的结论，使用自体骨移植与种植体留存率低相关或骨替代品结果更好。在1996年的上颌窦共识大会上有一项共识，就是自体骨适用于上颌窦骨移植[7]。专家组最主要的观点仅是骨替代品作为骨移植材料在选择性的临床条件下是有效的。由Del Fabbro等[14]在2004年关于上颌窦区骨移植的系统性回顾中，得出骨替代品与自体骨同样有效的结论。4年后，相同的团队发表了含有更多数据的最新回顾[18]。虽然结果本质上没有改变，但他们改变了观点，称骨替代品和复合骨移植物的种植体留存率稍好于100%的自体骨移植。然而，这项结论的获得，是结合了在植骨上颌窦区的机械化表面处理和表面粗化处理的种植体留存率。他们的数据明显显示机械化表面处理的种植体留存率低，而上颌窦区自体骨移植主要采用了机械化表面处理的种植体[18]（图1-3）。相反的，采用骨替代品的上颌窦区骨移植只采用表面粗化处理的种植体，他们的比较结论让人持怀疑态度。

Pjetursson等[31]进行的系统性回顾，对剩余骨量≤6mm的气化上颌窦区评估骨移植。当他们着重于仅使用表面粗化种植体的结果时，发现所有类型骨移植材料都有高的种植体留存率（>96%）。然而，表面粗化种植体放在颗粒状自体骨中的3年左右留存率明显较高（99.8%）。因此，很明显自体骨与较低种植体留存率无关，表面粗化种植体明显提升了上颌窦区植骨结果。但这不是暗示自体骨就是100%推荐的用于上颌窦区骨增量的骨移植选择。不过这能更进一步地澄清将其作为次等材料使用的误解。

优点和不足

较之骨替代材料，由于其出色的生物学特性，自体骨被认为是骨移植材料的金标准。但是，不是所有的自体骨移植具有成骨质量。只有可生长发育的成骨细胞（在松质骨中发现最多），可直接生成新骨。口外供体位点需要有明显的松质骨成分，如髂嵴或胫骨，可以提供这类骨质量。虽然口内供体点更加方便，但不能含有很多成骨细胞。上颌结节区的骨为多孔，且外皮层薄。下颌骨联合部和升支部大多为皮质骨。然而，皮质移植骨中的骨形态发生蛋白（BMPs）可以组成并诱导间充质干细胞（MSCs），形成成骨细胞。再有，新鲜采集的皮质骨片中含有可生长发育的骨细胞，可通过其他成长因子诱导间充质干细胞的基因表达，来控制骨重建[32]。自体移植骨的皮质同样扮演可用于成骨的骨传导性支架角色。局部自体骨可轻松由上颌结节区或刮骨工具掠过上颌侧面和颧支获得。

如果需要更多的自体骨，可以由下颌体和升支区域用刮骨工具或取骨钻获得。简单的上颌窦区骨移植从下颌骨联合部、胫骨或髂骨取骨是不必要的，因为

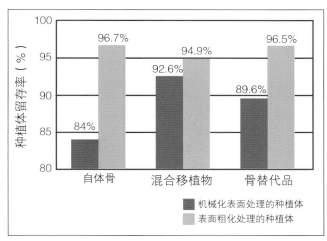

图1-3　使用自体骨、混合移植物和骨替代品进行上颌窦区骨移植的种植体留存率（Del Fabbro等的数据）。

这些位点会增加并发症。如果严重萎缩的上颌采用髂骨移植重建，松质骨也需要用于上颌窦。然而，颗粒状自体松质骨移植与慢吸收骨替代品（如牛矿化骨）混合，应被认为可保证愈合期的移植骨量[33]。在上颌窦区骨移植术后的早期愈合阶段，移植骨的骨量流失经常发生。通常，骨替代品的流失量要少于100%自体骨的流失[33]。然而，自体骨移植重建稳定，且流失的量也看起来不会影响种植体植入和留存率[33]。当使用骨替代品时，提倡使用屏障膜覆盖上颌窦窗口[34]。从上颌结节采集的一张薄的皮质骨可以作为自体屏障覆盖窗口，以替代商业生产的膜[35]（图1-4）。

上颌窦区骨移植使用自体骨具有潜在优点，尤其是上颌窦腔大，上颌窦底极少骨剩余的情况下[36-37]。自体骨移植的卓越生物学特性，可使早期成骨优于骨替代物[38]。许多研究发现，当上颌窦骨移植单独使用自体骨或加入其他移植材料时，成骨会增长[39-43]。基于组织形态计量学研究的一项回顾显示，与其他骨移植材料相比，自体骨会形成最高的新骨成骨量[12]。混有少量自体移植骨和矿化牛骨以增强成骨具有相互矛盾的例证[40,44]。当少量自体骨与大量骨替代品混合时或不具有生物利用性。较好的策略是一层层在上颌窦区放置骨移植材料[45]。可以首先插入骨移植材料并向上提升，因此颗粒状自体骨可沿着上颌窦底放入（图1-5）。这会为自体移植骨提供更好的愈合环境，接近于天然骨的生物利用度。

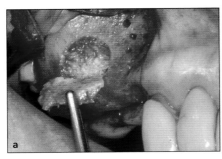
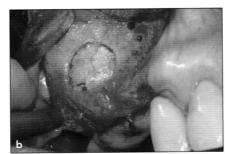

图1-4　（a）从上颌结节采集的一片皮质骨。（b）使用皮质骨移植覆盖上颌窦窗口。

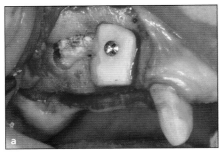
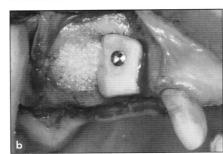

图1-5　（a）首先放入矿化骨，作为第一层向上提升。（b）再使用矿化的同种异体骨作为第二层。（c）下颌升支和上颌结节的自体骨沿上颌窦底放置，覆盖窗口。（d）愈合4个月后上颌窦区和移植的骨块。

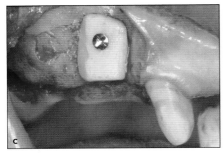
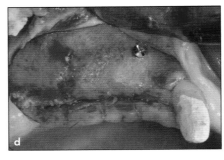

　　与骨替代品相比较，自体骨移植愈合时间更短，尤其是较大的气化上颌窦[15]。100%自体骨进行上颌窦区骨移植的愈合期可短至3～4个月，而骨替代品推荐的愈合时间则为8～10个月[40,46]。复合骨移植材料中加入自体骨同样可缩短愈合时间，并影响重塑模式[40,47-48]。由于患者经常反感延长治疗时长，这可提供潜在的优点[49]。自体骨移植与骨替代品相比，不仅是愈合加快，在成骨的生物特性也有所增强。组织学研究显示，与同种异体骨相比，自体骨移植可获得更好的成骨和更多的骨-种植体接触[42]。与单独使用骨替代品相比，早期成骨增强，有利于缩短种植体愈合期。

　　使用大量自体骨用于上颌窦底骨移植的主要缺点就是骨采集的并发症可能。局部口内供点，如上颌结节和颧支，引起极低额外的并发症。下颌骨体部和升支的并发症例证较少，但需要开辟第二术区[50]。下颌骨联合部和口外位点，如胫骨和髂嵴，可明显增加手术风险和并发症。自体骨的采集需要额外的手术时间并需要镇静。髂骨的采集需要手术室并进行全身麻醉。虽然自体骨的使用降低了术者移植材料的成本，但是采购设备和采集骨的手术工具是必要的。

骨替代品

　　评估不同的骨移植材料在上颌窦区骨移植的应用，有许多基于循证的回顾。基本上得出的结论是骨替代品用于上颌窦区骨移植与自体骨同样有效。之前讨论过，上颌窦骨移植的成功经常由继发结果进行衡量，如活骨形成。使用这种衡量方法评估移植成功，有先天的限制。临床研究没有得出结论，用于评判种植体骨结合和留存率所需活骨形成的最少量[12]。组织形态学研究展示了各种活骨形成。例如，异种植骨在8个月愈合后活骨形成量约为25%[19]。虽然骨替代品与自体骨移植相比，有较低的活骨形成百分比，但种植体留存率相同[51]。

　　使用骨替代品明显的优势在于并发症低、手术时间短，而且可以作为灭菌的统一产品无限供应。将对于上颌窦区骨增量的每一款骨替代品移植材料进行回顾是不可行的，也不能确定哪一款放置的骨材料能够提供最佳结果。比较不同移植材料缺少足够统计功效的随机对照临床试验[19]。再有，比较材料有太多的混淆变量。在一些研究中，移植产品甚至是组合的。此外，仅放置于骨替代品的种植体评估，在系统性回顾中有较低的百分比[18]。一般来说，种植体的留存率很高，几种类型的骨替代移植物的差异可以忽略不计。

理想的用于上颌窦骨移植的骨替代品应符合如下的几条准则：

- 颗粒状骨移植材料比块状更容易用于上颌窦区骨增量。
- 移植材料应为新骨形成提供生物相容性骨诱导支架。
- 产品应有很好的临床研究论文支持。
- 移植材料应有便捷的操控特性，颗粒尺寸和几何形状可以提供足够的空间用于血管重建和骨内生长。
- 颗粒不应过大或形状不规则，会带来上颌窦膜破裂的风险。
- 不透辐射的骨移植材料在术后放射诊断中更容易识别。
- 慢吸收材料可为骨形成提供稳定的支架，愈合期间保证移植量和骨形。
- 还需考虑成本低或适中的价格。

在所有骨替代品门类中（异种移植骨、同种异体骨、异质移植物）有许多骨移植产品，可以满足这些提议的准则。虽然一些临床医生更喜欢结合不同骨替代品，但是没有例证可以支持这些临床操作的好处，使用一种材料简化库存和手术。

异种移植骨

无机矿化骨已经被广泛研究，是上颌窦区骨移植最多的临床文献记录。这种异种骨产品被证明是非常方便的临床产品，具有很高的种植体留存率[19]。这是一款脱蛋白的牛松质骨产品，具有天然晶状结构，与人类骨相似。矿化骨是高度生物相容性和骨诱导材料，可使宿主活骨直接在异种移植骨颗粒上沉积。这样，颗粒与骨基质结合，发生自然生理学重建过程。为

移植骨提供更多的骨矿物密度，用于牙种植体植入和稳定[19]。虽然一项研究建议较大颗粒尺寸可获得更多骨内生长，但另外一项临床评估表明，异种骨的颗粒大小不存在差异[52-53]。组织学循证表明，异种骨颗粒不干扰骨–种植体结合发展[54]。矿化骨慢吸收的特性，保证了移植骨高度，提供长期的骨量保持。关于来自异种骨材料的牛海绵状脑病风险可能性的担忧有所增长。直至今日，没有从矿化骨导致疾病传播的报道案例。这种风险通过制造商严格的安全必备条件、化学和生理的产品提纯、灭菌过程就可以必然排除[55]。

同种异体骨

虽然同种异体骨移植在美国是普遍的，但是许多国家是严格规定或禁止在患者治疗中使用的。主要的担忧是这些材料的抗原性可能以及从供者到受者传播疾病的风险。然而，官方认定的组织存储库必然通过严格的供体筛查、组织修复、灭菌过程，消除了这一风险[56]。脱矿的冷冻干燥同种异体骨用作上颌窦区骨移植具有限制性。该材料为放射透射性，很难在术后X线片中识别。在气化上颌窦单独使用，脱矿移植物的支架功能很少，愈合期会导致高度缺失。虽然该材料含有一些BMPs，但含量极少，骨诱导能力的临床意义受到质疑[57]。同样，发现脱矿的冷冻干燥骨，与其他骨替代物比，种植体留存率较低[7,58]。有使用矿化同种异体骨移植的临床趋势。这些材料为放射阻射性，可提供更好的骨诱导支架，用于骨内生长和保持。颗粒状矿化产品进入皮质骨、松质骨或两者的混合。与慢吸收的矿化骨相比，该材料流失率较快，生理性吸收更多[59]。用于上颌窦区骨移植的牛骨矿化物和矿化同种异体骨的一项盲随机对照研究表明，在26～32周愈合期中，同种异体骨可有更多的活骨形成（28%vs12%）[60]。另一项前瞻性随机自身对照研究，比较双相磷酸钙异质移植骨和矿化同种异体骨发现，在9个月的愈合期中同种异体骨具有较高的骨诱导值和较少剩余骨移植材料[61]。

异质移植物

成功用于上颌窦区骨移植的异质移植物有许多不同种类，包括羟基磷灰石、硫酸钙、磷酸钙、生物活

性玻璃、钛颗粒和高分子聚合物[62]。这些材料为合成的，是从天然材料中衍生和发展的。磷酸钙是第一款用于上颌窦区骨移植的骨替代物[28]。早期也有报道使用致密非可吸收羟基磷灰石[63]。由于这些产品是合成的，没有疾病传染风险。这些材料的骨诱导特性可以为新骨内生长和/或放置提供支架。它们能以不同颗粒尺寸、几何形状、孔隙大小、多孔性水平的可吸收和不可吸收形式存在。上颌窦区骨移植重要的一项考量因素是垂直高度保持的退化率。与异种骨十分相似，多孔羟基磷灰石可与颗粒状自体骨混合，更好地维持移植骨量。异质移植物材料在未来非常有用，由于该材料可个性化定制，用于微孔结构和生长因子传递。

非骨移植

骨再生的基本原则需要骨内生长的空间维持，以及血块成形与进一步愈合的创口稳定性[64]。在2004年，Lundgren等[65]发表了一篇关于侧壁开窗技术的文章，上颌窦膜提升用于种植体植入，但无骨移植材料填入。种植体尖端支撑上颌窦膜，可使血块在种植体周围成形。随后，骨窗复位。所有种植体结合，CT显示新骨形成。然而，研究人员注意到种植体周围的骨水平升高，没有覆盖尖端。接下来的许多研究发现，使用侧壁开窗和经牙槽嵴顶入路法进行非骨移植的上颌窦底提升，具有与骨移植的上颌窦底骨增量相同的新骨形成和高种植体留存率特性[66]。这项技术绝大多数的种植体失败都是在愈合早期[25]。由于缺乏非骨移植与骨移植的长期比较研究，解释这些结论时应十分谨慎。

膜

在侧壁开窗技术早期发展阶段，骨移植材料沿上颌窦底放置，复位黏膜骨膜瓣，关闭骨移植位点[67]。后来，推荐在移植物上放置屏障膜，覆盖上颌窦窗口。理论上来说，放置屏障膜可以避免软组织细胞长入移植物中，有利于上颌窦区骨组织的生长。在一项研究中，应用矿化同种异体骨，使用或不使用膨体聚四氟乙烯膜（ePTFE）覆盖窗口，6个月愈合后进行活组织检查。没有膜的上颌窦区骨移植物中有较多的

瘢痕组织和软组织[68]。一项随访研究对12位双侧上颌窦骨移植的患者进行了评估，发现上颌窦骨移植覆盖ePTFE膜后活骨形成增加，对种植体留存率有积极的效果[34]。结论是膜的放置适用于所有上颌窦提升手术。

然而，将屏障膜作为上颌窦骨移植的常规应用，以及ePTFE的使用具有较高感染率，两者间存在矛盾。一些系统性回顾的观点是上颌窦开窗处放置膜可以提高种植体留存率[69]。而另一些回顾表示，受限于样品大小、随访期短和风险偏见，膜的有效性循证不足以得出最终结论[70]。一项包含37个研究的Meta分析，就上颌窦区骨增量使用屏障膜的组织形态结果进行研究发现，膜没有影响新活骨形成的量[71]。一项随机临床试验，比较上颌窦骨增量中使用或不使用膜覆盖窗口，在6个月的期间内发现膜的使用没有本质上增加活骨量[72]。但是，膜的使用确实降低了结缔组织的扩张和移植物吸收率。一项关于牛骨矿化物上颌窦骨移植的前瞻性随机自身对照初步研究，也得出了相似的结果[73]。另一项随机临床试验，采用双治疗组群和自身对照设计，比较使用或不使用膜进行上颌窦区骨移植，发现种植体留存率不受膜覆盖影响[74]。

有很多的因素来解释这个课题的不同结果。如之前所提到的，试验设计有许多变量，众多的混淆变量不允许文献之间直接比较。例如，一项研究报道称在使用牛骨矿化物进行上颌窦区骨移植的病例中，应用胶原膜覆盖开窗可提高机械表面处理的种植体留存率[75]。使用表面粗化种植体提高留存率，这就会推翻膜的影响。同样，也区分使用膜覆盖的骨移植材料种类的研究。与100%自体骨相比，具有骨诱导性骨替代物能从膜覆盖中获利更多。当不使用骨移植时，开窗通路通常复位以保护血块。用重组人骨形态发生蛋白-2（rhBMP-2）和可吸收胶原蛋白海绵（ACS）进行上颌窦区骨移植，不覆盖屏障膜可有助于畅通的趋化性、细胞迁移和血管的生成。影响这一决定的另一因素是上颌窦底下方骨量和上颌窦腔的大小。当上颌窦宽或剩余骨极少时，使用膜更为有利。上颌窦通路打开的大小也影响这一决定。小开窗可保留更多的骨包围骨移植材料，与骨移植物的成熟和巩固具有正相关性[76]（图1-6）。在大开窗上覆盖膜，可提高上颌窦区

图1-6　（a）为了维持更多的骨壁支持，上颌窦开窗口径加以受限。（b）有限的上颌窦通路宽度足够插进注入骨移植物的注射器。

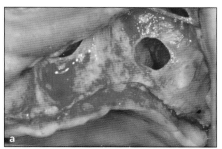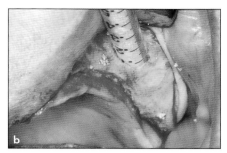

骨移植材料的结合。研究不能支持所有侧壁开窗病例都使用常规膜覆盖的观点，缺点是使用商业用膜会增加成本。

　　最初提议开窗覆盖时，使用的是不可吸收的PTFE膜[68]。这类膜需要侧壁开窗处用钉子或螺钉固定，避免微移动。PTFE膜的暴露是潜在的问题，会对结果产生消极影响。可吸收膜不需要固定和后期移除，具有优势。可吸收胶原膜用于引导性骨再生，非常符合这一目的。另一选择是采集皮质骨薄片，作为天然的可吸收屏障，覆盖窦开窗口。一些学者提倡侧壁开窗自体骨的复位（见第7章）。使用骨环钻开窗切口后，骨片原封不动移除，上颌窦骨移植术后再复位[77]。如前所述，另一项选择是从上颌粗隆取薄的皮质骨移植物，修整成型后覆盖开窗[35]。一些临床医生推荐使用PRF覆盖窗口。纤维膜不是细胞封闭屏障，所以没有例证表明可以增进上颌窦区骨移植愈合。

生物活性产品

　　基于循证的回顾显示骨移植的上颌窦区牙种植体留存率非常高，与种植体放入天然上颌骨效果相同或比其更好[19]。同样，使用新的骨移植材料或生物活性产品，在提升种植体留存率方面没有明显的差异。再有，研究发现种植体高留存率可以通过使用骨替代物生成少量新活骨来获得[19]。因此，增加活骨形成的新策略是使用组织工程产品，如细胞疗法或细胞信号分子类物，其结果也不一定得到改善。因此，未来针对上颌窦区骨移植的研究应着重于缩短治疗期，减少移植物成熟和/或种植体愈合所需时间，以及最大限度地降低患者发病率。虽然相较于骨移植替代物，在上颌窦区植骨时使用自体骨会加速新骨成型，但是增加取骨区的并发症是不必要的。探寻可以减少上颌窦骨移

植的愈合时间，降低患者并发症的生物活性产品，应成为未来临床研究的目标。

浓缩血小板

　　浓缩血小板是静脉抽血后使用离心机设备获得的。生成富血小板制剂的不同形式，有多种方案。血小板富含能激发并加速组织修复过程的生长因子。浓缩血小板与骨替代物共同用于上颌窦区骨移植，试图增强骨再生。然而，许多系统性回顾未能为浓缩血小板增强或加速新骨形成提供例证[78-81]。一些研究人员宣称，更新一代富血小板制剂（如PRF）含有不同细胞成分，具有更好释放动力的细胞因子的含量较高，然而，当这些配方加入骨替代物进行上颌窦区骨移植时，同样没有任何显著的增强[82-85]。一项随机临床试验发现与对照组相比较，使用浓缩血小板进行上颌窦区骨增量，可以使疼痛和肿胀显著降低，增强功能活性[86]。富血小板制剂的临床好处是，与纤维蛋白凝块一同提高骨移植颗粒的可操控性和牵制颗粒的移动性。纤维基质被推荐作为自体膜用于上颌窦膜穿孔修复[87]。

　　一些临床医生建议使用PRF作为唯一的上颌窦区骨移植材料。PRF由自体白细胞，以及含有细胞因子和干细胞的富含血小板纤维蛋白基质组成。有限的研究显示，无论侧壁开窗法还是经牙槽嵴顶入路法，使用PRF同期种植体植入，有利于垂直骨增加、种植体留存率提升[88-89]。纤维蛋白凝块可作为垫子，在种植体尖端之上紧贴上颌窦膜。然而，没有循证显示PRF可以加速骨形成，与血凝块单独使用及其他骨移植材料相比获得更好的结果。

rhBMP

　　BMPs是一组生长因子，对骨髓间充质干细胞

（MSCs）具有趋化现象，诱导其分化进入成骨细胞。重组技术可以模拟制造这种蛋白质用于骨再生，应用于多种临床。这些蛋白质中，学者们最积极研究的就是rhBMP-2。rhBMP-2的一个问题就是它可快速由蛋白酶分解，因此启动骨形成需要大量的蛋白质。重组蛋白质与ACS组装后作为载体释放生长因子进入植入位点。rhBMP-2/ACS在上颌窦区骨移植中的使用在两项大型随机对照临床试验中进行了彻底的调查[90-91]。两项研究比较了rhBMP-2/ACS和自体骨，得出的结论是功能性负载后，牙种植体植入rhBMP-2/ACS组和植入自体骨移植材料组表现相同（图1-7）。

使用rhBMP-2/ACS用于上颌窦区骨移植有很多的不足。虽然ACS被认为是rhBMP-2分子的最佳载体，但是支架功能很弱。同样，当被用于上颌窦区骨移植时，胶原块的量在愈合期中显著丢失。再有，胶原为射线通透性，所以术后放射检查更加困难，直到发生骨矿化。生长因子非常昂贵，考虑到成本高昂，不妨考虑一些经济的移植产品。由Boyne等[90]进行的上颌窦区骨移植研究中，比较自体骨移植位点，rhBMP-2/ACS在4个月的愈合期后放射骨密度显著降低。这点不同，很可能是骨形成的机制。rhBMP-2的新骨形成需要更长的时间，用于愈合和矿化。同时，种植放置位置的骨质量的密度低于矿化骨移植材料。使用rhBMP-2/ACS与显著的水肿相关，影响患者术后体验。肿胀不可避免，且不会因激素治疗和冰敷等方法缓解。rhBMP-2/ACS上颌窦区骨移植的种植体留存率在两项随机对照临床试验中是相对低的（76%和83%）[90-91]。

当使用rhBMP-2用于上颌窦区骨移植时，建议加入颗粒状矿化骨移植材料，降低rhBMP-2量从胶原海绵中流失。加入骨移植材料可以降低成本，因为减少所需的生长因子。Froum等[92]在行上颌窦区骨移植时，比较了单独使用矿化同种异体骨，以及两种浓度的rhBMP-2（8.4mg和4.2mg）与矿化同种异体骨混合。3组全部具有相似的骨量和移植物收缩。密度测定显示，在所选的时间点，只使用同种异体骨具有较高的统计学意义的密度。6~9个月愈合期后的组织学结果显示，与单独使用同种异体骨的上颌窦对照组相比较，两个测试组的活骨量之间没有统计意义的不

同。同样，也注意到了生长因子加速了矿化同种异体骨颗粒的吸收。另一项研究，通过使用含有rhBMP-2的牛骨矿化物和只使用牛骨矿化物，比较骨形成，发现生长因子实际上会对骨形成产生消极影响。一项比较rhBMP-7、牛骨矿化物用于上颌窦区骨增量和仅用牛骨矿化物进行上颌窦区骨增量的预试验发现，rhBMP-7移植物骨形成明显少[93]。与此相反，一项针对另一种形式的rhBMP-2（从低剂量大肠埃希菌中衍生）的对照试验显示了改进的结果（见第23章）[94]。这种细胞因子不会受缚于胶原海绵，但可充满于羟基磷灰石颗粒。3个月的穿刺活检显示，有低剂量BMP的上颌窦区移植物与单独使用牛骨矿化物相比，明显有更多新骨形成（16.10% vs 8.25%）。虽然我们发现使用rhBMP-2/ACS可以诱导上颌窦区骨形成，但没有缩短愈合时间，却增加了术后并发症，且成本高昂。其他重组BMPs或许能在未来有其优势，但目前还需进行更多研究。

rhPDGF

血小板衍生生长因子（PDGF）是在血小板α颗粒中发现的伤口愈合细胞因子。PDGF可以控制细胞分裂和新的血管形成。这种蛋白对MSCs、成纤维细胞和成骨细胞有趋化作用，并增强细胞增殖。该生长因子的一种重组形式（rhPDGF-BB）可用于牙周重建。在适应证外，rhPDGF-BB用于上颌窦区骨移植，在两项研究中进行了评估[95-96]。Froum等[95]对含有或不含有rhPDGF牛骨矿化物进行上颌窦区骨增量后的4~5个月和7~9个月活骨形成的评估。在前期，含有

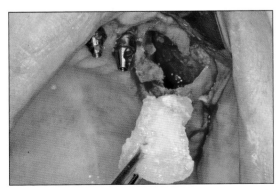

图1-7　颧种植体失败后使用rhBMP-2/ACS修复骨缺损。

rhPDGF-BB样本的活骨形成明显较高。在7～9个月的晚期阶段，这种差异消失了。另一项研究中，Kubota等[96]采用了牛骨矿化物与rhPDGF-BB，为46位患者做上颌窦区骨增量手术。上颌窦下方的剩余骨量仅为（0.77±0.28）mm。种植体放入后4个月的愈合期时，经测量有良好的初期稳定性，8周后的留存率为100%。这两项临床研究表明，加入rhPDGF-BB可更快、更有利于活骨形成，从而让种植体更早地植入。然而，仍需更多的研究以支持这一假设。

干细胞

干细胞是未分化的，具有当暴露在特殊刺激因素下分化成特殊细胞系的能力。成人干细胞可从骨髓、骨膜、脂肪组织、血液、牙髓中采集。移植干细胞的数量和浓度是产生良好临床结果的重要因素。来自髂骨的骨髓穿刺液（BMA）是用于骨重建的MSCs丰富来源。可以使用离心分离装置浓缩BMA收集的细胞。干细胞也可在实验室中采集、培养和扩大。MSCs经常输送到某类支架上，引导它们生长和繁殖。骨替代物如牛骨矿化物或磷酸钙经常作为上颌窦骨移植支架使用。

许多案例系列研究显示，在为种植体植入做准备的上颌窦区骨移植术中，MSCs是有临床可行性的[97-99]。然而，自体骨或自体骨/骨替代物混合物的比较研究，没有表现更好的组织学或临床结果。一项自身对照研究显示，在新骨形成上，含有BMA骨移植矿化物和只有骨移植矿化物的对照组之间没有显著差异[100]。另一项研究，将含有BMA牛骨矿化物和100%自体骨在上颌窦区骨移植中进行比较。在移植物愈合4个月后植入种植体。虽然干细胞移植较自体骨移植位点好很多，但种植体留存率较低（91% vs 100%）[101]。一项临床研究中，牛骨矿化物与BMA或与30%自体骨进行混合比较组织学结果，发现4个月期新骨形成低（<15%），两组间没有显著差异[102]。一项前瞻性对照临床试验中，混有BMA的牛骨移植矿化物和下颌采集的自体骨用于上颌窦骨移植，评估两者间的新骨形成。14周的活检发现BMA移植物中的新骨量（17.7%）高于上颌窦区的自体骨移植（12%）[103]。一项上颌窦骨移植研究中，评估了从尸体提取冷冻保存

的同种异体干细胞的使用[104]。笔者比较了含有矿化同种异体移植骨的同种异体MSCs与单独使用的矿化同种异体移植骨。3～4个月的组织穿刺显示同种异体MSCs组明显活骨形成更多（32.5% vs 18.3%）。

这项技术是具有挑战的。同种异体MSCs必须冷冻运送，使用前4小时解冻。同样，也存在疾病传播可能性，采集加工过程中也须考虑活细胞存活数量。很显然，使用MSCs可以获得与自体骨移植相似的结果。需要进一步临床试验，评估MSCs在上颌窦骨移植中的临床优点。然而，考虑到细胞采集的并发症、额外的手术时间以及增加的材料成本，上颌窦骨移植愈合时间的明显降低并不具备很强的说服力。

结论

在用于种植体植入和支持的骨增量方法中，上颌窦骨移植技术被认为是最可预期的技术之一。骨移植术同期植入种植体还是愈合期后植入，很大程度上取决于在天然骨获得初期稳定性的能力。在上颌窦底存骨量极少的情况下，侧壁开窗法可为窦底黏膜提升和移植材料提供更好的通路，获得更多的垂直向骨增量。当种植体同期植入需要适量骨增量时，经牙槽嵴顶法是更经常使用的。上颌后区垂直向骨增量需求的重要性，受到了短种植体成功结果的挑战。再有，倾斜种植体和穿颧种植体也避免了骨移植手术的需求。

目前有很少例证表明，生物活性产品可以明显降低上颌窦骨移植愈合时间。浓缩血小板可以提高移植物操控和颗粒移动限制，但是不能促进骨移植的愈合。rhBMP-2/ACS的研究表明，骨成熟需要更长的时间，这款产品增加了并发症和更高成本。证实rhPDGF-BB这种生长因子可以获得更早的种植体植入，还需要更多的临床研究。虽然MSC理论可获得与自体骨相似的骨量，但更高的活骨百分比对于提高种植效果而言是非必要的。使用自体干细胞，会增加并发症、成本和手术时间。未来研究或许会发现可以提高上颌窦骨移植结果的生长因子、细胞结构和/或支架。临床医生需要在这些方案中，权衡较高成本和增强生物应答、减少患者并发症可能性。

第2章

上颌窦感染的诊断和治疗
DIAGNOSIS AND TREATMENT OF SINUS INFECTIONS

Ashish A. Patel, DDS, MD | Eric J. Dierks, DMD, MD

上颌窦炎或鼻窦炎被定义为一系列影响鼻旁窦和鼻腔的炎性紊乱表现。仅仅在美国，患病就可达每年3000万例。为了更好地理解与牙槽骨重建相关的感染性鼻窦炎的病理生理和后续治疗，了解导致这些紊乱的解剖学和各种病因就极为重要。此外，鼻窦炎也可以根据其与症状的时间关系进行分类。

上颌窦炎的诊断

上颌窦的解剖结构

上颌窦是人体最大的成对的鼻旁空腔又被称为海默尔窦。每个上颌窦是一个金字塔形的空腔，由假复层纤毛柱状上皮和产生黏液的杯状细胞组成，纤毛以每秒22次以上的频率向窦道复合体蠕动，以非重力依赖的方式排出和引流黏液及收集的碎屑进入鼻腔。依赖的驱动方式引导黏液流动以及把内侧壁收集到鼻腔。上颌窦口位于中鼻甲中间位置，经平均直径为2.4mm的椭圆孔引流进漏斗管。正常行使功能的上颌窦黏膜对上颌窦健康尤为重要。

前筛窦复合体是连接鼻旁窦前组（上颌窦、额部和前部筛骨）到中鼻道的常规通道。它由5个不同的解剖结构组成：上颌窦孔、漏斗管、筛骨泡、钩状突以及半月裂孔。该结构的开放对上颌窦正常功能以及健康尤为重要（图2-1）。窦道复合体的解剖学异常是鼻

窦炎发展的诱因，因为这会导致黏液分泌的停滞以及窦内菌群激增。

诱发因素

除了正常纤毛蠕动以及足够的上颌窦鼻引流，还有许多其他因素在鼻窦炎的发展中起重要的作用。鼻旁窦的炎性疾病，特别是急性鼻炎，最近被证明是复发性急性上颌窦炎的重要诱因。对外界环境因素的暴露，比如吸烟以及有毒化学气体或者鼻腔填塞、鼻胃管以及鼻部手术，都可以加剧鼻窦炎的发展。另外，自体免疫性血管炎（如肉芽肿性血管炎、结节性多动脉炎），或免疫抑制状态都和鼻窦炎相关。

遗传因素和宿主解剖学改变同样是诱因，包括囊性纤维化、不动纤毛综合征、鼻中隔偏曲或凸起、泡状鼻甲以及反向弯曲鼻甲[1-2]。泡状鼻甲是中鼻甲气腔形成和继发增大，之前的研究认为这是窦道复合体阻塞的一种原因，但是最新的研究表明，这种因果关系并不清晰。一些解剖学和CT研究证实了泡状鼻甲和鼻中隔偏曲的关系，在一些报道中指出了鼻中隔偏曲与鼻窦炎发展的正相关性[3-4]。其他研究却表明是泡状鼻甲而不是鼻中隔偏曲与鼻窦炎的发展呈正相关性[5]（图2-2）。虽然这些鼻内的解剖结构异常和上颌窦炎的关系还不能被明确定义，但是的确显示出鼻窦炎发病增长的趋向。

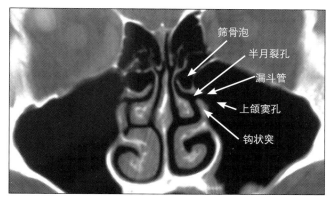

图2-1　健康而无阻塞状况的道口复合体，注意存在慢性口腔上颌窦瘘道。

标注：筛骨泡　半月裂孔　漏斗管　上颌窦孔　钩状突

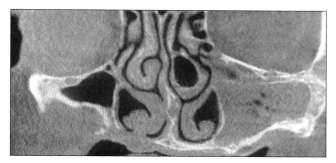

图2-2　同侧上颌窦鼻甲大泡形成，大量阻塞致不透光影像。

症状与体征

鼻窦炎的诊断需要满足在框2-1中列出的（1）2个主要因素或（2）1个主要因素和2个次要因素。急性和慢性鼻窦炎之间的区别很重要，不仅取决于症状，而且取决于症状出现的时间顺序。急性鼻窦炎的症状出现持续4周，而慢性鼻窦炎症状至少持续12周。在那些承受慢性鼻窦炎痛苦的个体中，伴随着更严重症状的慢性鼻窦炎也可以发生急性发作。这和复发性急性上颌窦炎不一样，复发性急性鼻窦炎的特征是每年至少发作4次，每次持续超过7天。

病毒性鼻窦炎

鼻窦炎最常见的感染性病因是病毒。来自普通感冒或上呼吸道感染的病毒感染是急性上颌窦炎的主要病因。这些病毒包括：腺病毒、副流感病毒、流感病毒、鼻病毒以及呼吸道合胞病毒。将近90%的上呼吸道感染人群会伴有鼻窦炎。这些症状通常不会超过10天并且随着病毒的清除不会加剧。由于这些病毒是通过空气和粉尘传播，学龄儿童具有高风险。通过洗手和使用含酒精的洗手液保持良好的手部卫生可能是最有用和最高效的减少传播的方式。虽然有很多非处方的补品和减充血药物，但没有一种被证明能有效预防或缩短上呼吸道感染的持续时间。

细菌性鼻窦炎

虽然相对于病毒性鼻窦炎较少发生，细菌性上颌窦炎由于可以导致慢性或者复发性鼻窦炎的发展，

展现出更加复杂的情况。不像病毒，细菌（特别是革兰阴性杆菌）可以形成鼻腔菌膜。这会形成一种黏着力强的细菌层从而阻止抗生素的渗透或机械冲洗的作用。可生成生物膜的菌株，比如假单孢菌，可以非常顽强地存活下来并且导致慢性或者复发性感染。

从急性上颌窦炎分离出来的最常见病原是：流感嗜血杆菌、卡他莫拉菌、金黄色葡萄球菌以及肺炎链球菌。预防流感嗜血杆菌和肺炎链球菌已经有可以使用的疫苗，并且被疾病预防控制中心推荐给所有的儿童使用。急性细菌性上颌窦炎发生后常伴有病毒性上呼吸道感染。虽然很多上呼吸道感染症状得到改善，上颌窦相关的症状会持续10天，然后会加重1周。这些症状可能会持续4周。与通常可自愈的急性病毒性上颌窦炎不同，细菌性上颌窦炎经常需要包括全身性使用抗生素的药物治疗。

真菌性鼻窦炎

虽然不常见，真菌性上颌窦炎通常被看作一种慢性病，并且主要发生于糖尿病患者。最普遍从这些病例里分离出的微生物是曲霉属真菌，并且它可以形成足菌肿或曲霉球，也被称为真菌球。这是一团真菌菌丝同心排列形成的球状结构，虽然在一些病例里可通过鼻内镜观察到，但是最佳发现方法是通过CT和MRI。曲霉肿通常有自限性，不表现出急性真菌性鼻窦炎的侵袭性。无论是在临床还是影像学，因其与机体分离，曲霉肿与周围正常窦组织之间通常有清晰的界限。无论是否使用全身性抗真菌药物，使用鼻内镜摘除足菌肿是非常有效的方法，对于复发性或者顽固

性病例，额外使用全身性抗真菌药治疗效果更好。慢性真菌性鼻窦炎通常会复发，在制订涉及上颌窦的骨增量或者其他侵入性的牙科治疗计划中必须考虑到这点。

真菌性上颌窦炎极少出现急性症状，但是它的临床过程和特点可以非常具有侵略性。与细菌性和病毒性上颌窦炎不同，急性真菌性上颌窦炎（侵袭性真菌性鼻窦炎）几乎只影响免疫系统受损的个体。正在积极接受肿瘤治疗的患者或血液系统恶性肿瘤患者、糖尿病患者、长期使用类固醇的人群或者是艾滋病患者是最易受到这种潜在的、破坏性的和致命性的真菌性上颌窦炎类型所影响。

从急性真菌性上颌窦炎患者中分离出一些真菌种类，其中最具代表性的是毛霉菌和曲霉属真菌。其临床特点和表现比细菌性和病毒性上颌窦炎更严重，有时可与鼻旁窦快速进展的恶性进程相混淆。除了在框2-1中所列出的体征与症状外，急性真菌性鼻窦炎患者还可表现出视力变化、面神经病变或感觉异常，面部或者眼眶的肿胀和水肿以及鼻出血。此外，腭上颌水肿、红斑以及感觉异常等是真菌性上颌窦炎患者的常见口腔症状表现。在晚期病例，腭部坏死可能导致口窦交通。鼻前镜和鼻内镜检查可以发现明显的黏膜坏死。CT和MRI在确定病变范围是有效的。除了出现窦腔黏膜水肿和气液平面之外，侵略性真菌性上颌窦炎可出现组织坏死、骨侵蚀和颅神经/颅孔强化。

虽然这些在晚期上颌窦影像学上的表现可能会引起对侵袭性真菌性鼻窦炎的怀疑，但确诊需要组织活检。据最近的文献报道，13例侵袭性真菌性鼻窦炎患者中，只有1位可在术前CT影像发现骨侵蚀，然而，有6位患者在术中发现大面积的骨侵蚀[6]。

侵袭性真菌性上颌窦炎累及蝶窦时极其严重，因为累及邻近海绵窦几乎是致命的。直接的颅内扩张和脑脓肿、颈内动脉破裂、蛛网膜下腔出血和败血症可导致死亡[7-8]。确诊的侵蚀性真菌性上颌窦炎的治疗需要积极手术清创和全身性抗真菌治疗相结合。患者需要住院完成治疗，因为患者可能需要多次手术清创和冲洗以及同时长期的静脉抗真菌输液。如同其名，侵蚀性真菌性上颌窦炎极具破坏性并且可以对鼻腔、口

框2-1　鼻窦炎的诊断标准	
主要	次要
发热（急性）	发热（非急性）
鼻腔溢脓	牙痛
鼻塞	耳痛/肿胀
面部充血/肿胀	咳嗽
面部疼痛/面部压力增大	头痛
嗅觉减退/嗅觉丧失	口臭

腔、鼻旁窦、眼眶和颅内间隙造成不可逆的破坏。一旦活动性感染消除，缺失组织的手术或者修复重建可以延期进行（表2-1）。

检查诊断

与人体其他疾病类似，详细的病史和仔细的体检是诊断鼻窦炎的首要工具。以及通过鼻镜进行前鼻镜检查，鼻内镜以及主观嗅觉测试。除了框2-1所列的2个主要因素或1个主要因素、2个次要因素，影像学检查对确诊最有帮助。一个包含所有鼻周窦（包含窦口鼻道复合体）的CT检查是标准常规。大视野CBCT和医疗级的鼻周窦CT检查都是有效的，有限范围的牙科CBCT则无用。

仅出现上颌窦炎症特征的患者，提示为病毒性鼻窦炎，没有临床体征，并不总需要影像、药物或手术干预。单纯依靠上颌窦CT检查可能在诊断鼻窦疾病中有20%～60%的假阳性率。根据缺乏症状的CT检查，特别是8岁以下的儿童更容易发生偶发黏膜异常。这可能由于患有残留鼻窦黏膜感染的儿童常发生上呼吸道感染。

虽然从鼻腔分泌物中进行培养和抗菌敏感性测试似乎是合理的，但这在细菌性鼻窦炎的诊断和处置中通常是不准确的。在鼻腔顶大量定植上呼吸道菌群以及金黄色葡萄球菌。化脓性鼻腔分泌物并不是总反映出窦腔内的情况。一般来说，经验性抗生素用药治疗临床诊断的细菌性鼻窦炎是足够的。上颌窦细胞培养可用于顽固性细菌性上颌窦炎或者复发性急性细菌性上颌窦炎病例中。在这些病例中，必须从窦腔内获取而非鼻腔。这可以通过经鼻内镜入路进入上颌窦，或

表2-1　鼻上颌窦炎的特征			
鼻上颌窦炎类型	持续时间	病原体	治疗
急性病毒性	<4周	腺病毒，副流感病毒，流感病毒，鼻病毒，呼吸道合胞病毒	最好的支持疗法，鼻用类固醇
急性细菌性	上呼吸道感染后症状加重10天，整个过程<4周	流感嗜血杆菌，卡他莫拉菌，金黄色葡萄球菌，肺炎链球菌	抗生素，鼻用类固醇
急性真菌性	<4周	毛霉菌属，曲霉菌	抗真菌药物，外科清创术
慢性细菌性	至少12周	混合性，可能包括假单胞菌属	鼻用类固醇，上颌窦卫生维护，考虑FESS并考虑指导下应用抗生素
慢性真菌性	至少12周	曲霉菌	真菌球的手术切除，考虑抗真菌药物

FESS：上颌窦功能性腔镜手术。

使用18号针头通过上颌窦前壁经黏膜或经口腔吸针来完成。鼻和上颌窦分泌物的颜色与上颌窦疾病的严重程度或感染程度并无关系。另外，化脓性分泌物并不一定表示细菌感染，而是表示白细胞的存在。

急慢性感染的治疗

抗生素

全身性口服抗生素仍是急性细菌性鼻窦炎患者的治疗核心。类似于牙槽骨感染，一线的抗生素选择是青霉素类抗生素：使用含有或者不含有克拉维酸的阿莫西林5～7天的疗程[9-13]。添加β内酰胺酶抑制剂（如克拉维酸）的原理取决于一些产生β内酰胺酶的微生物（即肺炎球菌以及程度较轻的流感杆菌）。对阿莫西林无效的或存在鼻窦培养显示β内酰胺酶活性的患者可能适用于含克拉维酸的阿莫西林。

多西环素或氟喹诺酮（如环丙沙星、左氧氟沙星）可用于耐青霉素细菌感染或者青霉素过敏的患者。在接受调查的医疗提供者中，大环内酯类药物（如克林霉素、阿奇霉素）用于鼻窦炎治疗是相当常见的，但因为存在对红霉素不断增长的抗生素耐药性，大环内酯类抗生素应当作为青霉素过敏或者二线治疗手段[9-10]。虽然不常见，但耐甲氧西林的金黄色葡萄球菌可导致急性细菌性上颌窦炎的发生，并且需要克林霉素、磺胺甲噁唑和甲氧嘧啶或利奈唑胺来全面覆盖，这取决于鼻窦培养的结果和其敏感性。

理想的慢性上颌窦炎的抗生素治疗应当先进行细菌培养。与急性细菌上颌窦炎抗生素选择类似；然而，慢性上颌窦炎的上颌窦菌群和细菌定植通常更复杂，更有可能包括厌氧生物，以及如果患者之前接受过抗生素治疗，可能存在耐药菌。静脉使用抗生素仅限于严重感染导致全身炎症反应综合征、败血症或感染性休克的患者。抗生素治疗原则与口服药治疗一样，但是血流动力学和终末器官功能的监测，特别在那些免疫抑制患者身上，对产生积极的结果至关重要。

经鼻应用皮质类固醇激素

在过去一些年，一些临床试验已经证实经鼻局部应用糖皮质激素来治疗急慢性鼻窦炎的有效性。一些产品可以在药店买到并且在治疗鼻窦炎中起重要作用。糖皮质激素限制一些炎性介质的产生以及在转录水平减少炎性应答。许多临床试验表明，这可改善鼻腔及窦腔黏膜的水肿和充血，并减轻急慢性上颌窦炎的临床症状[14]。布地奈德、氟替卡松、曲安奈德等鼻腔喷雾剂可在药店获得，并需要使用1个月。与全身使用皮质类固醇不同，由于没有全身性吸收，经鼻使用没有全身性的副作用。局部不良反应是轻微的，最常见的是鼻出血或鼻腔干燥。

鼻窦灌洗

使用高渗生理盐水，借助于洗鼻壶或上颌窦灌洗器进行鼻部盐水冲洗在减轻慢性上颌窦炎相关症状和严重程度已被证实有效。与鼻部盐水喷雾不同，使用现代洗鼻壶或者上颌窦灌洗器，经中鼻道和窦口鼻道复合体逆行性冲洗上颌窦。在治疗慢性鼻窦炎中，除了适当的抗生素治疗，使用生理盐水进行上颌窦冲洗是一个重要和有效的方法。

上颌窦感染的其他原因

与牙槽嵴处理和损伤相关的鼻窦感染

除了导致鼻窦炎感染的普通细菌、真菌和病毒病原体之外，鼻周窦的感染可能来自医源性。经口的上颌牙槽嵴或者上颌窦底手术可导致术后感染。进一步来说，上颌后牙根尖在上颌窦内的急性感染可导致急性或者亚急性上颌窦炎。也许最常见的医源性上颌窦病因是由上颌后牙拔除而引起的口窦相通。这对患者来说很麻烦，因为这可能导致鼻部液体回流、口腔异味以及局部区域的敏感和不适。虽然许多小的穿孔会自愈，但较大的穿孔则需要相邻组织的转移来封闭缺损。不幸的是，当由于慢性上颌窦炎或窦口鼻道复合体流出通道受损导致正常鼻腔引流基础不畅时，其中一些症状将持续存在。分泌物汇集在口窦相通的位置

会不可避免地导致裂缝破损以及窦道再次形成。这些顽固病例需要上颌窦功能性腔镜手术（FESS），包括鼻窦开窗术以恢复足够的引流，同时使用局部坚韧的组织瓣，如颊脂垫瓣或腭岛状瓣来关闭瘘管。

对窦口鼻道复合体功能良好的健康上颌窦而言，其他一些对上颌窦完整性破坏的牙科介入手术，比如伴随骨移植的上颌窦提升或者植入穿颧种植体有很好的耐受性。在这些区域中，处于功能临界的患者，如果没有术后解除上颌窦引流障碍导致的感染，可能不能从这样的手术中康复。

上颌窦提升术最常见的并发症是上颌窦黏膜穿孔。使用侧壁开窗技术，临床证明穿孔率高达44%[15-16]。虽然小穿孔（>5mm）可通过纤维蛋白塞或者黏膜折叠来自我修复；但大穿孔（达到10mm）则需要直接修复，并使用可吸收胶原膜进行全层的覆盖。把骨移植材料从上颌窦内腔隔离很关键，防止持续存在的感染或骨移植材料在窦口鼻道复合体发生移动。如果处理得当，上颌窦提升过程中发生的穿孔并不一定降低牙种植体的留存率。拥有健康上颌窦和功能良好的窦口鼻道复合体的患者，使用一种可吸收膜修补上颌窦穿孔黏膜并不会对牙种植体的存活产生副作用[17-18]。

牙源性上颌窦炎

牙源性上颌窦感染占鼻窦炎病因的1/3。使用放射学和CT学标准，牙源性鼻窦炎的发生率为10%～40%[19]。通常这类病例是单侧发生的，因其与上颌磨牙或前磨牙引起的根尖周肉芽肿或囊肿有关，或是大面积的牙周感染穿通窦底[20-21]。第一磨牙的腭根是与牙源性鼻窦炎最密切相关的牙根，其次是第二磨牙的近中颊根（图2-3）。有趣的是，Eberhardt等[22]在使用CT扫描尸体显示第二磨牙的近中颊根与上颌窦底板最近，平均距离为1.97mm。相反，在同一批样本里，第一前磨牙的根尖距上颌窦底板平均距离为7.5mm。

取决于对上颌窦底板的损伤程度以及窦口鼻道复合体的有效性，总体症状也是很不同。在早期牙源性上颌窦病例中，患者可能症状不明显或者根本没有疼痛，但是如果不治疗，也可以继续发展为暴发性急

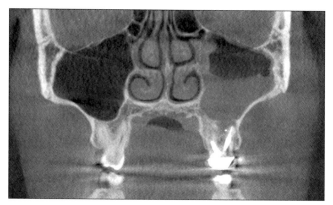

图2-3　牙源性上颌窦炎。注意上颌磨牙牙髓治疗失败后的牙槽骨的变化，导致上颌窦黏膜增厚和可能的积液。

性鼻窦炎。牙源性上颌窦炎的微生物学与传统的鼻窦炎不同，由牙源性感染的口腔菌群和病原体占主导地位。与大多数其他牙科感染类似，需氧和厌氧菌并存，以链球菌为主[23]。与传统鼻窦炎治疗方式不同，根除牙源性上颌窦炎需要源头控制（如拔除感染牙齿）。抗生素选择与急性上颌窦炎类似，优先使用基于青霉素的药物治疗，青霉素过敏则首选克林霉素。

上颌窦骨增量手术前的考量

鼻旁窦评估

上颌窦诊断的关键取决于全面的、重点病史采集和体检。在计划进行上颌窦底骨增量的患者中，引导患者提供适当的病史、完成鼻旁窦和相关结构的重点体检非常重要。每年至少发生一次严重上颌窦感染的患者值得考虑进行全面的CT评估。框2-1总结了与鼻窦炎相关的最常见的体征和症状。另外，鼻旁窦扪诊和叩诊出现疼痛、听力变化、上颌区牙痛、眶周不适、上颌窦源头痛或者鼻甲充血等情况可能提示上颌窦炎。

CT影像——多数为CBCT，在上颌窦骨增量前评估上颌无牙颌和上颌窦健康状况至关重要。虽然增厚的

上颌窦黏膜的CT表现不总是提示感染性上颌窦炎（图2-4），但可以指出上颌窦炎症。在上颌窦提升术之前，为减少手术并发症，必须优先考虑。影像学上常见的黏液滞留现象，常被不准确地称为黏液囊肿（图2-5），不需要特殊的术前考量。如果增厚是由于经窦口鼻道复合体引流阻碍所导致，除非解剖性问题得到纠正，否则这可能会造成术后的问题。在上颌窦底提升术中抬高上颌窦黏膜会暂时性抑制纤毛运动功能，并且在一个流出道受阻的受损上颌窦内，这可以是术后感染和骨移植失败的原因。

上颌窦底提升术的时机

在病史及体检或CT检查发现上颌窦异常的患者中，涉及上颌窦底提升术、颧种植治疗或其他侵入性上颌窦手术之前，需谨慎考虑耳鼻喉科的会诊。如果患者疑有慢性上颌窦炎病史，复发性急性上颌窦炎发作或者上颌窦黏膜增厚的、大量黏液滞留的或累及周围筛窦的窦口鼻道复合体阻塞不透明影像的CBCT表现等疑似病史，在修复性上颌窦手术之前，需考虑患者鼻窦最优化的健康举措。在进行上颌窦提升术之前，这也许包括经鼻类固醇治疗、抗生素和/或上颌窦灌洗或上颌窦功能性腔镜手术（FESS）以减轻在中鼻道以及钩状突的阻碍等一系列过程。

在过敏季，特别是春秋季，有过敏性鼻炎病史的患者可能更易感上颌窦炎。这样的患者通常知道他们的"不良季节"，细致的病史采集可以确定1年中过敏反应处于静止状态的时间以减少在围术期过敏性鼻炎的急性暴发。

与耳鼻喉科医生的预先交流

在与耳鼻喉科医生会诊之前，关于患者护理还需要许多要点来与耳鼻喉科医生讨论。首先，描述所计划的步骤（如上颌窦底提升、颧种植体、Le Fort Ⅰ型截骨）和展示强调相关解剖变化的图标和印刷物。同样需要注意的是，该手术是经口入路进行的，并不会侵犯上颌窦口（多数耳鼻喉科医生对上颌窦提升和颧种植并不熟悉）。

其次，在上颌窦底提升术或其他手术前，把目

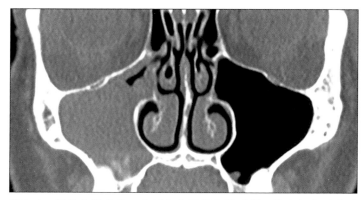

图2-4　慢性上颌窦炎。右侧窦内周缘窦黏膜增厚伴上颌窦引流道口阻塞及同侧鼻甲大泡。这应在涉及上颌窦的修复手术前得以解决。

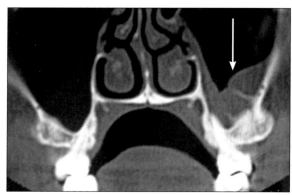

图2-5　左侧上颌窦底（箭头）可见融合的小黏液滞留现象，注意上颌窦其他部位看似健康，没有黏膜的增厚或液平面形成。

标定在为患者考虑并计划建立最理想的窦口鼻道复合体引流的健康上颌窦。要特别注意上颌窦黏膜保持完整，在操作中可能会导致大的或微小的穿孔。在颧种植体植入过程中或者Le Fort Ⅰ型截骨中放入骨移植物，上颌窦黏膜通常将受到大的破坏。如果上颌窦基本健康以及引流足够，很少会引起麻烦。

再次，让你的患者做好心理准备，他们的耳鼻喉科会诊可能会建议先做鼻窦内镜手术。

结论

鼻窦炎是可以影响到各个年龄群的广泛流行的急慢性疾病。在上颌窦修复前、外科手术之前，详细描述的循证治疗手段应当首先考虑。随着对急慢性鼻窦感染进行完善诊断和治疗，可以最大限度地减少上颌窦修复前外科的术后并发症。

骨膜瓣在上颌窦底骨移植中的应用
OSTEOPERIOSTEAL FLAPS FOR SINUS GRAFTING

Ole T. Jensen, DDS, MS

虽然上颌窦骨增量对获得大量的骨结合有益处，但是其本身不能对不良牙槽骨形态进行塑形[1]。引导骨再生，块状骨移植和骨劈开合并上颌窦骨增量技术已经成熟，但相关文献却比较少[2-4]。三明治式截骨移植术增加剩余牙槽嵴高度合并上颌窦骨增量是为种植体植入提供更好的牙槽骨形态的有用技术。与其他技术相比，这项技术不仅会导致骨量增长，而且会形成相对稳定的牙槽嵴顶形态[5-8]。

尽管技术发生了变化，但可以从上颌窦侧壁位置进行三明治式骨劈开增量技术[9-11]。与此类似，牙槽骨劈开（如书本样瓣），通过穿牙槽骨的方式到达上颌窦底板来修改上颌窦腔形态[12]。使用这些方法，可同时获得水平向和垂直向骨增量。在牙槽骨上做一个三明治式骨劈开的水平分割切口，从高度和宽度上来提高牙槽骨形态。然而，至少需要4mm的骨量来进行牙槽骨内劈开。

通过这些方式植入的骨移植材料位于之前抬高的上颌窦底黏膜，向上抬升上颌窦底板。相对温和的牙槽骨内扩大术和上颌窦底黏膜提升术创造了一个大空腔，其中特别适合放入重组人骨形态发生蛋白-2（rhBMP-2）移植物[13]。

三明治式截骨技术的最大优点是能够提供一个相对稳定的牙槽嵴和适于骨结合的骨块量[8]。主要伤口关闭通常很容易获得，因为切口为了三明治式移植设计在前庭沟，为了劈开骨移植朝向腭侧冠方，二者都易

于获得不到5mm不明显的关闭间隙。由于是带蒂骨膜瓣，切口位置易愈合并且牙槽骨重建不易失败。

上颌后牙区的三明治式截骨术

外科技术

对于外科医生来说在部分牙列缺失的个体上开展截骨术是困难的。外科医生必须能够看清上颌后牙侧方才能开展穿上颌窦的截骨步骤。切口是一个标准的扩展到缺牙空间长度的带蒂切口。这个手术特别适用于当前磨牙和磨牙都缺失的情况。当仅磨牙缺失时，这个手术难度增大了，这时候弊大于利。在做了前庭沟切口后，朝向冠方做最小化翻瓣足够达到上颌窦侧方以至于可为上颌窦底黏膜提升开窗（图3-1a）。

一旦上颌窦提升术完成，随即向前向后朝着牙槽骨方向做水平截骨（图3-1b）。然后，穿过上颌窦朝下做弧形截骨，与牙槽骨的侧方切口相连（图3-1c）。使用摆动锯或有时使用超声骨刀进行腭侧截骨。如果以上都无法完成，使用骨凿完成切开，然后骨段截断朝着腭板向下分离（图3-1d）。

可移动的骨段向嵴顶方分离5mm以内（图3-1e）。为保证血供，不可分离腭侧松弛切口（图3-1f）。在朝向嵴顶方提升保持住位置放置骨板（图3-1g）。如果牙槽骨腭向缺损显著，这可以通过在4个月后的种植体植入时用牙槽骨劈开植骨术解决。接下来的骨定位

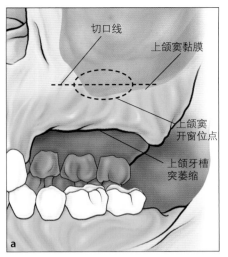

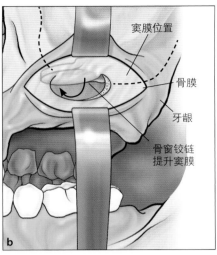

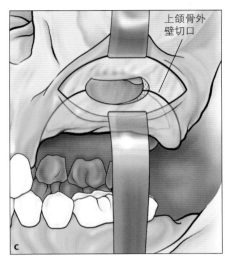

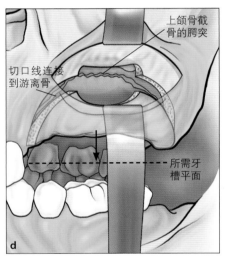

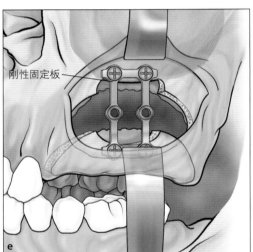

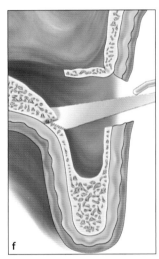

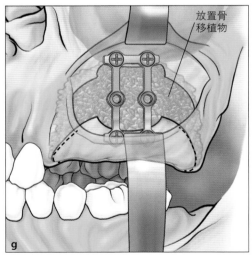

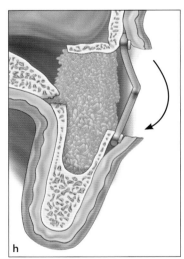

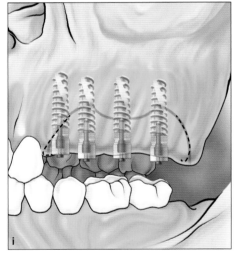

图3-1 （a）在向牙槽嵴方向做最小化的带蒂瓣后为完成上颌窦骨移植做侧窗截骨。（b）接下来的上颌窦黏膜提升，朝前朝后做一个侧方的水平截骨术。（c）做一个穿上颌窦腭侧连接截骨术，游离至少5mm（高度）的上颌牙槽骨。在使用摆动锯或超声骨刀的同时配合使用铲状骨凿。（d）在牙槽骨冠方的连接处进行钝性分离，以便黏骨膜不从牙槽骨段间分离。（e）在明显腭侧偏斜之前，骨段的垂直提升通常限制于5mm以内。（f）上颌窦外提升术的断层面观。做一个连接外侧方切口，穿上颌窦腭侧骨板轻敲分离，然后游离骨段。

$\longrightarrow$

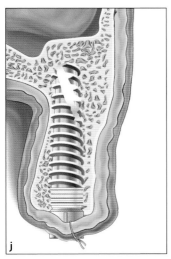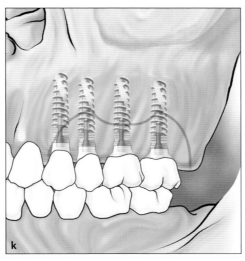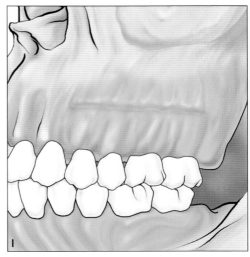

图3-1（续）　（g）骨块固定后的植骨材料植入。间隙内和上颌窦底板联合可显著增强骨的大面积扩增。（h）在缺隙处植入骨板和骨移植材料，将骨板弯曲（箭头），以便将牙槽突轴向排列。（i~l）骨移植4~6个月后植入种植体，采用通常的牙槽嵴顶切口以形成正常的牙槽嵴空间。最终修复需要种植术4个月后完成。

板，沿着牙槽突向轴向进行排列，使用打结器进行圆形卷边来弯曲骨板（图3-1h）。当为了获得宽度增长进行的牙槽骨内劈开时，骨板扭转在建立轴向牙槽骨位置中至关重要。

　　联合上颌窦提升，截骨术通常可以为骨移植材料提供10~15mm的垂直空间（图3-1i，j）。这是一个使用重组人骨形态发生蛋白-2（rhBMP-2）极好的方式[8]。骨移植材料放置后，创口主要在前庭沟处关闭。在手术4~6个月后，在牙槽嵴顶处进行手术。如果牙槽嵴顶向腭侧倾斜，牙槽骨劈开骨瓣可以将颊侧部分向侧方移动，这样种植体可以穿透牙槽骨植入到上颌骨移植材料中。手术4个月后，最终修复可以完成（图3-1k，l）。

病例1：后牙区三明治式截骨术同期上颌窦底骨移植

　　51岁女性患者，上颌左侧磨牙缺失。上颌窦区牙槽骨垂直向骨缺失12mm（图3-2a）。前庭沟切口，向

牙槽嵴顶方向进行最小限度地翻瓣，以便进行上颌窦内提升的窦壁开窗。向前向后进行水平截骨，向牙槽嵴顶方向弯曲。这些切口与穿上颌窦的水平向弯曲的腭侧骨切口相连，通过骨凿来离断。

　　游离骨段向嵴顶方可以移动5~6mm，然后用钛板固定（图3-2b）。钛板加力固定骨段偏颊侧方向。在间隙及上颌窦底间放置自体骨移植材料，创口用可吸收缝线关闭，然后骨移植材料稳固4个月。4个月后，移除钛板，植入2颗种植体（图3-2c，d）。种植体植入4个月后进行永久修复（图3-2e，f）。

病例2：后牙区三明治式截骨术合并牙槽骨内劈开

　　48岁女性患者，左上磨牙缺失，牙槽骨垂直向骨缺损5~6mm。上颌窦健康，基骨余留4mm或5mm（图3-3a）。在上颌窦提升和牙槽骨截骨术将牙槽骨嵴顶移动到牙槽骨平面后，对6mm宽的牙槽骨进行骨内劈开并且通过钛板固定（图3-3b）。自体骨和异种骨与

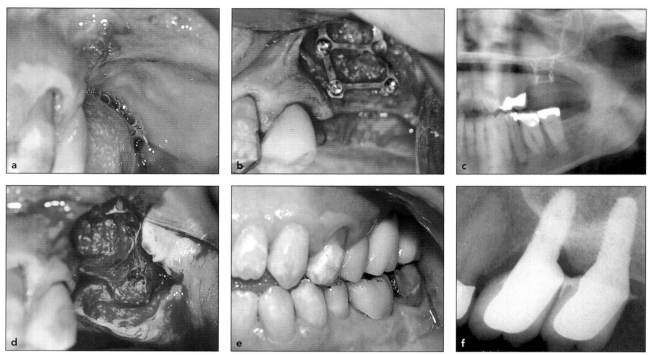

图3-2 （a）51岁女性患者，上颌左侧磨牙缺失，牙槽骨垂直向骨缺失12mm。（b）合并三明治式截骨术和上颌窦底提升，将骨段移动5~6mm。骨段通过钛板固定到牙槽骨平面。（c）骨移植4个月后影像学显示良好的骨形。（d）牙槽嵴顶切口，移除钛板，可见骨愈合良好。（e）植入2颗种植体，4个月后进行永久修复。（f）最终影像学显示骨水平稳定。

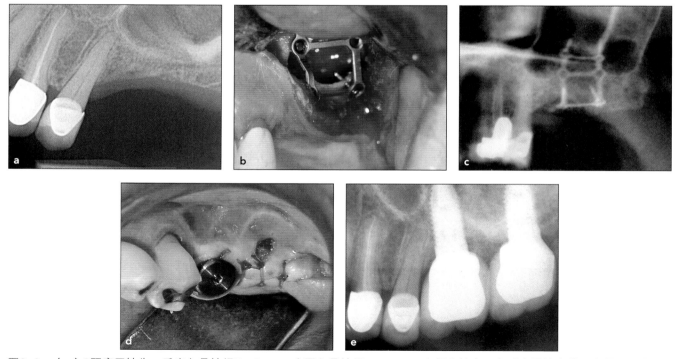

图3-3 （a）2颗磨牙缺失，垂直向骨缺损5~6mm，水平向骨缺损4~5mm。上颌窦健康，有适合骨结合的最小骨量。（b）前庭沟内切口，侧壁开窗提升上颌窦底。通过三明治式截骨术，牙槽嵴骨段向下移动5~6mm，同时进行牙槽骨内劈开加宽牙槽骨，骨段通过钛板固定。（c）术后即刻影像显示合并上颌窦及牙槽骨内骨移植材料。（d）截骨术后4个月植入2颗种植体。（e）4个月后进行永久修复。

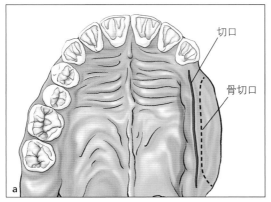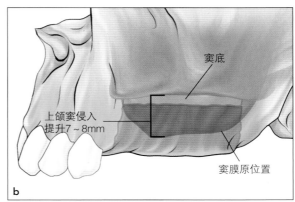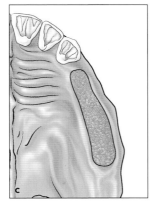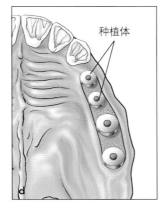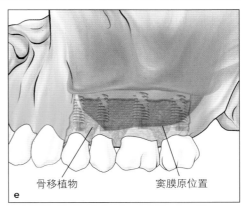

图3-4　（a）嵴顶方微创切开，矢状面方向骨劈开。仅行牙槽嵴顶前后劈开术，不做垂直截骨。（b）将牙槽骨劈开的全长的黏骨膜瓣翻开并进行上颌窦底提升。（c）在多牙位缺失点，植入移植材料以维持牙槽骨宽度。（d）4个月后，经牙槽嵴顶植入种植体。（e）种植体方向更加轴向并且修复完成。

血小板源性生长因子BB同时应用于钛板和上颌窦底之间（图3-3c）。

　　4个月后，骨愈合非常好。钛板移除，同期植入种植体，种植体平台接近于牙槽骨平面（图3-3d）。种植体植入4个月后进行永久修复（图3-3e）。

上颌后牙区牙槽嵴骨劈开合并上颌窦底骨移植

外科技术

　　在上颌后区部分牙列缺失，当牙槽嵴高度足够，但是牙槽嵴狭窄、上颌窦健康病例中，需要进行牙槽嵴骨劈开合并上颌窦底骨移植。偏腭侧做牙槽嵴切

口，小心翻瓣，保持黏骨膜瓣黏附于颊侧骨板。以书本样黏骨膜瓣形式进行骨劈开术（图3-4a），上颌窦底通过穿牙槽嵴方式揭开，使用钝性骨凿在整个缺牙区造成上颌窦底板不完全骨折（图3-4b）。

　　当一块覆盖2个或3个牙位的骨段可以移动后，该骨段可以轻松被抬高10mm；然而，适度抬高几毫米就足够了。对于单牙位点，4~5mm的提升术无需骨移植。

　　种植体植入同时进行牙槽骨骨劈开可以让种植体方向更加位于轴向。骨移植材料置于多牙位的骨缺损处同时维持骨宽度，以便延期种植（图3-4c）。骨移植4个月后，一期将种植体植入在穿越牙槽嵴及移植骨区的位置，一期手术4个月后进行永久修复（图3-4d，e）。

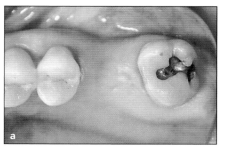
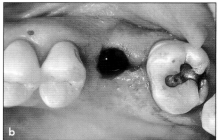
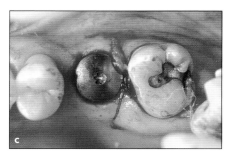

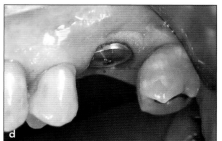
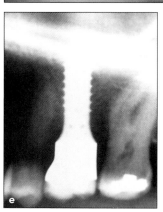

图3-5 （a）左侧上颌第一磨牙的缺失导致颊侧骨丧失，以及由于上颌窦窦腔过大导致的有限的垂直骨量。（b和c）牙槽骨劈开技术（书本样瓣）合并上颌窦底提升以在不植骨的情况下植入种植体。（d和e）种植体在牙槽骨内更趋轴向与牙槽骨平面相同。

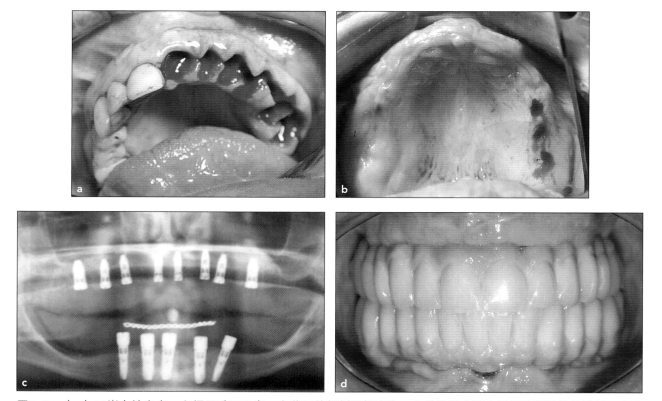

图3-6 （a）46岁女性患者，上颌严重牙周炎，大范围的颊侧骨板丧失。在拔除剩余牙齿同期进行牙槽骨劈开，在无牙颌空间全长进入上颌窦底，植入骨移植材料。（b）植骨手术4个月后，在增宽的牙槽嵴植入种植体。（c）术后曲面断层影像显示穿龈种植体植入时，牙槽骨增宽和上颌窦底骨增高后的情况。（d）联合手术修复的牙槽骨宽度和提升的垂直骨高度足以获得骨结合。剩余牙槽骨高度不足时，可通过修复方式解决，这样患者更容易接受。

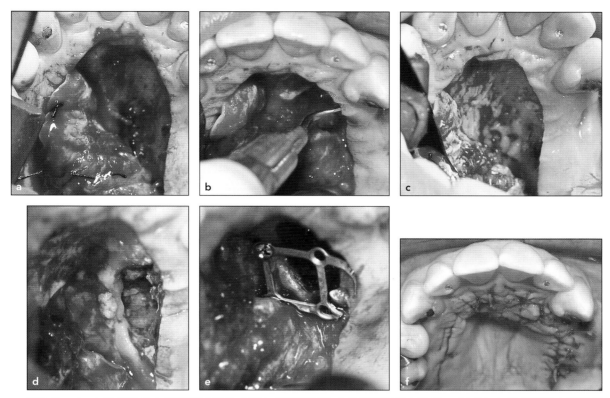

图3-7　（a）经腭联合上颌后牙区截骨术和上颌窦底提升术必须避开腭大动脉。（b和c）经骨穹隆上颌窦底提升后，应用超声骨刀行骨截开术。（d）经上颌窦截骨形成骨段，在无牙颌牙槽嵴顶前后区边缘将侧壁截骨切口与腭板切口相连。（e）重组人骨形态发生蛋白-2（rhBMP-2）植骨材料植入间隙中，并用钛板固定。（f）伤口一期闭合。　　　　　　　　　　　　　　　　　　　　　　　　→

病例3：牙槽骨劈开植骨联合穿牙槽嵴上颌窦底内提升术

35岁女性患者，左侧上颌第一磨牙缺失（图3-5a）。上颌窦健康，颊侧骨壁塌陷。使用圆形骨凿挤入上颌窦底并扩张颊侧骨板。同期植入种植体，没使用额外骨移植材料，种植体方向呈轴向并且4个月后最终修复（图3-5b～e）。

病例4：进入上颌窦底的牙槽骨劈开同期拔牙术

46岁女性患者，上颌牙列重度牙周炎，需要全部拔除。由于颊侧骨板严重缺失需要骨劈开（图3-6a）。进入上颌窦底植入自体骨和异体骨。截骨术后4个月植入种植体（图3-6b，c）。行使功能1年后，最终修复显示足够的牙槽骨宽度，因剩余的垂直骨丧失致颌距过大通过修复解决（图3-6d）。

病例5：经腭上颌窦底提升及块状截骨术

一个最终考虑到的变异手术是经腭上颌窦底提升[14]和块状截骨术[8-9]。当从上颌窦侧方进行联合手术时，总会导致块状骨向腭侧的偏移。与此相反，经腭侧入路更方便将牙槽嵴顶骨块侧移。即便使用超声骨刀，这个技术也是很难掌握的（图3-7），但是随着器械的发展进步，这项技术也是有前景的。基于遍及萎缩的上颌牙弓的向心性骨丧失是很普遍现象的原因，颊侧入路并不会比腭侧入路的黏骨膜瓣更容易。

讨论

众多牙槽骨截骨术中派生中的一种，比如用于处理下颌后牙区萎缩的微笑截骨法，应用于难以评估处理的部位。如同正颌手术计划中，外科医生必须回头使用𬤇架诊断模型或快速成型光敏树脂打印模型进行

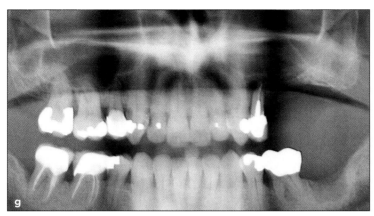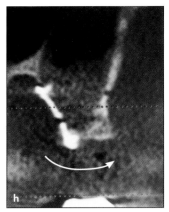

图3-7（续） （g和h）术前、术后对比显示增加的牙槽骨位置。如箭头所示骨段顺利地向颊侧偏移。

规划和模拟手术过程[15]。基于以美学为目标，通过使用所谓模型外科和诊断蜡型，达成整个修复团队在手术前可以评估和认同的手术计划[1,16]。

手术操作受限于技术和生物学。过度的操作可以影响血供或者术后复发[17-19]。有张力的伤口关闭通常来源于激进的治疗计划[20]。让牙槽截断的骨块增加5mm或6mm的小范围移动更佳[21]。通常来说，即使是3mm或4mm的骨段移动就可以提供足够接近完美的修复。一旦骨段基底移动到最佳的牙槽骨位置，在种植体植入的时候常常可以获得软组织或小的骨增量[22-24]。牙龈牙槽骨形态的修整确定是在种植的二期手术而不是截骨术的时候[9]。

该手术的并发症几乎都是由于腭部软组织蒂的损伤障碍所致。当软组织被穿透或者撕裂，骨块可能部分暴露或形成口腔上颌窦瘘[25]。软组织蒂的干扰通常来自手用工具的不当操作，比如使用骨凿而不是摆锯或者超声骨刀。当这种情况发生时，暴露的骨应当被清理，并进行补救的修复手术。因此，手术过程不应当由不熟悉正颌手术的医生来操作[26]。

需要避免的第二个并发症是避免侵入腭部血管[14]。为了避免这种情况，腭部截骨切口应当在距离腭大孔至少10mm的牙槽骨范围内。因为需要向牙槽骨平面抬高牙槽骨段仅仅5mm的高度，并不需要更向上做腭部截骨切口。如果在镇静状态的患者身上发生明显的出血，完整的上颌窦黏膜可防止气道被殃及[15]。

一个技术上的考虑就是在石膏模型或树脂模型上评估颌间距离[1]。对颌牙弓的代偿意味着没有足够的颌间距离去移动牙槽骨到牙槽骨平面，尽管存在牙槽骨萎缩[27]。在这样的病例中，就不得不妥协。另一方面来说，有足够的颌间空间，在没有进行牙槽骨升高的情况下，种植体植入会导致高冠/根比，即不太理想的修复方案[13]。有着高笑线的患者，牙槽嵴的后牙区有时会暴露，导致修复不美观[28]。

结论

一般来说，联合上颌窦底黏膜提升，将骨段向牙槽骨平面垂直提升大约5mm的做法是稳定的，而且是比外置法植骨并发症更少的、卓越的、有效的策略[8]。应用于上颌窦骨增量和牙槽嵴增宽的牙槽骨劈开骨移植或书本样瓣会产生并发症[29]。过度的骨膜剥离会使颊侧骨板不稳定，但是一旦发生，未必会影响到上颌窦底植骨。三明治式截骨术和上颌窦骨增量或者结合穿牙槽嵴骨增宽和上颌窦底侵入的结合通过血管化支持的截骨术为上颌牙槽骨重建提供了一种方法，这是一个比开放皮瓣更稳定获得牙槽骨增量的方法。牙槽骨高度可以通过三明治式截骨得到提升，牙槽骨宽度可以通过骨劈开植骨合并书本样翻瓣方法增宽。无论上颌窦底黏膜是通过侧壁方式提升还是经牙槽嵴顶穿上颌窦提升，植骨材料均植入上颌窦底和间隙内。基于模型的术前规划很重要。仿生科技产品很适合应用在这种需要延期种植方案时的内在环境。

第4章

经牙槽嵴骨劈开路径上颌窦底提升术
THE ALVEOLAR SPLIT APPROACH FOR SINUS FLOOR INTRUSION

Len Tolstunov, DDS, DMD | Daniel R. Cullum, DDS | Ole T. Jensen, DDS, MS

由于缺少足够的骨量,使得上颌后牙区种植变得更为复杂。上颌窦气化造成的骨量不足、颊侧骨板塌陷和骨质欠佳,使得此区域种植外科手术和修复变得困难[1-5]。在各类设计上颌后牙区的种植外科相关技术中,甚少提及改善骨量和骨质方面的技术。其中一项能完成此问题的技术,就是上颌窦底入路的经牙槽嵴骨劈开。这种联合牙槽嵴劈开术的目的在于同时水平向和垂直向地进行骨扩张。本章涉及上颌后牙区植入根形种植体同期水平向与垂直向骨扩张和微创外科手术。

用于宽度不足牙槽骨的牙槽嵴骨劈开术

牙齿拔除后,由于功能丧失(失用性萎缩)和机械负重,牙槽嵴吸收,会导致骨量不足[6-7]。骨量萎缩主要表现在水平向不足,这会导致颊腭侧方向的牙槽嵴骨量狭窄,骨塌陷可以使牙槽嵴宽度从正常的10~12mm,变成3~5mm[8-11]。牙槽嵴骨劈开术设计用于这些骨宽度不足病例,目的在于增加塌陷牙槽嵴的水平向骨量,以助于最终实现以修复为导向的种植。

牙槽嵴骨劈开术旨在实现特定目标。其目的可以使塌陷的颊侧骨板颊向重新定位,劈开的骨板间进行骨移植。劈开的骨板间依靠骨膜瓣来维持血管供应。牙槽嵴骨劈开术中,颊侧骨板形成外向骨折,颊向重

新定位,同期骨板间进行颗粒性骨替代品移植。依据预期的种植体初期稳定性,有些时候种植体可以即刻同期植入。上颌后牙区手术重要考量点是邻近上颌窦区最佳入路为穿过牙槽嵴劈开位点的上颌窦底。劈开的牙槽嵴间和上颌窦底可以同期植骨。

在高度气化的上颌窦区牙种植有3种主要的外科手术方法:由Tatum[12]提出的改良Caldwell-Luc侧壁开窗入路,由Summers发展的使用骨凿的穿牙槽嵴入路[13]和牙槽骨劈开术。对于选择窦底提升术的一种方法或者另一种方法,其剩余骨临界高度一致认为是4~5mm[14]。

在严重的上颌窦气化病例中,垂直骨高度低于此标准(如3mm),是侧壁开窗上颌窦提升术最常见的适应证,通常需要骨移植和延期种植。如果在剩余骨量为4~8mm、中度上颌窦气化病例中,为上颌窦底的牙槽嵴顶入路手术适应证,可常规同期植入种植体。微创穿牙槽嵴的上颌窦提升术有多种方法,可以实现轻微抬起上颌窦膜,将上颌窦膜剥离上颌窦底,骨替代材料填充至上颌窦新形成的袋内,同期植入穿牙槽嵴骨种植体。第三种方法是牙槽嵴骨劈开术,使用骨凿实现上颌窦底入路,这种方法不需要将上颌窦膜剥离上颌窦底。使用这种方法,剩余骨量可以是3~10mm。这种手术方法能够分段地从尖牙区扩展至上颌结节区,需要剥离骨膜瓣。

图4-1 （a和b）先行牙槽骨劈开术，随后行穿牙槽嵴上颌窦提升术以增宽牙槽嵴，实现外科骨增量，增加牙种植所需的骨量。

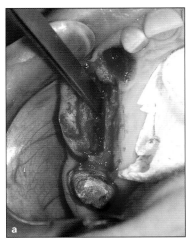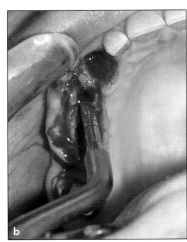

上颌后牙区的骨宽度增量

牙槽骨劈开术仅能实现水平向骨增量，或者上颌窦区联合垂直向骨增量[15]。骨板间插入性骨移植用于恢复牙槽骨的形态。两种技术方法同时运用可以同期增加牙槽骨的宽度和高度，实现即刻或延期种植。术中先牙槽骨劈开增宽牙槽嵴宽度（图4-1a），接着进行穿牙槽嵴上颌窦提升（图4-1b），扩增骨量，获得牙种植所需的骨量。在这个课题领域的一些文献已经报道了包括了拔牙后即刻牙槽骨劈开和穿牙槽嵴上颌窦提升[16-18]。拔牙同期实行牙槽骨劈开术，种植体植入通常延迟至4个月。在无牙颌上颌后牙区，有时候在保证种植体初期稳定性的情况下，这些手术进行的同时可以即刻植入种植体。

重建牙槽骨解剖形态

拔牙后的牙槽嵴萎缩是由皮质骨和松质骨吸收造成的，会导致牙槽嵴宽度进行性丧失。牙槽嵴劈开术的目的是为了重新定位邻近缺牙区的剩余颊侧皮质骨板，用骨替代材料增宽皮质骨板骨髓腔间隙。通过这种手术方法，可以使皮质骨-松质骨解剖形态恢复至原始的解剖形态和功能。这种手术方法最重要的生理学优越性之一，就是解剖形态引导的理念，将塌陷的牙槽嵴修复至其由内而外的原始形态。与块状骨移植

的愈合原则相反的是，大部分是在相对缺血环境中进行的。牙槽嵴顶入路上颌窦提升成功可能需要血管化骨块或者从完整上颌窦膜提供部分血管供应的皮质骨块。骨劈开位点扩展至上颌窦提升区，可以为骨愈合和骨结合提供一个良好的环境。

骨挤压

牙槽骨劈开术中骨处理过程中，邻近松质骨骨块轻微受压缩或挤压[19]。由于上颌区骨质松软，所以这种情况尤为显著。穿牙槽嵴顶上颌窦提升术骨处理的过程中，Summers[13]观察到"骨凿可以保留骨组织，可能增加种植体周围的骨密度"。因此，中等程度的骨挤压可以增加种植体的初期稳定性，实现早期种植体负重[20-22]。

生物学基础上的再血管化

两种手术方案即牙槽骨劈开和穿牙槽嵴上颌窦底入路可以水平向和垂直向扩增牙槽嵴内袖骨量。牙槽骨劈开术解决水平向骨量不足，上颌窦底提升术解决垂直向骨量不足。两种手术方案几乎都是不翻瓣方案，可以使用现存骨量，避免供区并发疾患。这两种外科手术方案都有着内在的生物学基础，可以由骨膜瓣获得良好的血管供应，因此这些手术方法术后恢复快，仅存在一定的术后不适和肿胀。

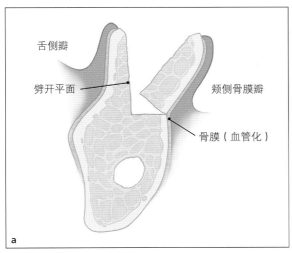
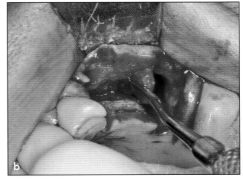

图4-2　书本样瓣（Jensen）：（a）牙槽骨劈开术的截断位置改良图解说明；（b）术中临床照片。

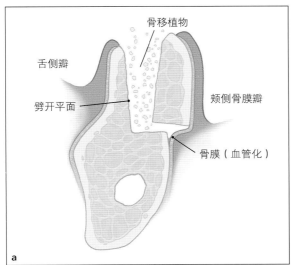
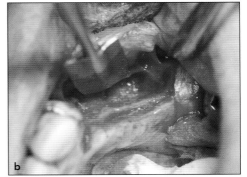

图4-3　岛状瓣（Jensen）：（a）牙槽骨劈开术的移位位置改良图解说明段；（b）术中临床照片。

骨块的制备

　　牙槽骨劈开术是具备独特生理学基础的骨膜瓣，决定了骨移植是否成功。牙槽骨劈开术的骨块的血管供应是能使手术更有效的关键。20世纪60年代至70年代William H. Bell博士通过动物实验和临床试验完成了开创性的研究，有关于骨的血管供应、骨愈合和牙髓活力研究成果帮助建立了正颌外科术中节段性截骨的生物学基础[23-27]。Bell博士提出即将截断的颌骨骨块活性如果需要保留，那么软组织瓣基底必须完整保留。通过完整无损的黏骨膜来保留截骨骨块的血管供应，这一原则是从Bell博士的上颌骨节段性截骨术而来的，

另外还有后续研究者，寻求更小面积牙槽骨截断的可能性。

　　许多早期牙种植革新者（如Tatum、Simion、Pikos、Scipioni）遵从和提出多种改良牙槽骨劈开截骨术，截断的骨块需要良好的血管供应这一关键原则尤显重要。1994年，Scipioni等[28]曾经评论到"无牙颌的牙槽骨骨挤压术的必要特征是用半厚瓣以保证颊侧的血管供应……即保留骨膜瓣的完整性"。这些都指出了保留骨膜瓣的完整性和维持截骨骨块的血管供应的重要性。在1998年，Bruschi等[29]证明了基于观察499颗种植体，通过穿牙槽嵴上颌窦底提升的无牙颌牙槽骨骨挤压术同期植入种植体，以此证明了"局部处理上

颌窦底"的成功应用。

2008年和2010年，Jensen划分出两种牙槽骨劈开术的设计方案：书本样瓣，铰链样骨折的牙槽骨劈开术（图4-2）；岛状瓣，骨块完全游离于基底骨，但是仍然连着骨膜瓣（图4-3）[30-31]截断颊侧骨块的骨膜血管供应需要保存在双侧黏膜瓣内。这种软硬组织联合瓣被称为保留骨膜（外周）血管供应的血管化黏骨膜瓣，这是外科手术技术成功的必要因素。两种骨的差异有赖于在某一特定病例中的骨活跃性程度。2013年，Jensen[18]提及拔牙同期节段性牙槽骨劈开，上颌后牙区运用骨形态发生蛋白-2（BMP-2）联合同种异体骨替代品移植，使用骨凿入路上颌窦底。Bruschi[29]和Jensen[18]都描述到类似于牙槽骨劈开术和经牙槽嵴上颌窦提升术，劈开的骨板间骨增量技术都有着相似的决定着手术成败的生物学理论基础。因此，骨膜瓣处理的特有的生物学机制是外科手术、牙槽骨劈开术和颊侧骨块重新定位保持持续完整的血管供应。此外，骨膜可以产生成骨细胞，这些成骨细胞可以与骨挤压区所需的血管供应联合起来[32]。朝向邻近骨的骨膜营养成分是众所周知的，骨膜贡献了70%～100%的牙槽骨血管供应[32]。骨膜瓣作为一个完整的单位，是由黏膜层、骨膜和一个颊侧截断的可移动骨块所组成的[31,33-34]。整个手术过程中截骨块持续血管供应的保障，实现了术后早期愈合期和后期的骨重建。

骨块间颗粒状骨移植

窦底提升和牙槽骨劈开术使用颗粒状骨，用于骨块间骨移植。这个类似于牙槽嵴保存手术，术中在拔牙窝洞内填充颗粒状骨移植材料。在这两种手术案例中，颗粒状骨移植材料实行的是内置骨移植。众所周知，以编织骨形成和直接形成板层骨为始，在同位点改建和爬行替代重建过程中松质骨能更快速和完整地再血管化[34-35]。文献系统回顾，Aghaloo和Moy[36]描述到采用颗粒状骨移植是唯一被报道认可的用于局部牙槽嵴骨增量的外科手术方式。然而，在牙槽骨劈开术和穿牙槽嵴上颌窦提升术中，为了营造良好的颗粒状骨移植材料血供环境，成功的骨增量需伴随着再血管化。牙种植体的骨结合与有活力的骨相随。

成功的骨结合

皮质骨间的骨髓腔是充满骨小梁或呈海绵状松散状态，它是一种必要的血供来源，其适度的愈合质量依赖氧气和营养成分。牙槽骨劈开术中同期（或后期）骨内种植体植入的位点也正是骨结合发生的区域[37-38]。牙槽骨劈开愈合早期，因为从劈开的两侧获取血管供应，形成受保护的双皮质骨环境，其内部的血凝块可以迅速转化成编织骨。相比之下，块状骨移植手术后，种植体植入皮质骨环境内，未必能获得良好血供。因此，骨内种植体植入在新鲜血管化的编织骨或板层骨，类似于在植骨后的拔牙窝洞内实行延期种植。类似情况下，穿牙槽嵴上颌窦底提升术中，骨内种植体植入在植骨位点，近乎理想的血管化和受保护的环境中获得成功的骨结合。

病例研究

上颌后牙区牙槽骨骨挤压术和穿牙槽嵴上颌窦底入路

63岁男性患者，左侧上颌磨牙因为临床无法保留需要拔除（图4-4a）。临床X线片显示2颗磨牙的根尖都邻近上颌窦底（图4-4b）。上颌窦底入路通过2颗磨牙拔牙窝洞，并且进行骨移植。通过牙槽窝入路的牙槽骨劈开术是为了获得牙槽嵴宽度。拔牙窝间骨劈开和穿牙槽窝的上颌窦底入路都有助于在原有的牙槽骨量基础上，增加牙槽骨骨量，然后4个月后延期植入2颗种植体。图4-4c～f显示外部流程，用骨凿上颌窦底入路，牙槽骨劈开扩张骨增量。图4-4g显示在劈开位点的底部，除了有完整的上颌窦膜，另外还有牙槽窝折断的颊侧骨块和腭侧骨块间显示有7mm的劈开间隙。圆头骨凿可用于上颌窦底提升（图4-4h，i）。要求轻微敲击骨凿进入上颌窦底4～5mm。垂直向和水平向同时扩张牙槽窝后同期植入颗粒状骨移植材料（Geistlich Pharma，0.5g Bio-Oss颗粒状异种骨移植材料），上面覆盖生物膜（Datum Dental，Ossix Volumax可吸收胶原膜），用4-0线缝合（图4-4j，k）。在此病例中，并非强制要求初期缝合。

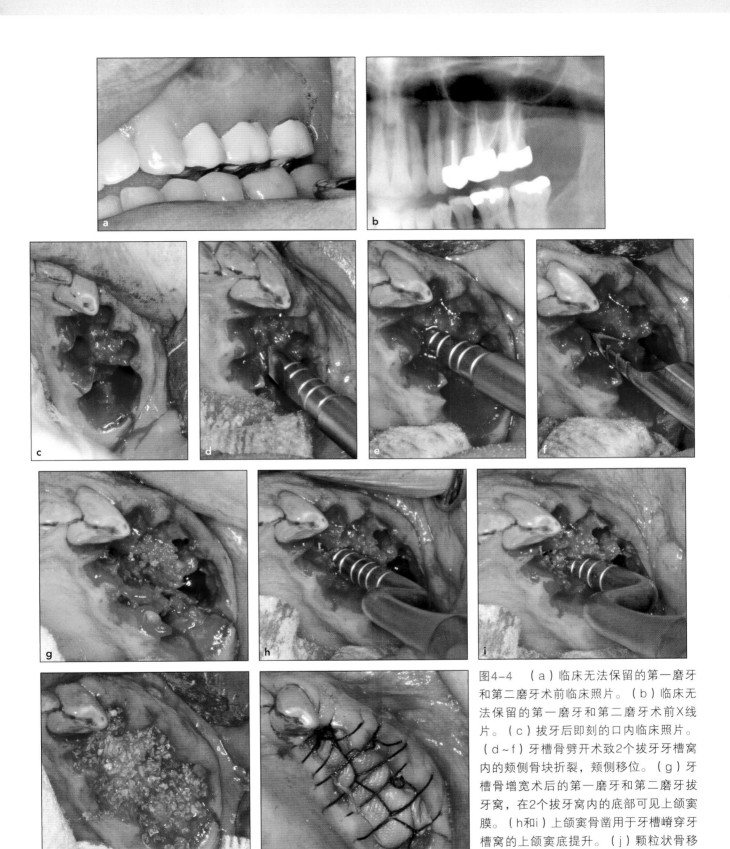

图4-4 （a）临床无法保留的第一磨牙和第二磨牙术前临床照片。（b）临床无法保留的第一磨牙和第二磨牙术前X线片。（c）拔牙后即刻的口内临床照片。（d~f）牙槽骨劈开术致2个拔牙牙槽窝内的颊侧骨块折裂，颊侧移位。（g）牙槽骨增宽术后的第一磨牙和第二磨牙拔牙窝，在2个拔牙窝内的底部可见上颌窦膜。（h和i）上颌窦骨凿用于牙槽嵴穿牙槽窝的上颌窦底提升。（j）颗粒状骨移植材料被放置于2颗磨牙的拔牙窝内（宽度和高度方面）。（k）为了隔离和保护骨移植材料，放置可吸收膜，用4-0铬制羊肠线做进一步的缝合。

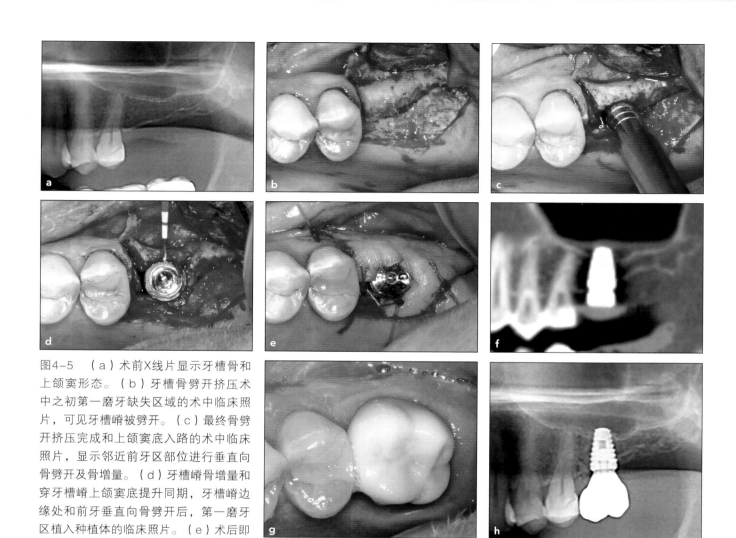

图4-5 （a）术前X线片显示牙槽骨和上颌窦形态。（b）牙槽骨劈开挤压术中之初第一磨牙缺失区域的术中临床照片，可见牙槽嵴被劈开。（c）最终骨劈开挤压完成和上颌窦底入路的术中临床照片，显示邻近前牙区部位进行垂直向骨劈开及骨增量。（d）牙槽嵴骨增量和穿牙槽嵴上颌窦底提升同期，牙槽嵴边缘处和前牙垂直向骨劈开后，第一磨牙区植入种植体的临床照片。（e）术后即刻结果，显示近中基底的手指样皮瓣，实现初期缝合和穿龈愈合。（f）牙槽骨劈开同期穿牙槽嵴上颌窦底提升，第一磨牙区植入种植体的术后CBCT影像。（g和h）术后2年的临床照片和X线片影像显示良好的骨组织和软组织形态。

上颌后牙区牙槽骨骨挤压和穿牙槽嵴上颌窦底入路同期植入种植体

55岁女性患者，左侧上颌后牙缺失，希望第一磨牙种植修复。在X线片上可见（图4-5a），缺失牙区域显示水平向骨量不足，由于上颌窦气化导致上颌窦底垂直向高度不足。为了计划显露手术区域的根尖位置，以颊侧瓣为基底做偏腭侧切口翻瓣向后剥离至上颌结节。应用超声骨刀OT7S4完成骨块截断术（穿牙槽嵴和前牙垂直向），通过插入种植体腭侧边缘，由前向后操作，在上颌结节区斜向后方和侧方（图4-5b）。个性化设计的骨凿和锥形骨凿被用于扩张上颌窦底下方的牙槽嵴（图4-5c）。上颌窦骨凿用于

上颌窦底向上制造骨折，能够植入1颗9.0mm×5.8mm的根形种植体（Tapered Plus，BioHorizons），可见3~4mm的牙槽嵴扩张容纳了该种植体（图4-5d）。术中根尖片可以确定测试长度和种植位置。种植位点大部分情况下需要过量植骨，向远中扩展，根向复位瓣保证长期的骨形态，接下来制备的近中基底的手指样皮瓣用于在愈合帽周围实行初期关闭缝合（图4-5e）。术后即刻CBCT影像，如图4-5f显示在牙槽骨挤压扩展3~4mm和上颌窦底提升3mm后良好的种植体位置。图4-5g和h显示术后2年结果，种植体和牙冠周围良好的骨组织和软组织形态。种植体植入位点的牙槽骨扩张术，需要采用全厚瓣情况下的过量植骨和厚骨块才能获得非常可预见的手术效果。这种手术方

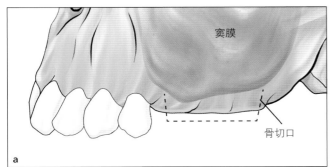

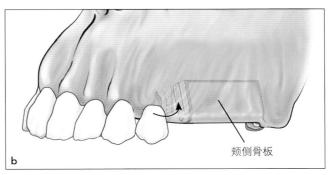

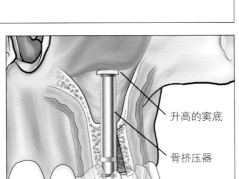

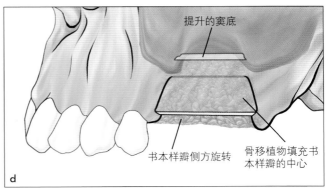

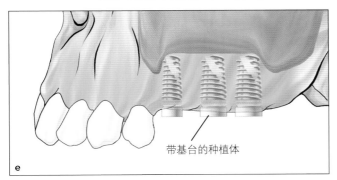

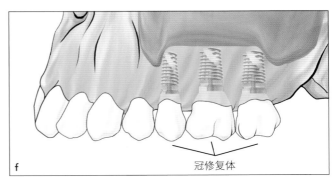

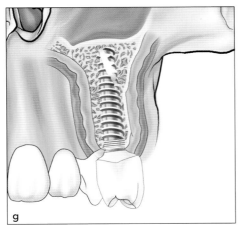

图4-6　（a）不翻瓣实施有限的牙槽嵴顶和垂直切口。（b）颊侧骨板通常是向外颊侧骨折，大约4mm。（c）上颌后牙区书本样瓣提供了牙槽骨内上颌窦底入路。（d）上颌窦底提升由后向前推，作为完整的黏骨膜瓣连至上颌窦黏膜。（e）随着骨结合的进程，种植体稳固并等候4个月完成愈合。（f）最终修复能获得足够的宽度和高度。（g）联合手术方式能够获得健康稳定的颊侧骨板和足够的骨量，最终保证长期的骨结合稳定。

式的优势是可以实现一段式手术方案，优化角化组织和长期稳定性，并最小化术后不适感[39-42]。

　　类似情况下，部分或多颗后牙缺失病例中，上颌窦底可能需要完整提升5mm或5mm以上（图4-6和图4-7）。在无牙颌病例中，整个上颌骨需要在上颌窦底入路中实行骨劈开和骨移植。这个需要颊侧骨板区更

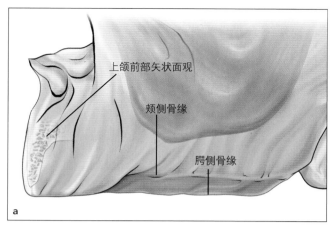

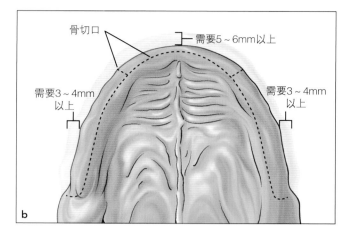

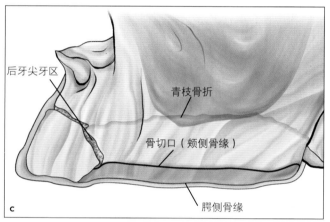

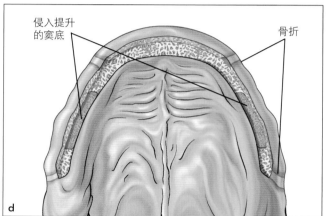

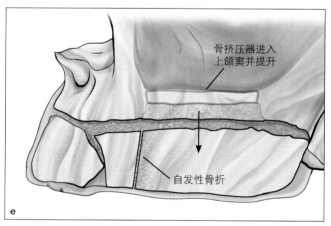

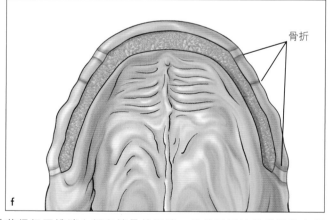

图4-7　（a和b）全上颌弓牙槽分裂截骨术能显著增宽牙槽骨并获得经牙槽嵴上颌窦植骨的通路。此处显示的是萎缩的上颌骨，其前牙区和后牙区腭侧骨板具有足够的高度，但颊侧骨板不足。（c和d）劈开牙槽骨，在窦底水平附近形成青枝骨折。使用书本样瓣技术将该节段加宽5mm。（e和f）创建岛状瓣以便松解骨附着，同时仍保持骨膜附着。自发分离通常发生在尖牙区，以形成3个或更多独立的岛状瓣。

加灵活运用的岛状瓣。

通常情况下，上颌窦底入路范围越长，上颌窦底越容易提升，上颌窦膜越容易穿孔。

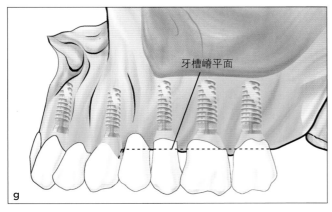

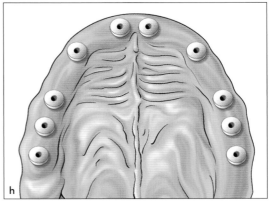

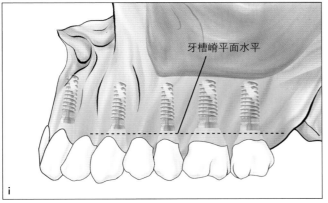

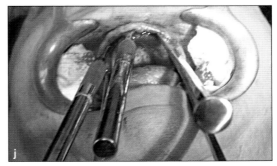

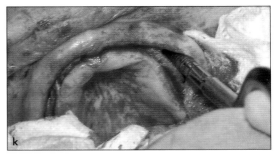

图4-7（续）　（g）如果没有岛状瓣的入路，最终的牙槽骨劈开修复就不会有平整的牙槽骨平面。（h和i）岛状瓣需要平整和足够的宽度，种植体轴向位置植入，才能修复牙列。（j）使用锥形骨凿，扩展U形书本样瓣，可以使整个上颌骨向外骨折。（k）在后牙区，钝的骨凿可以用于进行上颌窦底入路，形成扩展上颌窦底的黏骨膜瓣。

结论

　　穿牙槽嵴上颌窦底入路的牙槽骨劈开术有着独特的生物学观念。该技术即牙槽骨骨成形术的基础是基于扎实的生理学原理，归因于劈开的两侧骨段血管化，植骨位点内的再血管化的适宜环境。拔牙时运用这种手术方案，可以提供增加骨量的快速和有效的方法，牙槽窝骨增量，诱导骨愈合和种植体骨结合。颗粒状骨移植材料放置于劈开的骨板间的骨环境，可以

刺激天然骨小梁血管化骨形成，这种新骨类似于拔牙后的牙槽窝愈合。在这种情况下，骨内种植体可以形成高度理想的骨结合。

　　牙槽骨劈开上颌窦底入路手术早期的优势就是微创，并且没有明显的术后并发症，也无需开辟自体骨供区。外科术后愈合过程中，也没有明显术后不适感。总的来说，常规同期种植体植入可以缩短治疗时间。所有这些因素使得这种手术方案成为了一种解决上颌后牙区牙槽骨水平向骨量不足的重要选择。

复合技术在上颌后牙区骨重建术中的应用

COMPLEX TECHNIQUES FOR POSTERIOR MAXILLARY RECONSTRUCTION

Nardy Casap, DMD, MD | Heli Rushinek, DMD

先天性或发育性畸形、失用性萎缩、外伤、肿瘤切除术后和退行性病变可以导致上颌后牙区骨缺损。残留的牙槽骨最终形态可能无法获得理想的牙种植位点和修复，这种骨缺损分类为水平向、垂直向或联合骨缺损。大面积颌面部骨缺损重建修复目前仍是重大的外科挑战。未修复的骨缺损能导致从功能丧失到面部畸形的毁灭性结果。运用可靠的骨内种植体可以增加修复前重建外科手术的范围和有效性。尽管有适用于不少骨增量的材料和外科手术方案，但重度萎缩的颌骨骨增量仍被认为是很困难的和难以预测的，而且常常会产生手术并发症。

在上颌后牙区，牙槽骨高度不足常伴有上颌窦气化、牙槽嵴垂直吸收，或者两种情况兼而有之。Cawood和Howell用他们无牙颌的骨吸收类型，证实了骨吸收的进展是三维方向。相应地来说，牙槽嵴宽度的减少也常会波及上颌后牙区和尖牙区，最终形成反向颌间关系，增加垂直颌间距离。伴随着牙槽骨骨量的减少而致面部的改变，包括面部肌肉的萎缩，圆钝的鼻唇角、黏膜转折处宽度下降、鼻唇和唇颏支撑丧失、下颌高度降低[1-2]。

如果充足的骨量仅仅与上颌窦气化相关，可能就需要做上颌窦底提升植骨手术；然而，如果骨缺损是与垂直骨高度不足相关，则可能不需要上颌窦底提升植骨。因此，恢复足够的牙弓间距离重建垂直高度，

可能会成为治疗的选择。萎缩的上颌后牙区应该依据剩余骨高度和宽度进行评估，还有颌间关系。上颌窦提升植骨因此可能只能代表部分修复重建手术，这些修复重建手术是为了获取充分骨量的牙槽颌骨形态和优化颌间距离以及修复空间[3]。早期倾向于6类上颌骨缺损的块状骨移植没能经受住时间的考验；常常会发生快速的骨吸收，治疗效果不理想。劈开的骨板间植骨手术似乎能有更长期的稳定性[1]。

自体骨由于能够移植活体成骨细胞，并且具备骨传导性和骨诱导性特性，尤其是髂嵴来源的自体骨，长期以来被认为是金标准。然而，自体骨移植存在内在风险，术中供区发病率的增加，包括出血、神经损伤、邻近组织损伤和骨折，另外还有术后并发症的发生，例如感觉异常、步态紊乱、感染、长期疼痛或延期愈合[4]。

采用现成的材料，实施大面积的垂直牙槽骨重建，目前最常用的是髂骨移植，可以减少并发症发病率，增加手术的简易性，能使更多患者易于接受。此外，这为重建的外科医生提供了一项能够基于颌位关系、𬌗间隙、种植体支撑所需的周围骨量以及建立骨龈轮廓美学形态（如颌骨牙槽骨轮廓形态）的技术。典型方案是从骨移植向骨再生转变，涉及组织工程要素三位一体，即诱导性的生长因子结合基质、干细胞，另外配合截骨术或设计用于维持空间的工具。因

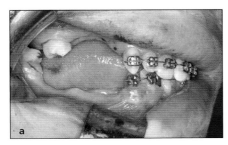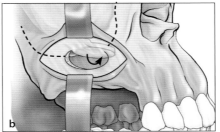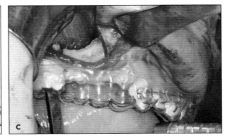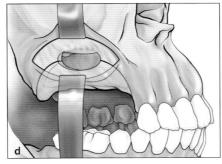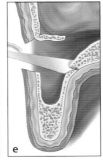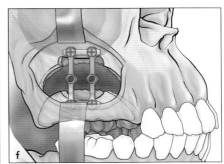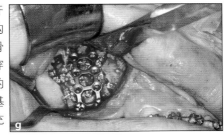

图5-1 （a）上颌后牙缺失。后牙区牙槽骨与上颌前牙区没有一致性，在上颌后牙区需要种植修复的冠根比较高。（b）在上颌骨侧方采用Caldwell-Luc入路前庭沟切口，提升上颌窦底黏膜。（c和d）做一个在上颌窦窗口前后方延伸的侧方入路骨切口，形状突向牙槽嵴顶方向。这些切口设计并没有大面积翻开牙槽黏膜。（e）穿过上颌窦，应用摆动锯将腭侧壁截开分离。而且这一突向牙槽嵴的切口容易在薄的上颌窦腔内前后操作。完成截骨后，使用骨凿分离骨块。（f）骨块向下骨折，其基底连着腭侧和牙槽嵴黏膜，用微型钛板固定到位。（g）骨板间骨移植材料不仅充填至骨劈开位点，而且还有上颌窦底。

此，目前修复重建的观念是必须要仿真骨的发育过程，在修复重建中应能够重现骨生长的过程。

上颌后牙区三明治式骨劈开联合上颌窦植骨

上颌后牙区节段性三明治式骨劈开术式通常适用于前牙牙列完整，张口度充分足以配合面对牙槽骨高度不足和上颌窦腔过大的情况[5]。接着局部麻醉和静脉内麻醉后，前庭沟切口，向上翻瓣（切口下瓣微量向下分离）暴露邻近上颌窦的上颌骨侧壁（图5-1a，b）。侧方开窗入路能够实现上颌窦黏膜提升，为植骨提供空间。然后由此建立一个由后向前的上颌窦劈开路径并做水平向骨劈开，恰好在大部分后牙的后方，切口在前部偏离牙槽嵴，向后则可延伸至翼上颌缝的

前方（图5-1c，d）。接下来穿过上颌窦，使用超声骨刀外科器械或者带弯的矢状锯，可以形成与腭侧相似的骨切口与颊侧切口相连（图5-1e）。需要使用骨凿分离骨块，从而离断骨片向下移动超过5mm或5mm以上。

一旦骨块能够向下移至合适的牙槽骨水平，就能用钛板与之固定在一起（图5-1f）。一经固定，骨板用于补偿腭侧黏膜的腭侧移动。采用钢丝拧结器拧紧结扎丝使其钛板固位，加力或迫使骨块侧向移动。如果骨块依旧过于远离腭侧，那么就必须延期进行移动。一旦骨块稳定后，除了应用可吸收胶原海绵载体中的骨形态发生蛋白-2（BMP-2/ACS），还有在骨劈开间和上颌窦底骨移植位点进行20%的同种异体移植或者异种异体移植（图5-1g）。采用可再吸收缝线双层缝合伤口。

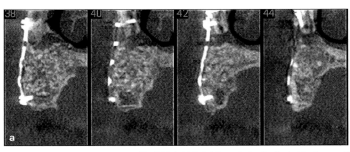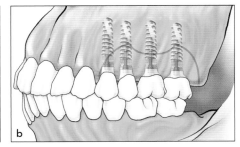

图5-2 （a）CBCT显示骨移植材料充填于上颌窦底和骨劈开区域。（b）通常4~6个月后，骨移植材料成骨完成后种植体植入。种植体的平台位置位于骨增量重建后的牙槽骨平面。

4~6个月后，牙槽嵴顶切口略偏腭侧，暴露上颌窦侧壁，去除固定钛板。基于手术导板引导种植体植入。当牙槽嵴过于偏向腭侧，引导骨组织再生或者牙槽骨劈开能够使颊侧骨板侧向移动，且同期植入种植体（图5-2）。4个月后实行永久修复。由于腭侧黏膜的牵动，通常情况下都会产生5mm或6mm的垂直向移动（除非骨块段包含了4颗或4颗以上的牙齿，这种案例能够产生10mm的垂直向移动）。三明治式植骨的缺点在于需要外科经验和技术专业能力。一般不建议对腭侧张力的分离松解或松弛切口，因为基底撕裂后可能导致骨块完全吸收。

上颌无牙颌Le Fort I 型截骨伴骨板间植骨

Le Fort I 型截骨伴下方植骨手术适用于上颌骨严重吸收病例。Le Fort I 型截骨伴下方髂骨移植不仅可以获得垂直高度，而且能增加水平宽度。Le Fort I 型截骨同期改善颌间关系，准备种植体植入所需的骨量，这种手术方式已经有大约30年的历史。最早的理念是由Sailer提出的，他建议同期骨劈开，采用皮质骨-松质骨骨块移植植入植骨间隙，同期种植体植入。Cawood等[1]建议延期种植手术以等待骨愈合，这样更利于促进种植体正确植入。这项手术策略后来也得到了很多其他医生的相应遵从[6-13]。

Le Fort I 型截骨术包含了前庭沟切口，双侧侧壁入路下上颌窦底黏膜提升水平骨劈开（图5-3a）。翼颌缝和鼻中隔被离断，采用标准术式将上颌向下方骨折离断（图5-3b）。经验法则是向前10mm和向下10mm。钛板固定为植骨提供了大量的骨板间植骨空间（图5-3c）。骨移植首先是用颗粒状松质骨植骨提升上颌窦底，然后前鼻底区植骨，随之为了获得骨宽度，块状骨固定相连接，并且在骨板固定区过量植骨。一旦植骨材料放置到位，深层有颗粒状松质骨，另外还有螺钉固位的皮质骨-松质骨骨块，需要两者联合并且过量植骨，创面用缓慢再吸收的缝线双侧缝合。6个月后，为了便于种植体植入，牙弓上切口设计须在牙槽嵴顶偏腭侧3~4mm处。Le Fort I 型截骨处下方植骨的优势就是可以大大增加确保骨结合的骨量，但是缺点就是很难获得牙槽骨高度，并且上颌骨位置永远达不到理想的状态。上颌骨位置尽管迁徙，但常常会后移5~10mm。这些案例也要求大量的骨移植材料，经常需要在髂骨后部取骨。骨移植时可能需要同种异体移植材料或异质材料增加骨量，但是这个可能会由于植骨区域暴露而造成感染的额外风险。最大的缺点就是需要开辟自体骨供区，这对于老年患者、有腰部或者四肢骨关节炎的患者来说几乎是不可能的。因此，这个手术方式对于超过60岁的患者是相对禁忌证，除非这位患者身体状况良好。建议需要治疗这些并非罕见的严重牙槽骨吸收患者，采取选择性治疗方

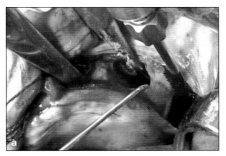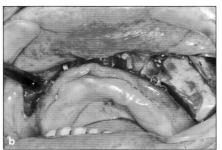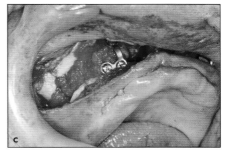

图5-3 （a）双侧窦膜抬高与Le Fort I 型截骨术一起完成。（b）上颌骨向前和向下移动并用钛板和钛钉固定。（c）骨板间植骨采用含骨形态发生蛋白-2（BMP-2）的可吸收胶原海绵载体充填完成。

案，诸如使用骨形态发生蛋白-2（BMP-2）协同矿化移植材料[14]。骨形态发生蛋白（BMP）在牙槽骨内或上颌窦底位置的功能是强大的，一般不会带来髂骨骨块或者同种异体颗粒状骨移植材料的暴露风险[15]。而且感染的风险也更低。

钛网重建严重牙槽骨缺损

既往，为了牙种植的成功，牙槽骨重建修复的工作主要是在重新获得骨形态的连续性或骨量的增加。现在有一个新概念需要考虑：牙槽突-骨形态。这是外科修复治疗计划的理想，努力重建颌骨骨结构，形成特定的尺寸和形态以期能获得最优化的牙种植修复。自从1970年Boyne引进钛网开始，钛网作为维持移植骨材料形态，一直在使用中[16]。为了用髂骨颗粒状骨移植材料进行牙槽骨移植，Boyne将钛网的使用普及化，这一理论也被其他人引用[16-19]。手工制作的钛网，特别是依照医学模型制作的，能够成型接近理想的牙槽骨外形，但是快速成型技术能更好地克服解剖限制，也能更准确地获得适应骨缺损形态的复杂外形。在这种情况下，重组人骨形态发生蛋白-2（rhBMP-2）联合ACS作为骨诱导性骨移植材料和矿化传导性材料早已被认为是能将骨形态更趋理想化[20-21]。生产快速原型制作的钛网的第一步就是设计阶段，三维（3D）CT扫描微型手工品，程序输入生成医学数字影像和通讯

文件（DICOM）。三维CT被转换成三维计算机设计程序格式。钛网设计成0.8mm的厚度。现有的颌骨形态是从模型上缩减的，是为了确保模型与患者颌骨形态完美配合（图5-4a）。在某些病例中，石膏模型或者3D打印（STL）模型能被用于辅助设计。最终设计转换成STL文件，这个STL文件被发送出去，使用钛粉3D凝结打印成钛网（图5-4b）。

在静脉内镇静麻醉或者全身麻醉下实施手术。经牙槽嵴顶或龈沟内切口翻起黏骨膜瓣。如此翻瓣情况下，需要无张力下紧密缝合创面。随后根据制造商的标准制备重组人骨形态发生蛋白-2/ACS，包括让蛋白与胶原结合20分钟。将重组人骨形态发生蛋白-2/ACS研碎后与同种异体骨移植材料量化1：1混合。钛网最初放置到位，准确就位无需调整。随后钛网移走，填充rhBMP-2/ACS同种异体骨移植材料混合再生材料，填充完的钛网放置到位，用螺丝固定稳定（图5-4c）。可吸收缝线分层缝合伤口（图5-4d）。4个月后，牙槽嵴顶切口，金属切割轮在牙槽嵴顶位置将钛网一锯为二，然后去除。钛网移走之后，除了钛网暴露区域，几乎都是创面。在初次植骨5个月后，植入种植体（图5-4e），4个月后完成种植修复。

几乎每一个需要显著垂直向骨增量的病例都会出现末端血管系统处伤口开裂。在标准临界骨缺损的愈合过程中，血管生成优先于骨形成。骨缺损进行垂直向骨增量后，例如在钛网内部的血管新生类似于骨

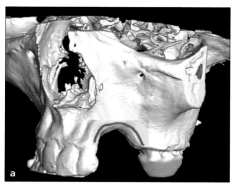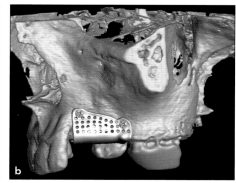
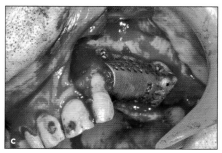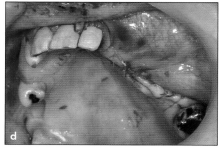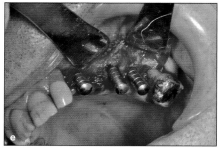

图5-4 （a）三维CT显示上颌后牙区骨缺损。（b）上颌钛网设计。钛网设计与现存的牙槽嵴形态保持天然连续性，且能刺激现有牙槽嵴。（c）钛网放置准确就位，无需调整。填充植骨材料后的钛网按压到位，用螺丝固定。（d）用可吸收缝线分层缝合伤口。（e）一期植骨5个月后种植体植入。

痂形成，最早发生在未经翻瓣的骨膜瓣，然而同时翻瓣后的骨膜瓣和基骨会后期发生重新分布。确实神经血管最主要的成分从外周供应而来，是来源于未翻瓣的骨膜瓣，因为翻瓣后的骨膜瓣高度受到创伤，有时候难以获得上层黏膜的末端血管供应，这也是归咎于早期伤口破裂造成的。钛网也能起到骨传导性基质的作用帮助骨形成，一层骨在钛网下方形成，有时候在钛网上方形成，骨形成迁移覆盖至整个钛网表面的周围。伤口开裂阻止了这种骨传导性迁移，骨完全充满在钛网下方。然而，暴露的钛网表面下方深面，继续会发生骨痂样骨形成，到了6~8周，新形成的骨样结构就能足够成熟抵抗伤口破裂，这样可以早期移走钛网。在成骨早期阶段应该要小心处理，避免将植骨材料从基骨那里移除。因为骨形态发生蛋白-2/ACS/同种异体移植物混合材料提供加速成骨的环境，可以早期移走钛网（6~8周），以免长期口腔内液体的渗透和表面感染的深度发展，这样可以保留大量成骨中的骨样结构。此时，除了伤口开裂区域，其他植骨材料保持完整。

对于医生和患者来说，经计算机设计并基于骨形态发生蛋白-2诱导植骨成型的骨形态，其优点是非常显著的：方便使用、精确就位、缩短手术时间、无需开辟第二骨供体区，另外还能增加牙槽骨骨增量的准确性，以便更能精确植入种植体。缺点：成本高、新技术的把握难度大。植入钛网联合上颌窦底提升骨增量术，经牙槽嵴入路可能是最好的选择。

总结

移植骨板间植骨结合各类颌骨骨截开术以及应用更小的骨膜瓣，正在变为普遍用于无牙颌骨增量和种植位点预备的术式。三明治术式效果更稳定，牙槽嵴骨吸收更少，尾部的骨块也能获得足够的宽度。骨板间植骨手术方案使大部分病例不需要牙槽骨垂直向牵张成骨，限制了牵张成骨垂直向移动10mm或10mm以上的应用。

运用All-on-4方案和/或计算机辅助引导种植手术策略，治疗上颌和下颌全牙列牙槽骨萎缩病例，一般就不需要骨增量手术。然而，上颌骨如果严重吸收，Le Fort I 型截骨下方植骨成了手术适应证。尽管块状骨移植手术已经证明是成功的，尤其是联合上颌窦底提升骨增量，Le Fort I 型截骨下方植骨可以将上颌骨重新塑形，保证种植体平台位置更加符合生物力学优势。钛网、节段性三明治式植骨和Le Fort I 型植骨及骨块间植骨等各种手术方法在延期种植中都能显示出理想的种植体成功率。

正颌外科手术通过小型、精准的骨截开术移动并且能获得良好固定与愈合，且不会发生显著的复发。虽然这个在有牙列情况下的临床经验并不能完全运用在无牙颌患者，但采用黏骨膜瓣入路，或许考虑到骨重建时的吸收而适当地过量矫正，可在遇到缺失或颌骨结构切除后的重建挑战时，获得更好的结果。尽管后牙区骨增量可以使用髂骨颗粒状移植材料配合钛网，这种手术已经很成功地运用，但是整块髂骨后期吸收会超过50%。鉴于此种情况的发生，钛网包裹维持形态的骨移植有着很大的潜力。

第6章

侧壁开窗上颌窦底提升术
LATERAL WINDOW SURGICAL TECHNIQUES FOR SINUS ELEVATION

Tiziano Testori, MD, DDS | Riccardo Scaini, DDS | Matteo Deflorian, DDS | Stephen S. Wallace, DDS | Dennis P. Tarnow, DDS

在过去的超过40年中,上颌窦提升术已成为种植外科手术技术库的一部分[1]。在这段时间里,由于持续进行的临床和科学研究、新产品和技术的开发,对更高的成功率和降低并发症发生率的渴望以及对微创手术方法的需求明显提升,手术方案已经发生了许多变化。今天,人们很容易忘记上颌窦提升合并运用经口外自体骨移植开始作为一个以医院为基础的程序[2]。应该记住,虽然有经牙槽嵴顶上颌窦底提升技术广泛运用的风潮,但在很多的情况下仍需要使用侧壁开窗上颌窦底提升技术,对于极度萎缩,存在困难解剖、修复大穿孔则需要大面积提升。

本章描述了当今的治疗选择,是来自上面提及进展力量推动的。本章从讨论那些手术前上颌窦评估和术前诊断方案开始。治疗方案,然后以逐步的方式呈现,从皮瓣入路到皮瓣关闭。本章总结了经侧壁开窗上颌窦底提升作为上颌窦外科手术技术库的重要组成部分的基本原理。

术前上颌窦评估

上颌窦病理状况的诊断

如果从一个健康的上颌窦开始上颌窦底提升手术,临床医生可以降低术后并发症的风险[3-4]。上颌窦底增量手术前,明智的做法是进行广泛系统的既往史回顾、临床和影像学评估,检查上颌窦健康状况及后续上颌窦手术的顺应性情况,以避免不必要的术后并发症。

第一次会诊应该包括收集一个完整的可能影响上颌窦潜在因素的病史,如鼻腔阻塞、面部创伤、鼻窦感染、过敏症状、嗅觉和味觉障碍、与压力相关的不适、慢性呼吸道疾病、曾经的鼻窦手术、面部畸形、瘢痕、张口呼吸。

假设既往症状是阳性的或有鼻窦炎的症状,建议耳鼻喉科检查评估。一旦患者出现放射不透光影像,上颌窦治疗史,受损的鼻呼吸史或慢性呼吸道疾病(见第2章)也应进行同样评估。框6-1显示了一个示例,由特定的上颌窦既往病症的问题组成,还有CBCT影像。除了一般为口腔手术禁忌证,Mantovani[5]列出具体上颌窦提升手术的特殊禁忌证。这些特殊禁忌证分为两类:不可逆与潜在不可逆(表6-1)。

一项前瞻性临床研究评估了这种方法和经34名患者评估证实其可靠性[6]。无一例出现可能不可逆的耳鼻喉科禁忌证,但38.2%的患者表现出潜在的可逆的耳鼻喉科禁忌证,最后被治疗痊愈。没有(表6-2)提及的

框6-1 样本病史和放射学评估问题

病史
- 你有过敏史吗?
- 你曾经患过慢性呼吸系统疾病吗?
- 你能用两个鼻孔正常呼吸吗?
- 你曾经患过耳鼻喉疾病吗?
- 你用鼻喷雾剂吗?
- 你曾经患过慢性或急性鼻窦炎吗?
- 你曾经做过耳鼻喉科或颌面外科手术吗?
- 你能通过耳朵来补偿压力吗,比如当你在飞机上飞行的时候?
- 你喉咙后面有过苦味吗?
- 你做过或曾经做过面部充填物或拉皮吗?(这在皮瓣处理过程中很重要,因为面部填充物在处理软组织时可能造成问题。)

放射评估
- CBCT能正确地显示出窦口鼻道复合体?
- 窦口鼻道复合体是开放的吗?
- 上颌窦有放射影像不清的征象?

最终的评估
- 要求耳鼻喉科评估
- 患者是否适合上颌窦提升?

表6-1 上颌窦底提升术的禁忌证

	据推测不可逆的ENT禁忌证	潜在不可逆的ENT禁忌证
解剖结构变化	鼻窦壁和/或黏膜衬里的严重畸形和放射治疗后瘢痕	上颌窦引流–通气通路狭窄(由以下一种或多种解剖改变引起): • 鼻中隔偏曲 • 中鼻甲骨似是而非的曲线 • 鼻甲大泡 • 腺细胞肥大 • Haller细胞的存在 • 口鼻道复合体的术后瘢痕或粘连 • 口腔上颌窦瘘 所有这些改变都可以通过手术解决 基于部分钩切除术上颌窦而表现出良好的通气
感染性炎症过程	反复或慢性鼻窦炎,有或没有息肉。因为先天性黏膜纤毛的改变而无法消退(如囊性纤维化、原发性纤毛运动障碍、年轻综合征)、不耐受乙酰水杨酸(三联征:鼻息肉、哮喘、对乙酰水杨酸不耐受)和免疫缺陷(如艾滋病、药物性免疫抑制)	急性病毒性或细菌性鼻窦炎,过敏相关的鼻窦炎,霉菌性鼻窦炎(非侵袭性)急性反复性或慢性鼻窦炎,由于以上解剖改变阻塞鼻窦引流–通气通道,窦内异物或鼻息肉。功能性内镜手术清除
相关肿瘤	• 上颌窦部局部侵袭性良性肿瘤(如内翻性乳头状瘤、黏液瘤、筛–上颌纤维瘤病) • 上颌窦及/邻近结构的鼻窦恶性肿瘤(上皮、神经外胚层、骨、软组织、牙源性、淋巴瘤、转移性)	非阻塞性鼻窦良性肿瘤,无论是在上颌窦提升前后,都可能影响鼻窦引流–通气通道。当切除不影响黏膜纤毛运输系统(如黏膜囊肿、胆固醇上颌窦后鼻孔息肉)时,均可通过功能性内镜手术进行矫正
特殊系统性肉芽肿病变的鼻窦表现	韦格纳肉芽肿病,特发性总线肉芽肿和结节病	不适用

NA:不适用。
征得Mantovani同意改良[5]。

表6-2　上颌窦底提升患者的预防和术后药物治疗

	预防	术后治疗
对青霉素不过敏的患者	术前24小时口服阿莫西林（875mg）和克拉维酸（125mg）每日2次	口服阿莫西林（875mg）和克拉维酸（125mg）每日2次
对青霉素过敏的患者	术前24小时口服克拉霉素（250mg）每日2次和口服甲硝唑500mg每日3次	口服克拉霉素（250mg）每日2次和口服甲硝唑（500mg）每日3次，连续7天

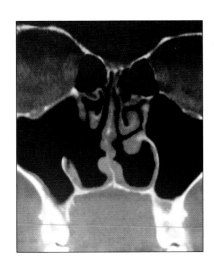

图6-1　一名吸毒者的CT扫描影像。可见鼻的一侧缺如。

上颌窦底提升术后的治疗。一个上颌窦底提升手术过程可能会被先前存在的牙源性鼻窦炎而危害。牙源性鼻窦炎已有报道占所有上颌窦炎病例的10%，但据估计实际发病率可能在25%到40%之间[7-10]。

一项由93名经认证的耳鼻喉科医生和鼻科医生的研究报道，牙源性疾病是上颌窦炎发生基本因素，临床医生平均每年有2.9例牙源性上颌窦炎最初被误诊[11]。耳鼻喉科医生也发现放射科医生在使用CT检查上颌窦时很少考虑牙源性病理情况。尽管由于上颌牙感染或外伤、上颌骨牙源性疾病、拔牙、种植术或牙髓治疗而导致的窦膜完整性受损始终存在，但牙源性鼻窦炎的确切发病机制尚不完全清楚。

牙源性上颌窦炎的微生物采样揭示了一种和鼻炎导致的上颌窦炎不同的细菌丛[12]。通常牙源性上颌窦炎是一种多菌性疾病，口腔和上呼吸道感染的厌氧菌以呼吸道为主。上颌窦炎的发展在易患牙源性疾病的患者中是可变的。然而，最近的一项回顾研究表明细菌生物膜在牙源性上颌窦炎的严重程度和进展中扮演

重要角色[13]。

上颌窦底提升手术可能会受到许多影响上颌窦正常生理的行为和环境条件等因素影响。吸食可卡因通过鼻子可能对黏膜有有害影响（图6-1）。在可卡因滥用者硬腭穿孔的系统评价中，鼻窦炎被证实是最常见的副作用[14-15]。这些患者的上颌窦黏膜非常薄且脆弱，分离时需要高度重视。吸烟也是一个众所周知的危险因素[16]。在上颌窦底提升后区域植入种植体留存率的回顾性评价中，发现种植失败与吸烟每天超过15支显著相关[17]。优化鼻窦通气是上颌窦健康的必要条件和开始上颌窦底提升手术前的必要条件。

术前诊断、计划和病例难度评估

在诊断阶段，需要评估的一个重要参数是，牙槽嵴的吸收程度。这个变量必须在根冠向（窦至嵴顶骨平面）、腭前庭和剩余牙槽嵴至咬合平面（颌间距离）关系进行评估。传统上颌窦提升的指征是针对上颌骨的中度萎缩而无骨骼改变。对于这些病例，可以完成一个达到平均前磨牙和磨牙大小的种植修复重建[18]（图6-2a）。三维分析，无牙颌牙槽嵴将决定所需的手术类型、恢复垂直和/或水平骨体积。临床上需增大颌间距离和/或增大牙槽嵴腭前庭方向厚度<6mm的病例，理想的治疗方法是采用重建外科手术（图6-2b）。窦底到牙槽骨嵴顶的骨量会影响手术入路的选择，许多临床医生会接受4mm作为分界线，是从顶部还是外侧进行上颌窦提升。一个可用骨的质量和数量分析，是预测初始稳定性的有用参数。这些考虑，决定着是否进行上颌窦手术同期牙种植体植入或延迟植入的选择。

虽然在最小的牙槽骨骨高度的1～3mm的上颌骨

图6-2 （a）上颌窦提升术的典型指征：因上颌窦气化致垂直骨高度萎缩不足，在缺失牙列区与下颌骨间不存在三维的差异。（b）无论是水平向还是垂直向都存在严重的骨萎缩和骨量不足，需要对上颌窦底提升相关的缺牙区牙槽嵴进行三维重建（经Gianni等[18]许可转载）。

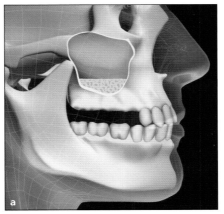
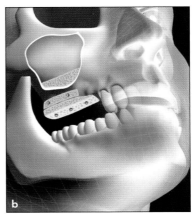

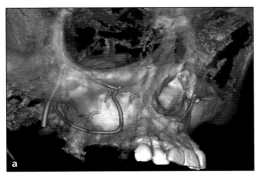
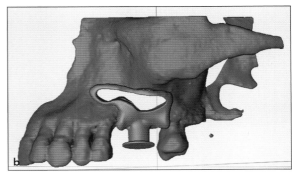

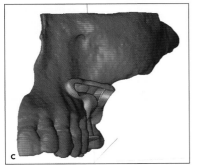
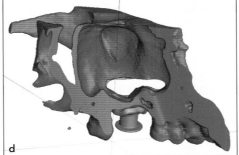
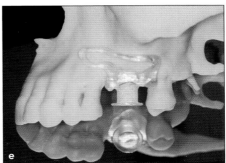

图6-3 （a）应用专业软件对解剖细节进行三维重建，注意窦壁上牙槽上颌窦动脉的走行。（b~e）为上颌窦侧壁开窗设计的手术导板。

稳定植入种植体在技术上是可行的，种植体植入失败在移植骨结合前早期的风险非常高。因此，如果剩余牙槽骨的骨高度不足3mm或更少，建议计划在移植骨结合后延迟种植体植入的方法。为完成粘接修复，在牙槽骨嵴顶到下牙弓平面间必须有最少7mm的距离，从而可以有足够的空间进行修复。然而，在临床实践中，修复冠通常较长，以弥补在垂直方向根冠方向的骨吸收。

一些可以评估术前临床参数，关于家庭护理程序包括修复体的外形，种植体周围足够量的角化龈和足够的垂直距离。术前放射检查推荐包括CBCT扫描扩展到窦口鼻复合体以评估孔的开放及检查可能存在的鼻窦疾病。与全景片相比，CBCT可以准确地评估中隔解剖、血管直径和路线，可能的骨裂和上颌窦疾病[19]。使用专用软件，可以确定移植物体积和制作上颌窦开窗和种植体放置的外科导板（图6-3）。

一旦一个全面的术前评估断和外科诊断完成后，就可以评估手术风险了。上颌窦提升难度得分表分配困难点可能的临床情况（图6-4），得分决定手术的困难情况。

A	口内外评估			
A1	面部类型：			
	长或正常面*			0 pt
	短的面型†			2 pt
A2	手术通路（面颊收回自如）：			
	A2-1 口尺寸：		宽	0 pt
			常规	1 pt
			狭窄	2 pt
	A2-2 面颊厚度：		正常	0 pt
			厚	1 pt
			非常厚（通常是磨牙）	2 pt
	A2-3 鼻窦提升患者侧：		右利手外科医生的左侧	1 pt
			左利手外科医生的右侧	1 pt
A3	牙缺失的类型			
	无牙颌			0 pt
	部分牙列缺失（前磨牙和磨牙缺失）			1 pt
	部分牙列缺失（一个磨牙缺失或两个天然牙间牙缺失）			2 pt
B	影像学评估			
B1	壁厚度：		薄：≤1mm	0 pt
			中度：1~2mm	1 pt
			厚：>2mm	2 pt
B2	窦膜厚度：		1~2.5mm	0 pt
			<1mm	1 pt
			>2.5mm	2 pt
B3	隔的方向：		缺席	0 pt
			鼻腭向	1 pt
			近远中向	2 pt
B4	隔的部位：		中凹	0 pt
			后凹	1 pt
			前凹	2 pt
B5	齿槽窦动脉的直径‡：		<1mm	0 pt
			1~2mm	1 pt
			>2mm	2 pt
B6	颊壁和腭壁之间的角度：		>30°	0 pt
			<30°	1 pt
B7	颧突形态§：		根状	0 pt
			冠状	1 pt
B8	骨瘤/外膜炎：		无	0 pt
			有	1 pt
B9	骨裂开：		无	0 pt
			在颊壁水平	1 pt
			在嵴水平	2 pt
			在鼻壁水平	3 pt
B10	鼻腭凹：		无	0 pt
			有	1 pt
总计				

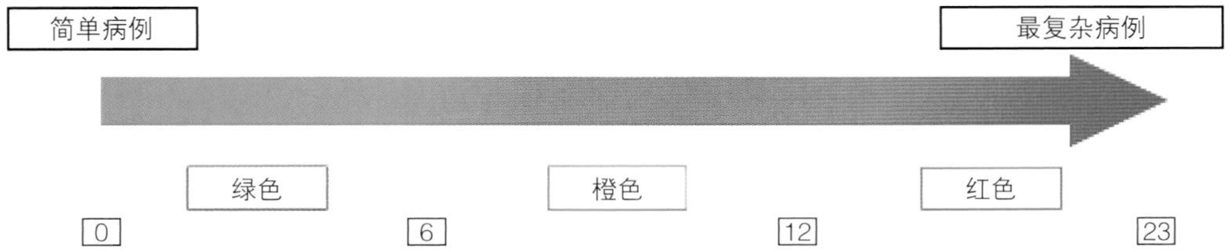

简单病例 ➡ 最复杂病例

绿色   橙色   红色

0   6   12   23

*长面型，通常有较薄的窦壁和颧突形态偏向根方（见B7）。
†短面型，有厚的窦壁和颧突形态偏向冠方（见B7）。
‡仅当动脉干扰上颌窦开窗口操作时，牙槽骨窦壁动脉的直径显得很重要；若未累及动脉，为0pt。
§上颌骨颧突期待位于牙槽嵴，根向位或冠向位。如果表现为根向位，则有垂直骨壁，临床医生更容易行上颌窦开窗造口术；如果呈冠向位，则有一个倾斜的壁，这对外科医生来说实施上颌窦开窗造口术更加艰辛。

图6-4 上颌窦提升难度系数[20-22]。

预防和医疗管理

如表6-2所见，鼻窦手术应该是一个应用抗生素预防和术后药物治疗的过程。这个药物疗法基于临床经验以减少感染[23-24]。皮质类固醇也是常用的治疗措施。

预防和术后抗生素治疗的目的就是基于无菌手术条件，通过减少微生物对无菌区域、无菌设备和手术部位的引入污染来保护患者防止或减低感染。

一旦手术室准备完善，患者用0.2%氯己定漱口1分钟以减少细菌浓度、消毒用聚乙烯吡咯烷酮碘完成的口周的皮肤和无菌洞巾定位（图6-5）。

患者、医务人员和手术场所的准备旨在避免手术部位被通常不是口腔菌群的细菌污染，特别是那些患者和医务人员皮肤上的细菌。手术前抗生素管理和化学控制的区域不足以保证无菌的手术部位，但这能显著地减少菌群。

当一个移植物放入，尽可能在无菌条件下完成手术过程。因为移植物缺乏血供，不会立即受益抗生素治疗。此外，在延长手术中，延长手术时间可能导致污染的风险增加。从种植手术成功率的角度来看，无菌操作条件比清洁条件下的优越性是有争议的。在传统移植学程序中，清洁的条件下操作可能是可行的，但在复杂的手术中无菌操作条件是推荐的，因为遵守一个无菌控制规定已被证实能够降低感染率从5.6%到2.1%（Testori等，未出版数据）[25]。

侧壁上颌窦开窗术的窗口管理

瓣的管理

外侧壁上颌窦开窗术的入口是经由全层黏骨膜瓣完成。瓣设计必须牢记防止损伤组织瓣的原则管理，须有足够的血供，上颌窦开窗术部位的进入口选择，术后手术部位的保护和有效的一期缝合。瓣的设计应该包括有足够宽度的垂直切口以保证足够血供。顶部切口应在角化龈上，以便更稳定的缝合。一般来说，如果可能的话切口应在牙槽嵴顶中央，或位置最好在瓣能适合于围绕即刻植入的种植体。如果窗口将接近

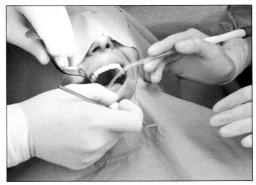

图6-5　上颌窦提升术的无菌设置，放置有黏附性的铺巾以标记已清洁的口周区域。

嵴顶，只存在少量的嵴顶部骨，切口应稍微偏向腭侧。切口应该选择能充分暴露计划开窗部位至少一个额外的3～4mm处，这样缝合将不会发生在窗口或膜。这将最大限度地避免膜暴露的可能性，膜暴露会威胁到移植物的完整性（图6-6）。

垂直减张切口应到达骨面以避免撕裂骨膜。在做前部的减张切口，记住眶下神经的位置和它的分支。在严重的牙槽骨丧失的病例中，这些分支可能非常靠近窗口的位置（图6-7）。根据在窗口的位置，远端减张切口被缩短。较长的减张切口可能比过分皮瓣收缩更加减少创伤。

外侧壁上颌窦开窗术应该提供进入口到达窦腔，在最好的位置以便成功提升上颌窦膜。考虑的因素应该包括侧壁的厚度、上牙槽后动脉（PSA）的位置、上颌窦底壁和窦前壁的位置、内部鼻窦解剖（隔数量、位置和中间外侧的窦宽度）以及预计前后移植骨的体积维度。

窗口特征

窗口大小

一个大窗口将提供更好的上颌窦膜提升的入口，特别是当有中隔存在的时候。然而，一个大的开窗降低移植物血管供应。Avila-Ortizet等[26]等研究显示窗口大小和骨的活力之间有反比关系，但在影响种植体成活没有显著作用，因为成功的骨结合所需的绝对最少活骨量仍然是未知的。

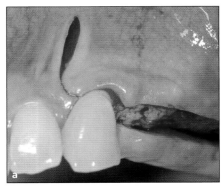
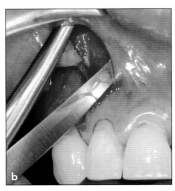
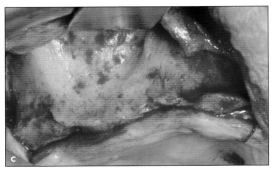

图6-6 （a）在计划开窗的近中侧3~4mm处做垂直松弛切口。（b）通过Metzenbaum剪刀进行解剖可能是避免神经损伤的正确方法。（c）皮瓣设计和适当的抬高窦膜可以很好地控制止血。

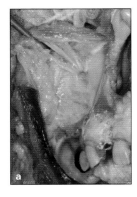
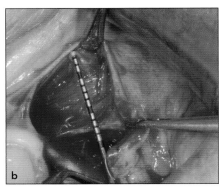

图6-7 （a）眶下神经尸体解剖。（b）眶下神经分支的体内视图。

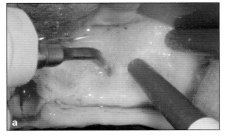
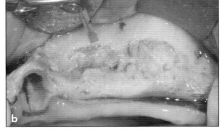
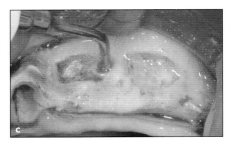

图6-8 （a~c）开窗位置取决于上颌窦解剖结构。开窗口位于隔膜的近中和远中。

窗口位置

窗口的位置应该严格规范，以便减少膜出血和穿孔的发生率。已知膜穿孔更可能发生在受限制解剖区域，例如狭窄的窦前部分[22]。上颌窦底的内壁和侧壁间的锐角，导致了在狭窄的、入口受限的区域需要对上颌窦刮匙有非常精准的操控。当这种情况发生时，前面的开窗入口应该扩大。因此，前面的位置通常提供了一个直视的入口和操作的便利性。同样，使窗口靠近窦底板降低达到窦底板所需的冠向移动。因此，建议侧壁窗口近远中设计距窦底3mm，根距窦底2~3mm。开窗口的大小是由内部上颌窦解剖和计划的移植大小所决定（图6-8）。隔膜的存在也会影响窗口的前后（AP）位置。最好窗口跨越纵隔以便在隔膜的前部和后部，便于刮匙在前后窦内做外侧、内侧方向的操作。常用旋转窗改良技术用以保护完整的PSA动脉。随压电技术即超声骨刀的出现这不是个问题，其保护血管的完整性，甚至可以小心翼翼分离和越过血管。

窗口设计

过去的这些年有许多上颌窦侧壁窗口设计出现。选择哪种由术者喜好决定，然而某些设计确实具有简洁的优点。这些设计是侧壁骨板铰链提升法、侧壁骨板岛样提升法、侧壁岛状骨板去除提升法、侧壁骨

图6-9 上颌窦开窗术是用安装在种植机的外科手机（比例为1:3）进行的。（a）手术开始时使用带有8个切割刃的碳化磨钻。（b）当接近上颌窦膜时，外科医生转而使用金刚砂车针。

图6-10 开窗术完成后，窗口被抬高，在截骨术的中心留下一个薄皮质骨岛。这是开始从根尖部分（a）向远侧（b），然后向近中（c）最后移向上颌窦的鼻壁移动（d）。

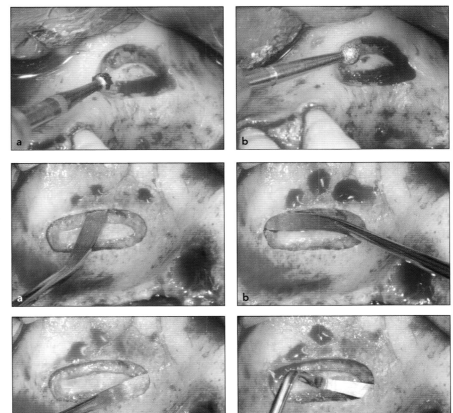

板全截除成形术、经牙槽嵴顶入路、经腭侧入路以及一种新的技术即简化设计的窦开窗术（SAD，见53页）。

Boyne早期的技术实际上是应用实验室碳化钻头完全磨除窦窗骨的骨成形术[2]。铰链截骨术最早在1988年由Wood和Moor提出的采用旋转钻孔技术[27]。在这项技术中，两个外侧和冠状截骨切口直接到达窦膜，而根尖切口是部分或由小的孤立骨穿孔到膜水平，然后轻击窗口的冠状面，就会打破窗口，创建上面的铰链。在将要裂开的窗口内部抬高时必须小心，因为锐利的边缘可能会导致膜穿孔。

制备技术

旋转窗口预备

1980年，Boyne[2]发表了一个经侧壁预备上颌窦提升的案例，术中采用了实验室使用大小的碳化磨钻。

该技术经改良为首先使用低速种植手机，通过球形碳化磨钻勾画截骨窗口，然后再使用各种尺寸的金刚砂（图6-9）。岛式截骨术是对铰链技术的一种改进，通过旋转或压电装置（超声骨刀）在圆周上完成截骨，避免了前面提到的可能导致膜撕裂的点击。然后可以像铰链截骨一样将窗户抬高，或者用刮匙将其完全去除（图6-10）。

虽然带有碳化物或金刚砂钻的旋转仪器已成功使用多年，但这种技术存在固有的复杂性。术中出血（2%~4%）和膜穿孔（20%~25%）的并发症率相对较高，因为旋转器械无法区分硬组织和软组织。压电式和登腾进阶上颌窦成套工具（DASK）的手术技术用于开窗和膜的抬高对软组织的创伤性较小，减少了并发症的发生率（见第51页）。使用这些新方法的一种技术就是进行骨板完全截除的骨成形术，以实现侧壁开窗径路[28]。

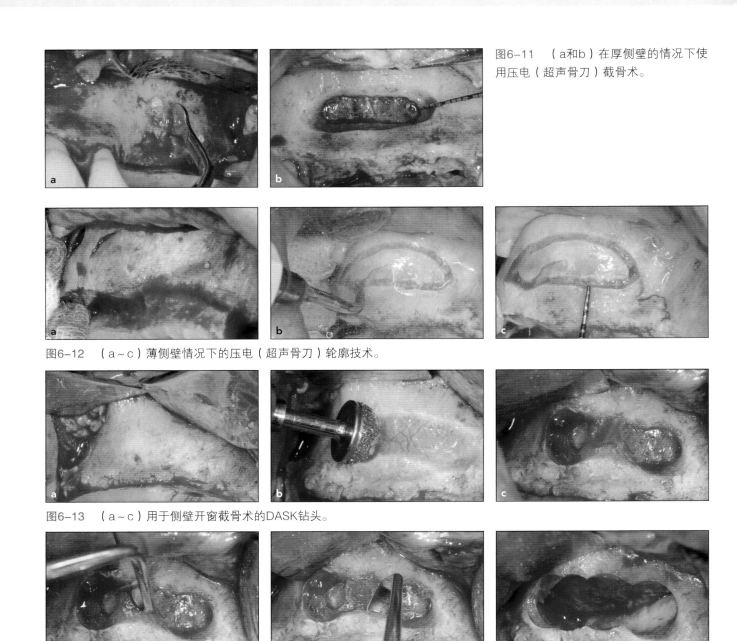

图6-11　（a和b）在厚侧壁的情况下使用压电（超声骨刀）截骨术。

图6-12　（a~c）薄侧壁情况下的压电（超声骨刀）轮廓技术。

图6-13　（a~c）用于侧壁开窗截骨术的DASK钻头。

图6-14　（a~c）用于分离窦膜与骨壁的DASK剥离子。

超声骨刀侧壁开窗预备

压电技术已经很好地记录在文献中。低频超声振动（29kHz，2.8~16W功率，可调置每分钟10/30/60周期、可调置60~200μm/min微振）选择性切割硬组织而不损伤邻近的软组织[29]。这项技术已应用于口腔和骨科手术。在口腔手术中，上颌窦提升手术中可见特别有用，可以预先保护上牙槽后动脉（PSA）内支和窦膜的完整性[30]。文献报道的压电手术（超声骨刀）的穿

孔率为3.6%~5%，比起旋转技术这是非常低的[31-33]。这种安全系数部分是由于超声波振动不会产生传统旋转设备所产生的阻力或撕裂效应。此外，该技术还引入了一种独特的喇叭形状提升器，可提供的2mm的圆周内膜松解。这使得手器械可以安全的引入窦内，而不会意外的拉伸和撕裂窦膜。该内部提升器是在低功率设置与空泡水喷雾下使用。压电设备的空化效应维持了一个无血的操作面，进一步提高了仪器控制和过程安全性。

图6-15　（a～d）患者上颌窦侧壁骨开裂。小心地将骨膜与窦膜分离。

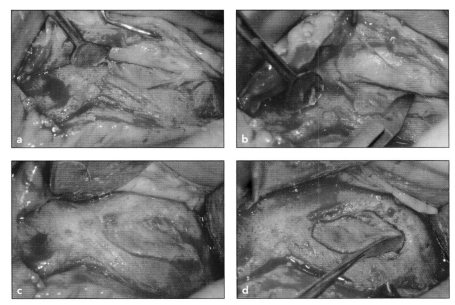

有两种不同的方案来实施压电式截骨术，骨成形术技术和截骨轮廓技术（图6-11和图6-12）。轮廓技术应在严格限制的情况下使用即侧壁骨1mm厚或更少，因为当骨壁厚时这种技术可以相当费时的，并将很快磨损金刚砂钻表面。骨成形术是用勺子形状的金属插入物进行的，当有较厚的侧壁时，这种方法更有效。在壁很厚的情况下，例如颧骨隆起处，在用压电骨成形术完成开窗准备之前，可以考虑用旋转器械减少壁厚的大部分。Slacchi等[34]的研究表明骨成形技术的穿孔率最低。

DSASK侧壁开窗预备

DASK技术是一种低速（800～1200转/分钟）旋转技术的改进，该技术使用一个6mm或8mm的金刚砂圆形钻头来完成一个侧壁骨刨平的截骨术。DASK可用于通过上下运动创建一个小的6～8mm的圆形窗口。它也可以用在横向的窗口成形以呈现窦内的解剖情况。另一种改进方法是使用环形钻将骨板从侧壁移出，离膜非常近。用刮匙或提升器轻轻地把骨岛取出，然后启用180°的后倾角提升器提升窦膜。

DASK钻头的转速为800～1200转/分钟，用于转磨暴露部分薄膜的截骨术。一个圆顶形可以使用带有冲洗功能的手动或机用提升器，将薄膜从窗口边缘环向松解，然后使用圆顶钻机进一步扩大区域（图6-13）。非常宽的表面积可以使钻头慢速安全地接触膜而不会造成膜穿孔。然后用标准的手工器械完成膜的抬高（图6-14）。由于窗口可能相对较小，第一个膜松解是在侧壁边缘上。通过一个独特的黏骨膜提升器来简化操作，它可以折返旋转180°到达靠近开窗的侧壁边缘。DASK技术的穿孔率与压电手术相似，为5.65%[35]。

侧壁开窗的方法选择

在某些情况下，由于解剖的一个因素如先前拔牙或之前尝试开窗的外侧壁存在大动脉，或中隔朝向AP方向，可能阻碍通过外侧壁截骨术开窗口进入鼻窦。另外一个阻碍进入的因素可能是之前放置的移植物没有延伸到内侧壁，在预定的种植部位留下空隙。在这些情况下人们可能考虑在牙槽嵴甚至腭侧壁等更换窗口位置入路。

嵴顶窗口

当由于先前的创伤性拔牙或原先失败的侧壁开窗尝试导致侧壁缺损时，骨膜和窦膜在开口处粘连，并在骨周围出现多个粘连（图6-15），这将导致需要小心的刃厚剥离和困难的膜抬高。同样的嵴顶上可能存在缺陷，使侧壁入路难以实现窦膜的提升，因

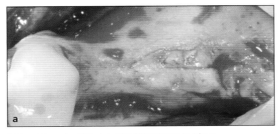

图6-16　（a和b）牙槽嵴顶开窗的情况。

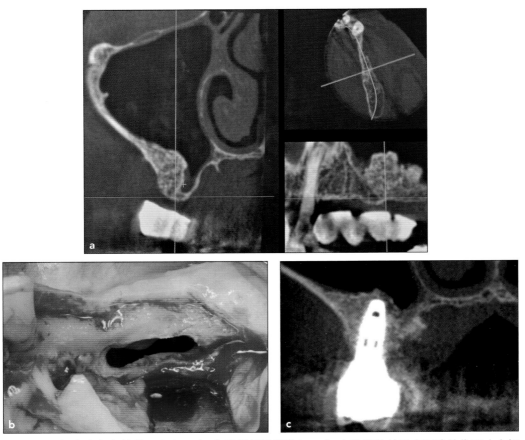

图6-17　（a）上颌窦植骨不完全。（b）从腭侧重新进入。（c）种植体放置在正确的位置（由纽约州纽约市Cho Sang Choon博士提供）。

为在嵴顶区域鼻窦膜和顶面黏膜是粘连的。经嵴顶开窗入路可以避免触碰大直径PSA（图6-16），这一过程的一个缺点是可能发生顶部刃厚闭合组织的分解，暴露下面的屏障膜和移植物且随后导致移植物污染的风险。

腭侧窗口

在其他情况下，侧窗可能不是一个合适的选择。考虑一个先前的侧壁开窗未能将鼻窦膜完全抬高，使其穿过鼻窦底并上升到内侧壁。结果会出现非常厚的侧壁，内侧高度不足以放置植入物（图6-17）。腭侧

图6-18　上颌窦植骨不完全。种植体放置在可用的骨中（替代疗法）。

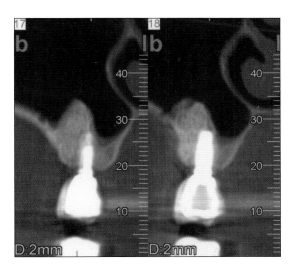

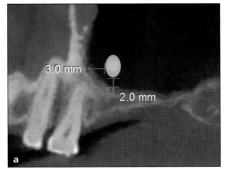
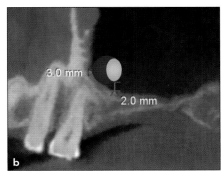
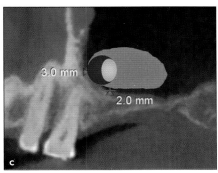

图6-19　CT检查的SAD虚拟设计。（a）在上颌窦前壁（浅蓝色椭圆形）的远中开一个3mm×6mm的小窗。（b）将该窗口向前扩张，以定位上颌窦内的前壁（深蓝色圆形）。（c）该窗口可以扩大，以解决内部解剖（如隔膜）和植入种植体的数量（红色椭圆形）。

入路提供了直接进入内侧空隙的途径，从而可以消除先前移植物并有助于新骨形成[36]。另一个解决方案可以把种植体放置在可用的骨当中并用一个角度基台来修正方向（图6-18）。另一种情况下，腭侧入路可能是针对前后高而长的中隔。根据中隔的位置，可能只需要在内侧窦室放置一个植入物。采用侧壁入路需要"窗中窗"才能到达内侧室。

Stubinger等[37-38]的研究成果表明，腭入路相对于侧壁入路其种植体成活率和穿孔率是相似的。与前庭切口组相比，术后腭侧炎症和瘢痕较少[37-38]。对于腭侧入路可作为一种选择，CT检查应显示有足够的垂直通道可进入残余嵴骨和腭穹隆之间的通道。这通常是广泛的气化和高腭穹隆的病例。Wagner等[39]的一项CT研究显示，93.6%的牙槽骨高度在4mm的鼻窦，腭入路一般是可行的，而鼻窦嵴距高5mm或更高的那些厚腭侧骨板对入路造成了限制[40]。

简化设计的窦开窗术

Testori等[41]在All-on-4手术中提出了侧壁开窗入路植入种植体的改进。在此技术中，对前壁做一个小的鼻窦提升，可以将上颌后区种植体倾斜到前壁鼻窦移植物中，以增加AP扩展。一个小的窗口是这一程序所需要的全部。在前壁开窗是合适的而不是从远端开始并向前延伸。这项技术简单，值得考虑作为大多数侧窗手术的起始点。从这点开始，窗口可以根据需要扩大，以适应不同的窦内解剖。

SAD（简化设计的窦开窗术）通过以下3个步骤来完成的（图6-19）：

1. 利用最好的CBCT和有效的临床测量，在窦前壁远端开一个3mm×6mm的小窗。

2. 将窗口向前延伸，以确定窦前壁在窦腔内的位置。

3. 窗口可以扩大，以解决内部解剖（间隔）和植入种

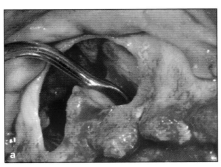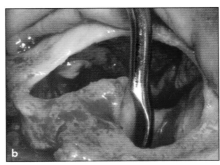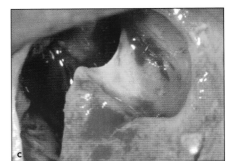

图6-20　（a~c）用于隔膜前部和后部的剥离子。

框6-2　影响穿孔率的因素

- 存在骨裂
- 窦膜厚度
- 上颌窦间隔、方向和位置
- 上颌窦解剖
  - 上颌窦颊侧骨壁厚度
  - 上颌窦颊侧壁、腭侧壁之间的夹角
  - 存在骨瘤或外生骨疣
  - 鼻腭区存在隐窝
- 术者操作技术
- 使用的器械
  - 压电（超声骨刀）
  - DASK技术
  - 钻头

植体的数量。最后，开窗口朝冠向延伸到窦底上2~3mm，在前后方向上大扩展约10mm。

窦膜提升

　　膜的抬升从技术上从很简单到非常困难，这取决于窦的宽度、隔膜的存在、剩余牙槽嵴高度，以及侧壁开窗的位置等解剖学因素。

术者技术与器械

　　当开始抬升窦膜时，第一次进入鼻窦可能会立即引起问题。提升刮匙可能捏夹窦膜，在第一次剥离时挤压窦壁的内侧面而撕裂它。这可以通过使用压电式

喇叭形提升刮匙来避免。该装置采用低功率和空泡水喷雾，这将产生一个可预测的2mm的周围的膜分离，使得下一个提升刮匙与骨面直接接触，避免任何穿孔的可能性。

　　纽约大学一项未发表的研究表明。厚度为1mm或以下的膜（如CBCT所示）穿孔率是较厚膜的2.5倍。因此对较薄膜的提升技术更需要谨慎和精确。其他已发表的研究也达成一致。然而，Monjie等[42]的系统综述报道了关于膜厚度与穿孔率之间相关性的不确定数据，膜越厚越容易穿孔（$P=0.14$）[43-47]。

　　采用45°或90°的压电式窦提升器，从外侧到内侧继续抬高，或者也可以用锋利的手用提升刮匙来完成。单调的提升器可能在薄膜上滚动，而不是提升它，导致撕裂。但窦底有膜的紧密粘连时，可以用锋利的剥离术来剥离膜。当使用尖锐的提升刮匙时，必须始终保持它们与骨的表面直接接触，以避免穿透窦膜。但从间隔上分离抬升窦膜时，应该从间隔的两侧（前后）开窗提升窦膜，这样可以从外侧至内测进行抬升，而不是前后向（图6-20）。这是因为提升刮匙在沿AP方向通过尖锐的中隔脊柱时很难与骨保持接触，然后膜被升高，从两侧依次缓慢地向中间移动，有一些因素直接导致膜穿孔（框6-2）。

膜穿孔的处理

　　许多用于窦膜提升的提升刮匙器设计不当。提升刮匙器中唯一能接触窦壁的是尖端部分，因为由此临床医生方能获得触觉反馈。如果器械有一个长柄，这个柄可能会接触到开窗入口，使得很难确定在尖端的

图6-21　（a和b）通过应用可吸收缝线和胶原膜修补穿孔的窦膜。

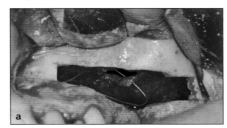
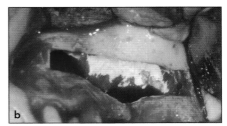

接触，增加了意外穿孔的机会。在穿孔的情况下，仍然可以谨慎地进行并继续抬高窦膜。应该避免把穿孔的直接区域作为薄弱点，因为如果受到刺激干扰，穿孔会扩大。膜的抬高应该离穿孔处保持一段距离，围绕穿孔区周围彻底分离。当膜上的张力减轻时，穿孔可能会变小。

另一种促进进一步抬升窦膜的方法是用胶原膜覆盖穿孔。表面粗糙的膜，如生物凝胶膜Geistlich Pharmar）或使用富含白细胞和血小板的纤维蛋白。如果可用，可以很好地稳固撕裂口（图6-21）。需要指出的是，大的穿孔修复最好使用稍微硬一点的膜，如BioMend（Zimmer，Biomet Dental）它能够保持其形状，更好地抵抗填料压力。

移植物的放置

最常见的上颌窦骨增量术后感染是鼻窦移植物的感染。鼻窦移植物感染可由鼻窦底附近未治疗的根尖病变细菌污染，或由未治疗的牙周病变和/或局部口腔菌群的外部污染引起。术前进行抗生素治疗对建立有效的抗生素血液水平至关重要。以青霉素为基础的启动应在手术前开始进行7~10天疗程（或在青霉素过敏的情况下使用替代药物）。虽然环丙沙星等氟喹诺酮类药物有非常广泛的范围，但是在开这些药物时，必须考虑到肌腱破裂、肌腱炎、心律失常、胃肠道穿孔和周围神经病变的不良副作用[48-53]。

不建议在移植物内放置抗生素，如克林霉素。Choukroun等[55]发表的一项CT研究，以确定在鼻窦移植物中加入低剂量甲硝唑以减少厌氧菌污染的有效性。实验组术后未见气泡出现（断层密度变化）而在没有甲硝唑纳入的对照组患者中则存在。然而，气泡的存

在不被认为是敏感的，可能是由包装过程引起的。目前，在移植物中使用抗生素浸渗并没有被已发表的证据证明。

但将颗粒状移植物植入鼻窦时，重要的是要完全填补空隙，不要留下空隙。与血凝块相比，骨引导移植物材料也是一种更有利的空间维持物，因此在维持体积方面更好。在上颌窦放置移植物材料时，另一个要考虑的问题是填塞压力对所产生的体积可能产生的影响。体积研究表明从移植物放置时间到移植物成熟时间，移植物体积会减少[56]。甚至在不可吸收的移植物材料如异种移植物中也会观察到移植物体积的损失[57]。部分体积损失可能是由于颗粒间空间的损失导致移植骨受压所致。

通过比较不同颗粒大小的异种移植物的活骨生成，发现大颗粒异种移植物能形成活骨[58]。这种差异可能是由于颗粒间空间的压缩减少，而体积的维持更为有利。大块移植物颗粒的一个潜在的缺点可能是穿孔修复不足。漏泄的大的移植物颗粒可能会堵塞较小的开口，并导致术后鼻窦炎或感染。

除了术前对邻近病变的治疗和围术期抗生素的使用外，应使用无菌方案来防止移植时的局部污染。所采取的步骤可能包括在膜抬高后用生理盐水冲洗鼻窦，用纱布围住窗口以防止唾液污染，使用注射器放置移植物材料，并让患者保持嘴张开直到瓣缝合在移植物部位（图6-22）。

移植物污染的一个主要来源是使用非无菌器械操作颗粒状骨移植材料。在手术前已经消毒的器械一旦进入口腔就不能保持无菌习性。一个常见的程序错误是使用相同的器械进行骨膜抬高和植骨。这种简单的无菌技术故障应该避免。避免污染的一种方法是在翻瓣和上颌窦植骨时，使用单独的手术器械盒和吸引器头。

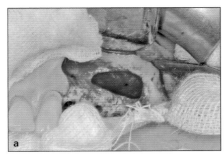
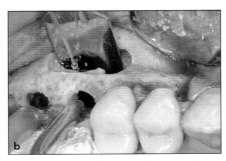
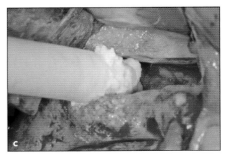

图6-22 （a）用纱布隔离。（b）生理盐水冲洗。（c）用输送器将骨移植材料植入窦腔内。

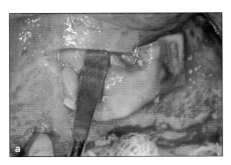
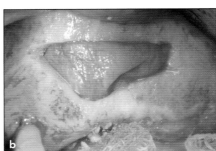

图6-23 （a和b）膜置于窦腔窗口内。

膜的放置与固定

在使用颗粒移植物进行侧壁开窗上颌窦提升的早期组织形态学调查中[56-60]。从移植物根尖部取水平核心部位来评估重要的骨形成。核心外侧部常含有伸入植骨外侧部的软组织[61-62]。不使用屏障膜软组织内凹进入移植部位。比较侧窗放置膜的效果的早期研究显示，放置膜后可形成更大的重要骨[60,63-64]。此外，这些研究表明，不可吸收膜和可吸收膜都取得了类似的积极结果[62-63,65]。然而，最近的研究表明膜的放置对窦的中央区域的重要骨形成没有显著的影响[66-68]。一项研究发现膜的放置对骨形成没有好处反而对类骨形成有负面影响[69]。

虽然关于重要的骨形成存在争议，但膜的放置确实阻碍了软组织的包围和移植物材料的迁移。早期研究（膜正向效应）和后期研究（膜中性效应）在关键骨形成方面观察到的差异很可能是由于核心收获部位的差异造成的。由于机构审查委员会的限制，现在禁止提起前庭瓣来获取骨核。从顶部种植体受体部位取侧位骨核可行，很可能取离骨壁较近的骨核，因此能显示较高的活骨百分比。

膜通常被放置以覆盖窗口边缘2~3mm。这使得在缝合过程中，即使瓣操作导致轻微的膜移位时，仍可以完全覆盖，谨慎的做法是避免将膜置于切口线下方，以减少伤口裂开导致膜覆盖暴露的可能性（图6-23）。不可吸收膜，如膨胀聚四氟乙烯（ePTFE）膜，通常是通过粘接来稳定的。这既可以防止移动，包括提起和软组织内凹进入移植物空间。在第二阶段手术中，将ePTFE膜从周围软组织中分离出来取出并不少见。

很明显，可吸收膜由于其适应能力和不需要分离及随后的切除，允许要求较低的手术方案。如果活骨形成和种植体存活的结果相似，这是有意义的。Tarnow等[63]的前瞻性研究表明，对于关键的骨形成或植入物存活而言，不可吸收膜（如Gore-Tex膜）和可吸收膜（如Bio-Gide膜）之间没有显著差异。如果使用具有适当处理特性的膜，可吸收膜一般不需要稳定。最好的膜是一旦水化，适应并能附着在不规则骨表面。有些膜太厚、太硬，以至于它们可能滑出位置或离开表面，导致软组织内凹。另外，可吸收膜可以使用覆盖水平褥式缝合或通过改变膜放置位置来稳定。Testori等[70]发表了一项方案，将切成大小的胶原膜放置在窗

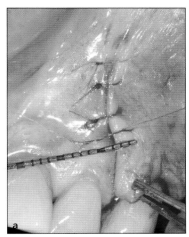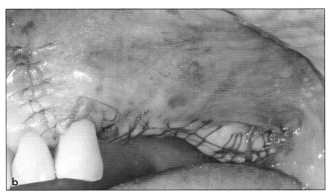

图6-24　（a）通过在垂直松弛切口上做根-冠向缝合推动黏骨膜瓣移向冠方。（b）原位减张缝合。

口内，覆盖移植物材料，并在内部对侧壁进行稳定。

切口关闭

外科医生应该建立一个无张力的原位闭合。然而，由于中厚式骨膜减张提升切口增加了严重吸收的上颌骨患者发病率，可能会损伤眶下神经分支，因此很少进行骨膜减张切口。仅当牙槽嵴同时增大时，才需要减张切口。可以采用间断或连续的缝合技术。可吸收缝合线或可吸收缝合线和不可吸收缝合线的组合也可用。垂直切口最好使用更细的可吸收缝合线来关闭，因为在前庭拆除缝合线对患者来说是不舒服的（图6-24）。

结论

侧壁开窗上颌窦提升术在不断发展。正如在多个基于证据的评论报道，它已被证明是一个非常成功修复前外科手术程序[71-73]。然而，上颌窦侧壁开窗术的重要性由于经牙槽嵴顶入路的启用、超短种植体的使用以及现在微创方法的多种变化而降低，这些方法有时可以完全避开上颌窦外侧壁入路。经冠顶入路和超短种植体的选择显示了很高的成功率。随着这些方法越来越流行，侧壁开窗手术变得越来越不具侵入性。这不再是一个依赖自体骨采集的基于医院的手术；它现在是基于门诊的手术，不需要获取供骨。此外，用更小的路径窗口和更小的组织瓣技术可进一步降低发病率。

侧窗技术仍具有其他技术所不能比拟的优点。它可以更好地绕过阻碍（如隔膜），需要一次手术治疗多个植入部位，它可以不考虑残余的嵴骨高度，并且它可以在手术过程中出现问题（如穿孔）时进行修复。外科医生不应因个人喜好而有偏见。为了获得上颌窦底的再生，必须以最少的干预提供最合适的治疗。在某些情况下，最好采用侧窗入路。

不植骨上颌窦底提升术
SINUS FLOOR AUGMENTATION WITHOUT BONE GRAFTING

Giovanni Cricchio, DDS, PhD | Lars Sennerby, DDS, PhD | Stefan Lundgren, DDS, PhD

当无牙颌上颌后牙区剩余骨高度不足时，采用种植修复的另一种方法是不植骨上颌窦底提升术。几十年来，标准术式一直是两阶段式上颌窦提升术：即先将上颌窦黏膜提升后把植骨材料（可以是自体骨、单独的骨替代材料或两者的混合物）填塞入窦腔中，待植骨材料愈合4～6个月后，再行种植体植入术[1-10]。植骨材料因其骨传导性，可作为组织再生的支架，有助于新骨的形成，为最终种植体的植入创造有利条件。

2004年，文献报道了一项提升上颌后牙区可用骨高度的新技术（无植骨材料）[11]。笔者研究发现，仅窦黏膜的提升和创造稳定血凝块的空腔就会有新骨的形成。同时将较小尺寸的扩孔钻利用级差备洞技术同期植入种植体，以获得初期稳定性。种植体的末端还可以支撑被提升的鼻窦黏膜。在早期的研究中已经提到了一种类似的鼻窦处理方法，并已被他人进一步研究[12-31]。

新骨可能是根据引导骨再生（GBR）的原理形成的。Dahlin等[32]测试了这种生物方法对大鼠模型中严重骨缺损再生的影响[32-35]。基于Nyman和Karring[36]研究的引导组织再生（GTR）原理的GBR技术通过屏障膜形成的封闭空间促成所需的组织再生[36-45]。GTR和GBR理论源于对伤口愈合过程的认识。从20世纪50～70年代，一些研究者发现，稳定血凝块的形成和保持，是可预期的治愈结果的第一步和主要步骤[46-48]。

被提升的上颌窦黏膜形成的环境呈现出有利于愈合的良好生物学特性。它是一处由剩余骨包绕并由定位良好的种植体维持的封闭空间，为血凝块形成和免受干扰的伤口愈合过程创造了理想条件（图7-1）。

适应证

当无法使用标准术式和/或经牙槽嵴顶上颌窦提升术将种植体放置在可接受的位置以进行修复时，可以采用不植骨上颌窦底提升术。可能是由于牙槽嵴顶剩余骨量少，影响了初期稳定性和/或上颌窦黏膜提升的不安全性。对于经牙槽嵴顶上颌窦底提升术，内镜对照研究表明，黏膜提升量越大，窦底黏膜穿孔的风险越高[49-52]。当提升量超过4mm时，窦底黏膜受损的风险很大。

迄今为止，在使用经牙槽嵴上颌窦底提升或外侧壁提升术时，对推荐剩余牙槽骨高度尚无共识。根据经验，鼻窦底剩余骨的高度小于计划提升高度时，建议采用上颌窦外侧壁提升术。是否采取不植骨上颌窦外提升术以及同期植入种植体以支撑被提升的鼻窦黏膜这一方法取决于能否实现种植体初期稳定性[53]。种植体初期稳定性是选择使用不植骨上颌窦底提升术的主要因素，但也会根据骨的高度、宽度、密度和所选种植体的类型而有所变化[53]。

种植体计划植入位点的解剖结构必须保证在种植体植入后其初期稳定性足以使伤口愈合良好。剩余骨

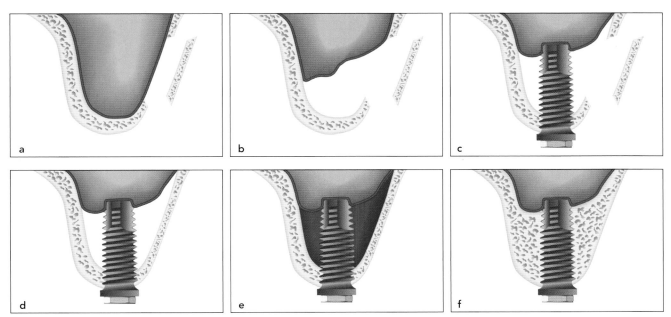

图7-1　沿颊舌方向的横截面示意图。（a）术前。（b）截骨后离断骨壁。（c）种植体的帐篷杆支撑效应。（d）复位骨瓣。（e）血凝块形成。（f）新骨形成。

的质和量都是影响种植体初期稳定性的重要因素。正如临床中的常见情况，有限的剩余骨是由牙槽嵴皮质骨和上颌窦底皮质骨融合而成。这与具有较多剩余骨量但骨密度较低且皮质骨含量较少的情况相比，前者更有利于获得种植体的初期稳定性。

目前市面上的种植体在宏观和微观设计上种类繁多。种植体的颈部设计在获得初期稳定性方面起着重要作用。剩余骨高度越少，种植体颈部设计在获得初期稳定性中所起的作用就越重要。尤其是在难以获得种植体初期稳定性的情况下，选择能够实现最佳初期稳定性的种植体至关重要。

外科技术

行牙槽嵴顶切口及垂直松弛切口，翻起黏骨膜瓣，暴露上颌窦侧壁。小球钻在暴露骨壁上标记预计的开窗范围，用微型来复锯或压电切割设备（超声骨刀）进行骨开窗（图7-2）。骨开窗下缘应在上颌窦底以上至少5mm，以维持骨壁、保护血液凝固并保证骨

强度，避免在种植体植入时意外骨折。骨开窗时，器械的尖端需要倾斜以形成斜面，确保手术后重新放置开窗骨块的稳定性。用剥离器将骨窗与上颌窦底黏膜分离开，取出骨块后将其保存在生理盐水中。上颌窦黏膜提升以形成种植体植入的空间。上颌窦底黏膜提升的高度由种植体在上颌窦内的高度确定，可以通过深度计或方向指示器进行来判断提升高度是否足够。

上颌窦底提升完成并取出器械后，需要用测量杆指示种植体植入位置。为了获得最佳的初期稳定性，与标准术式相比，更建议采用极差备洞方式进行种植体扩孔。应根据所用种植体的类型以及剩余牙槽骨的骨质和骨量来选择所使用的最终扩孔钻的直径，以获得足够的初期稳定性。当种植体初期稳定性不足时，可以选择较宽直径的种植体替代标准种植体。无需冲洗及抬升上颌窦黏膜即可植入种植体，因为事先已通过深度计确定了距上颌窦黏膜的距离（图7-3a）。最后放置骨块，关闭骨窗，缝合口腔黏膜瓣（图7-3b）。如果骨壁的稳定性不足，可以在骨窗截骨部位使用2-氰基丙烯酸正丁酯胶来辅助稳定[53]。

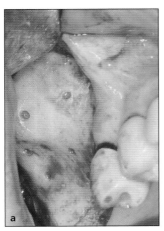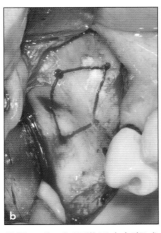

图7-2 （a）小球钻标记开窗范围。（b）用微型来复锯或压电切割设备（超声骨刀）进行骨开窗。

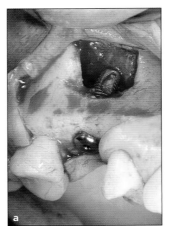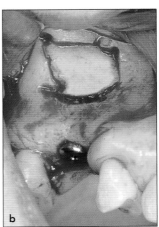

图7-3 （a）植入种植体支撑提升的上颌窦黏膜。（b）截骨斜面稳定复位的骨窗。

生物学和组织学文献综述

骨形成

在一项关于灵长类动物的研究中，Boyne[54]发现，上颌窦黏膜的提升和种植体的植入（在窦底黏膜提升的情况下，其顶端部分突出于窦腔中）会引起自发的骨形成。在Palma等[26]的研究中，使用可复位的骨开窗技术，将经机械加工和氧化改性的种植体植入于提升后的上颌窦黏膜及窦底之间。种植体一侧上颌窦植入自体骨移植物，未使用移植物的另一侧作为对照。愈合6个月后进行组织学检查，结果显示种植体两侧的骨形成没有明显差异（图7-4a）。提升的上颌窦黏膜附在新骨之上，并且种植体的根端未显示出炎症浸润或刺激的迹象（图7-4b）。不管何种移植物处理方式，表面氧化改性的种植体都比经机械加工的种植体表现出更直接的骨–种植体结合。

在早期愈合阶段，上颌窦黏膜在骨形成中的特定作用已被广泛研究，还有一些研究者认为上颌窦黏膜可能在骨形成过程中起直接作用。Gruber等[55]在一项体外研究中发现，上颌窦黏膜含有能对骨形成蛋白（BMP-6和BMP-7）产生反应的间充质干细胞（MSCs）。Kim等[56]培养分析了正颌手术患者来源的

人上颌窦黏膜标本提取的细胞。结果表明，在人类上颌窦黏膜组织中存在多能间充质干细胞，在成骨诱导下可以分化为成骨细胞[56]。Srouji等[57-58]也证明上颌窦黏膜具有成骨潜能。他们对无胸腺裸鼠体内人上颌窦黏膜来源的细胞进行皮下移植的组织学分析，显示了移植部位异位骨形成的证据。研究还发现，鼻窦黏膜皮下折叠移植后，无论是否有额外的血纤蛋白凝块，都可以检测到新的异位骨形成。他们的结论是，鼻窦黏膜在黏膜提升后的骨形成中起着重要作用，这归功于鼻窦黏膜的成骨特性及其作为术后保护血凝块的屏障膜的功能[57-58]。

另外，在一些关于灵长类动物的研究中，Scala等[27-28]报道在外科手术后的前20天鼻窦黏膜不参与新骨的形成。他们发现新骨起源于鼻窦侧壁及间隔。Jungner等[24]在灵长类动物上颌窦黏膜提升后，早期骨形成的组织学和免疫组织化学研究中也描述了类似的结论（图7-5）。尤其是在术后10天的样本中，可以观察到成骨细胞出现在原有骨及骨碎片和血管附近骨岛的周围，形成矿化组织。

在最近另一项关于兔子的研究中，Sohn等[31]比较了不植骨上颌窦黏膜提升及上颌窦外侧骨壁开窗重新复位组（试验组）与上颌窦黏膜提升并同期异种骨移入且可吸收胶原膜覆盖侧壁开窗组（对照组）的组织

图7-4 （a）愈合6个月后的光学显微镜图像，显示植入物周围的骨形成。（b）光学显微镜图像，种植体的根端部分与鼻窦黏膜之间发生相互作用，并没有形态学改变的迹象（甲苯胺蓝染色）。

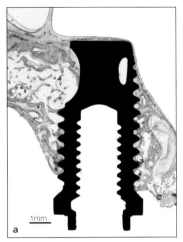
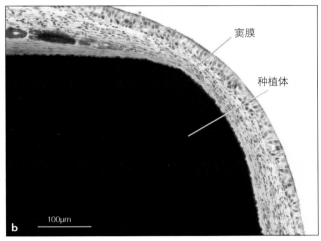

图7-5 （a）鼻窦黏膜提升10天后样本的光学显微镜图像。种植体穿牙槽嵴周围剩余骨并伸入窦腔。在鼻窦黏膜底部被提升，靠近种植体的区域是重点观察区域。（b）a的局部放大图。在靠近种植体的现有剩余骨周围最先看到新骨形成（甲苯胺蓝和吡咯啉Y染色）。

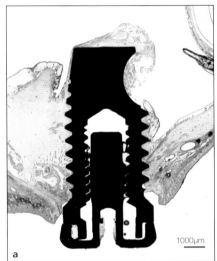
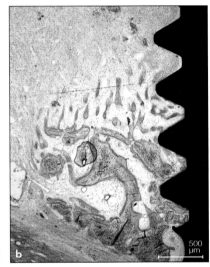

形态学变化。笔者对上颌窦黏膜提升后1周、2周、4周、6周和8周的样本骨愈合情况进行了组织学分析。术后1周的样本上，他们在侧壁复位的骨窗底部和提升的上颌窦黏膜上发现了新的骨形成。这些位置的新骨形成要比窦腔植骨中心区域更多。他们还发现，与在植骨材料上覆盖胶原膜相比，可复位的骨窗可作为自体屏障，且在愈合初期加速新骨的形成。笔者还指出，与进行异种骨移植的上颌窦提升组（对照组）相比，未进行骨移植的上颌窦提升（试验组）会加速骨的形成。试验组中，未进行骨移植可能会缩短愈合时间[59]。

在一项临床组织学研究中，Johansson等[23]发现，上颌窦黏膜外提升时有无骨移植在骨形成和种植体骨结合方面没有差异。

种植体留存率

多位学者和研究表明，在提升上颌窦黏膜下方形成容纳血凝块的稳定空间有助于有效的骨形成和种植体的留存[13-28,30,53,60-61]。例如Cricchio等[18]报告，对96例上颌窦黏膜提升且同期植入239颗表面氧化处理种植体的病例进行术后1～6年功能负荷后的随访，发现即使没有植骨材料植入，仍有可预期的骨形成且种植体留存率高达98.7%（图7-6）。Riben和Thor[60]对53例上颌窦黏膜提升并同期植入的83颗种植体进行了平均4.6年的随访，种植体留存率为94.3%。Ellegaard等[21]报告了68位牙周患者进行了上颌窦黏膜提升并同期种植体植

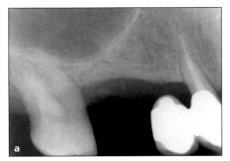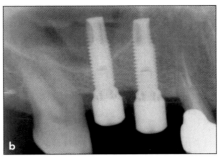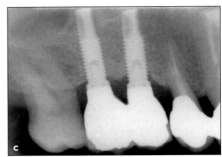

图7-6　口腔内放射影像显示新骨形成。（a）术前。（b）术后即刻。（c）10年随访。

入手术。5年的随访结果显示，尽管所有患者牙周状况不佳，但植入物的留存率仍为90%，且在种植手术时有60%以上的患者是吸烟者[21]。

上颌窦反应

Cricchio等[18]在所有种植体植入位点发现上颌窦内新骨形成，种植术后6个月平均有5.3mm的新骨生成。如根尖片评估所示，骨矿化程度似乎随着时间增加而增加。和较早的时间点相比，形成的新骨在术后1年或更晚更明显。上颌窦内的骨形成量与种植体的长度呈正相关关系（即上颌窦黏膜提升高度越高，新生的骨就越多）。这与Thor等[61]的发现一致。他们发现牙槽嵴剩余骨只有2.0~5.5mm的位点比有更多骨高度的位点有更多的新骨形成，并得出结论，这是鼻窦内种植体长度较长而剩余骨较少的结果。在同口腔双侧实验设计中，Borges等[16]比较了非植骨（试验侧）和自体骨移植的上颌窦提升术。他们发现两组之间的新骨形成没有统计学显著差异，上颌窦内突出的种植体长度和骨增量之间存在显著正相关关系。此外，有无鼻窦炎症与种植体留存相关。

并发症

上颌窦黏膜穿孔是不植骨上颌窦外提升术中常见的并发症。然而，尽管我们希望保证上颌窦黏膜的完整性，但黏膜穿孔似乎并不阻止骨形成。一项关于96例上颌窦提升手术中植入的239颗种植体的研究中，发生了6例黏膜小穿孔（<5mm）和5例黏膜大穿孔（>5mm）。在有黏膜穿孔的上颌窦植入的25颗种植体中，只有1颗失败，黏膜穿孔位点种植体的留存率为96%。6例黏膜小穿孔未行处理，等待其自动愈合；而5例黏膜大穿孔与相邻骨壁缝合关闭[18]。在所有穿孔部位均观察到新骨形成，这也在其他研究中得到了证实，即较小的黏膜穿孔似乎对新骨形成没有影响[19,26]。

覆盖螺丝的早期暴露是使用不植骨上颌窦外提升术常见的另一种并发症，特别是在剩余牙槽骨高度较小的情况下，其边缘骨可能会更多地受到种植体类型及颈部形态设计的影响。然而，尽管可以预见到少量边缘性骨吸收，但覆盖螺丝暴露似乎不会导致种植失败风险增加[20]。

结论

当剩余牙槽骨能确保在上颌窦提升同期植入种植体的初期稳定性时，不植骨上颌窦底外提升术可作为上颌窦骨增量的另一种选择。种植体的初期稳定性取决于剩余牙槽骨的高度、宽度、密度和所用种植体的类型。与采用自体骨移植或骨替代材料移植的上颌窦黏膜提升技术相比，无论是分期种植还是同期种植，不植骨上颌窦外提升术都是一项更微创且综合成本-效益更高的术式。

第8章

侧壁开窗上颌窦底提升术中并发症
INTRAOPERATIVE COMPLICATIONS WITH THE LATERAL WINDOW TECHNIQUE

Stephen S. Wallace, DDS | Dennis P. Tarnow, DDS | Tiziano Testori, MD, DDS

自1976年Tatum首次提出，并由Boyne和James在1980年首次发表研究以来，上颌窦底提升术已成为种植修复前外科处理程序中的一个重要组成部分[1-2]。作为目前最可预期的修复前位点处理或骨增量程序，它也被认为是一种重要的技术手段[3]。这种高度的可预期性已经从两方面得到证实：无论是植入流程成功率还是种植体留存率，在循证综述中都已经被证实是非常高的[4-7]。此外，该手术的并发症较少，即使发生了术中或术后并发症，通常也仅限于局部并且容易补救[8-12]。

应该注意到许多并发症的发生都是由于不正确的术前诊断。每次术前决策时都应当考虑到已存在的鼻窦腔病理变化和鼻窦内部解剖变异。

考虑到手术的适用范围广，潜在的术中并发症类别也是相当多的。但重要的是要了解，大多数并发症的发生率是相当低的，而且大部分是在手术过程中由于手术难度的增加而造成的。这些并发症发生的原因可能是：复杂的解剖结构（如窦膜菲薄、不完整、增厚或外凸的侧壁或骨嵴，纵隔，大型囊肿等），选择可预期性较低的治疗方案，对术前全身或局部解剖的评估不足，或者的失误。

Zijderveld等[12]报告了100例连续的上颌窦提升术并发症。术中并发症发生率为11%的窦膜穿孔和2%的出血。最近由Stacchi等[13]进行的一项系统综述显示：窦膜穿孔率为20.1%，出血发生率为0.4%，没有其他并发症的报告。显然，最常见的术中并发症是窦膜穿孔[12-14]。其他较少见的术中并发症还包括出血、神经损伤、颊侧瓣穿孔或撕裂、内侧壁穿孔、眶下壁损伤、牙槽嵴骨折、移植物进入鼻道、阻塞上颌窦口、损伤邻牙和移植物放置不足等。

窦膜穿孔

病因和发病率

窦膜穿孔是上颌窦提升术中最常见的术中并发症[12-14]。文献报道的发病率从8.6%到56%不等，这取决于所使用的术式。最有经验的临床医生估计，当使用常规器械时，他们的穿孔率为20%~25%[15-16]。纽约大学牙周病和种植科进行的回顾性CBCT研究中，穿孔率与窦膜厚度相关，并在较小程度上与纵隔的存在相关。窦膜厚度<1.5mm时穿孔率为41%，厚度≥1.5mm时穿孔率为16.6%。在一项对136例上颌窦提升术的独立研究中，有纵隔时穿孔率为44.2%，没有纵隔时穿孔率为35.7%。最近由Irinakis等[17]对上颌窦纵隔进行的分类研究表明，CBCT检查中发现纵隔与术中窦膜穿孔的发生率显著正相关。

在Cho等[18]的一项回顾性CT研究中，穿孔率也被证明与窦宽度有关，更具体地说是窦底内侧壁和外侧壁形成的角度。上颌窦前部狭窄（角度<30°）穿孔率为62.5%，较宽的中部（角度为30°~60°）穿孔率为28.6%，最宽的后部穿孔率为0（角度>60°）（图

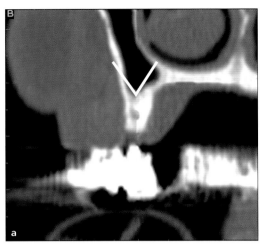 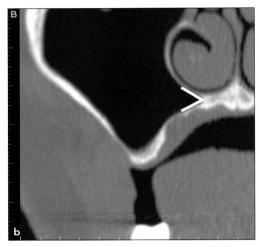

图8-1　（a）前壁窦底的锐角。（b）腭部牙槽骨与内侧壁交界处的锐角。

8-1a）。Chan等[19]最近的CT研究发现了另一个重要角度，即牙槽骨与窦内侧壁相交的角度。这个角度定义了腭隐窝的形状，从内侧壁提升窦膜时也必须考虑到它（图8-1b）。如果这个角度是锐角并且位于距窦底约10mm范围内（移植物可能被放置的区域），则须注意保持提升器械与骨面直接接触，以免夹持、牵张和撕裂窦膜。

在上颌窦提升手术中必须进行的下列操作都可能使鼻窦膜受损：

• 窦膜提升（通过菲薄牙槽嵴、侧壁或仅软组织愈合的口鼻瘘道放置提升器）。
• 侧壁开窗（特别是使用旋转器械）。
• 手动器械提升窦膜（鼻窦狭窄、锐角、薄膜、靠近纵隔）。
• 放置移植材料（膜提升后受到压力过大）。

预防

如果要将穿孔率维持在最低程度，就必须全面了解上颌窦的三维（3D）解剖结构。CT检查可以提供相关牙槽嵴顶和侧壁厚度的信息、骨壁不连续的位置、鼻窦宽度、窦前壁的倾斜度、窦膜厚度以及纵隔大小和位置。临床医生还需获得有关鼻窦健康和窦膜复合体通畅性的信息。该评估结果有时表明需要进行术前治疗以避免并发症，如术后鼻窦炎和感染等。图8-2显示了失败的上颌窦底提升术中产生的外侧壁缺损。同样，在拔牙过程中也可能会产生牙槽嵴和侧壁缺损（图8-3）。盲目的全厚瓣剥离可能在该位置造成窦膜撕裂。如果已知窦膜不连续，那么在该部位采用半厚瓣剥离可避免窦膜撕裂。应该注意的是，在缺损的周围可能会有多处粘连的窦膜和骨膜复合体。建议切开半厚瓣后留下的组织应修剪至靠近缺损处。在可能的情况下，应该使用超声骨刀制备稍大一点的骨窗，避开之前吻合术形成的粘连组织，从而在不破坏窦膜的前提下完成窦提升。对所有纵隔存在位置和解剖形态的三维了解，也有助于确定开窗术的最佳位置，以促进膜的顺利提升。

纵隔最初被认为是穿过窦底的脊状凸起，通常会像脊柱一样继续延伸，在内侧壁达到顶点。通过沿冠根向连续观察横截面，可以看到纵隔的三维结构（图8-4）。纵隔可能很大，但可以通过适当的路径绕过（图8-5）。可能存在多个纵隔，但这并不常见（发生率4%）（图8-6）。在少数情况下，纵隔可以高到将上颌窦分隔，至少在提升的高度分成两个单独的腔室（图8-8c）。

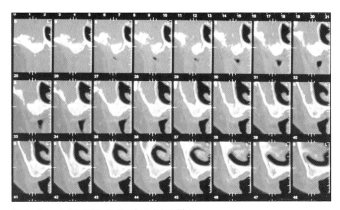

图8-2　上颌窦提升失败后侧壁缺损。

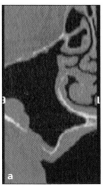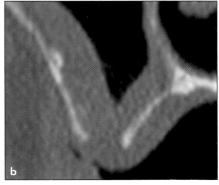

图8-3　（a）CT横断面显示侧壁缺损。注意腭隐窝的锐角。（b）CT横断面扫描显示拔牙后牙槽嵴处有缺损和愈合的瘘口。

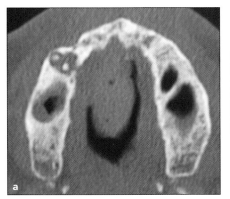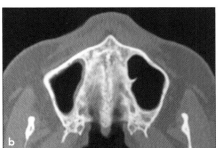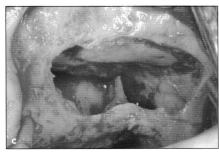

图8-4　（a）骨纵隔靠近窦底的CBCT横断面观。（b）同一纵隔在轴位的CBCT视图。注意凸起位于左侧上颌窦内侧壁。（c）纵隔的临床表现。

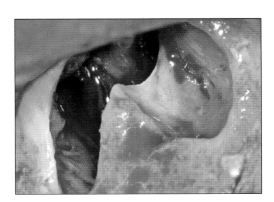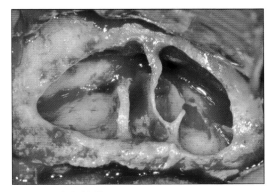

图8-5　异常宽的纵隔。

图8-6　多发性纵隔。

　　一旦进入窦内，良好的入路和视野将有利于膜的提升。侧壁开窗的位置及其大小将对临床医生能否成功实施窦底提升手术造成影响。将开窗位置放在器械入路的最佳角度并使膜抬高是很困难的，这对医生能否将手动器械直接在骨面操作产生重要影响。需要改变器械的角度，才能跨过窦底到达窦前壁和内壁。窦

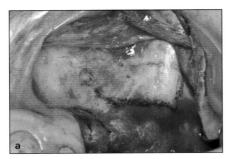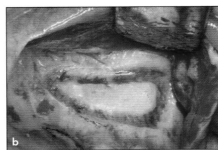

图8-7 （a）窦前壁梯形窗口设计。（b）开始截骨。

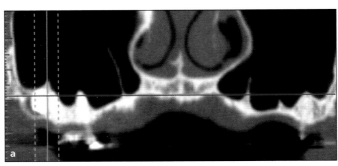

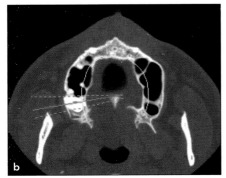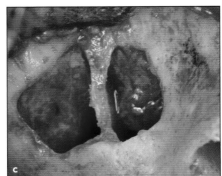

图8-8 （a）全景CBCT显示多个纵隔。（b）轴面观显示前纵隔高度16mm。（c）暴露纵隔的窗口设计以便提升窦膜。

的前部可能非常狭窄，需要良好的配合和视野，以防止意外的膜穿孔。许多经验丰富的临床医生认为骨窗的理想位置是距窦底3mm和倾斜前壁3mm，这允许医生在任何时候都能将器械接触骨面并同时完成可控的窦提升（图8-7）。Zijderveld等[12]遇到11例穿孔，其中5例与纵隔有关，4例是在视野不佳时向前剥离窦膜时发生的。倾斜较大的前壁，可能要求骨窗形状不再是传统的椭圆形或矩形。在这种情况下，开窗的形状应该是梯形的，上截骨线比下截骨线更长、更向前，始终保持开窗在前壁3mm以内。可以将窦前壁视为窦底的延伸，在剥离窦膜的过程中，最可预期的到达窦前

壁的方法是沿着窦底的前上方向。当已知有纵隔时，宜在前后方向延长窗口，使骨窗位于纵隔的前部和后部。这使得窦膜可以从纵隔两侧远中到近中抬高。必须认识到，在将提升器始终接触骨面的同时还要从近中向远中方向将窦膜从尖锐的纵隔抬高是极其困难的。虽然有人建议制备两处独立的骨窗，但该方法还需要进一步验证[12,20]。很可能这两处独立的骨窗面积缩小，将使手术入路和视野变窄。在临床中，制备一处大骨窗以便于纵隔两侧入路可能是一种更实际的解决方案。另一种方法是彻底的截骨术，它需要通过骨成形术磨除外侧骨窗或小心地抬起并移除骨窗。这将

图8-9　（a）用压电金刚砂器械形成薄窗轮廓。（b）铰链或"岛屿"状的薄窗被抬高（经Wallace等[22]许可转载）。

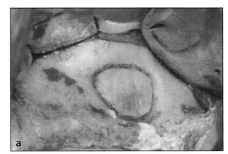
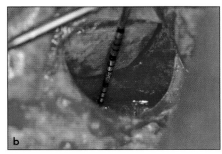

很容易地发现纵隔的位置，并利于纵隔的移除以及两侧窦膜的提升（图8-8）。虽然增大骨窗可以改善手术入路和视野，但必须指出的是，Avila-Ortiz等[21]最近的一项研究显示骨窗大小与骨形成呈显著的负相关。然而，没有证据表明这种差异对种植体的留存率有任何临床意义。

手术方案的演变发展了两种骨窗制备技术，大部分临床医生发现这两种技术使膜穿孔率大幅下降。这包括压电手术和登腾上颌窦提升套装（DASK技术）。

压电手术

由于其低频超声振动的特殊设计，压电器械已被证明在软组织附近是安全的。在连续100例使用压电手术器械的上颌窦提升术中，Wallace等[22]报告了7%的膜穿孔率。在这些病例中，所有穿孔都是通过手用器械提升时发生的；使用压电器械时没有发生穿孔。Blus等[23]报道了在53例上颌窦提升患者中，使用两种不同的压电器械手术有2例穿孔，穿孔率为3.8%。在56例连续上颌窦提升的报告中，Toscano等[24]报告使用压电器械手术的穿孔率为3.6%。由Atieh等[14]进行的一项系统综述显示，在旋转和压电器械的窦膜穿孔方面，只有4项研究得出了有可比性的结果，与手术术式和器械相比，操作者的经验是更重要的影响因素。Geminiani等[25]最近的Meta分析报告指出，使用截骨术（5项研究）、压电手术（4项研究）、声波（1项研究）和环钻术（1项研究）等替代术式并没有减少术后并发症的发生率。Barone等[26]报告了一组数据：13例双侧窦提

升案例，一侧使用压电器械手术，另一侧使用金刚砂器械作为对照；压电器械手术的穿孔率为30%，而金刚砂器械钻孔的穿孔率为23%。Baron[26]的研究结果以及Atieh[14]和Geminini[25]的回顾研究与其他已发表的研究以及纽约大学牙周病和种植学系、哥伦比亚大学牙周学系过去12年关于压电器械窦提升手术的临床经验相互矛盾。其原因可能是由于研究中使用的开窗术式不同。

压电手术可能因窦外侧壁的厚度和形态差异而有所不同。如果侧壁很薄，则可以使用金刚砂器械插入制备铰链状骨窗或附着在膜上的岛状骨窗（图8-9）[22]，然后将其水平抬高。如果侧壁较厚，或颧骨隆起区呈凸状，可通过骨成形术将开窗区侧壁整体切除（图8-10）。临床医生可以直视窦膜，然后联合运用压电和手动提升器械提升窦膜。直接剥离窦膜似乎会使它有穿孔的风险，但相比之下窦膜更容易被提升后骨窗的锋利边缘所伤。尚无这两种技术对新骨形成的组织学比较，但笔者使用该技术14年的临床经验并未显示对种植体留存率有何影响。Stacchi等[27]比较了通过截骨术和骨成形术形成骨窗的膜穿孔率差异，骨成形术的穿孔率更低（仅4%）。

DASK技术

DASK技术采用直径为6mm或8mm的圆顶形金刚砂车针来制备侧壁骨窗。车针使用传统种植机内冷却手机，转速800~1200转/分钟。通过上下提拉制备圆形骨窗，或通过横向移动车针制备所需的任意形状和大

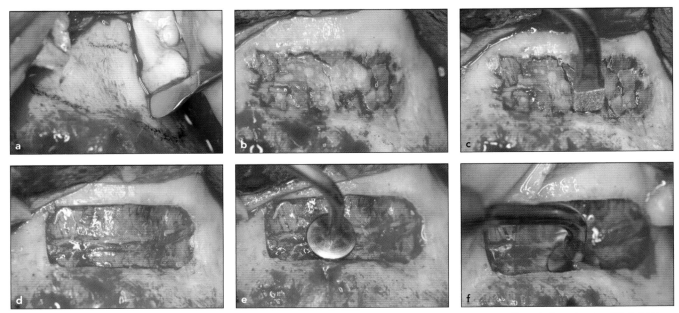

图8-10　（a）厚侧壁骨成形术范围。（b）骨成形术去骨。（c）修整骨窗。（d）暴露上牙槽后动脉。（e）开始窦提升。（f）提升完成。

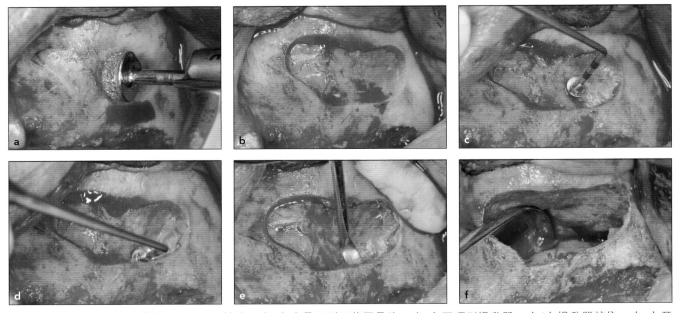

图8-11　（a）在侧壁上放置8mmDASK钻头。（b）去骨只剩下薄层骨片。（c）圆顶型提升器。（d）提升器就位。（e）开始提升。（f）内侧壁提升完成（经Wallace等[28]许可转载）。

小。由于车针直径大、速度慢，似乎不会对窦膜的完整性造成有创运动，因此该技术可以安全地实现全层截骨（即骨窗全部磨除）。车针选择性去骨，使暴露的膜完好无损。随后使用机用或手用器械提升窦膜，所用器械类似于喇叭状压电提升器（图8-11）[28]。这

种技术被称为DASK侧壁骨开窗术，Lozada等的研究显示其穿孔率为5.6%[29]。在Nishimoto等的研究中，使用该技术连续50例上颌窦提升的穿孔率为4%（未发表数据）。

移植物容纳

当使用颗粒状自体骨或骨替代移植材料作为移植物填充时，完整或已修补的窦膜对于移植物的容纳是必不可少的。窦膜提升有助于形成腔室，将颗粒状移植物放置其中并受其限制。提升的窦膜形成该腔室的远端和上壁，而上颌窦骨壁形成下壁（牙槽嵴）、前壁和内外侧壁。Proussaefs等研究还表明，由于膜穿孔而不能限制颗粒移植物会导致骨形成减少（14.2% vs 33.6%）以及种植体留存率降低（70% vs 100%）[30]。然而，当使用块状移植物时，情况并不一定如此[31-32]。

如果窦膜撕裂或穿孔，剩余的膜将变得更脆，需要更加小心地完成提升。与直接在穿孔的薄弱区域提升相反，最好先提升远离穿孔的窦膜以释放穿孔区的张力。仍然需要完成窦膜从骨壁底部、内侧和前壁的提升，以使来自骨壁的血供促进移植物血管化。有的医生会在完成提升前做小范围修补来稳定穿孔区。如果这样做，那么在放置移植材料之前，应该评估修补区的稳定性。

修补穿孔

多种技术已被报道用于修补穿孔或撕裂的窦膜[33-38]。修补窦膜穿孔最常用的方法是使用可吸收胶原膜。其他方法包括使用板层骨片、缝合关闭穿孔（有时很难）或富含生长因子的生物屏障膜［如白细胞和富血小板纤维蛋白（L-PRF），需术前抽血］。术式的选择基于穿孔的大小和位置以及对修补稳定性的要求。如果缺乏稳定性，在植入植骨材料术中或术后，植入物就可能移位甚至通过穿孔进入窦体内。修补材料的选择由上述因素以及材料的物理特性决定。基于修补材料的刚性，Zijderveld等[12]和Shlomi等[38]更喜欢用板层骨片进行修补。

修补穿孔术式小结：

- 非常小的穿孔可通过膜折叠或血凝块形成自我修复。
- 大的穿孔需要较大的修补以保持稳定。
- 大的修补时植入材料应向上方倾斜放置。
- 侧壁附近的修复膜在放置移植材料时应向内移动。

- 修复膜在湿润环境时是柔软的且不易塑形，不应用于大型修补。

小型穿孔

行侧壁截骨术时，用高速旋转器械（如金刚砂钻针）造成窦膜穿孔并不少见。小心提升窦膜，这些穿孔可能会保持很小。当提升完成后，小穿孔要么消失在提升的膜的皱襞中，要么通过血凝块自我修复。在这种类型的病例中，不需要单独的修补程序。因为从生物学上来说，移植材料已经实现了对穿孔的封闭。如果很小的穿孔仍然可见，可以用L-PRF生物纤维蛋白修补（Intraspin，Intra-Lock），或者用软的修复膜覆盖如CollaTape（Zimmer Biomet）或Gelfilm（Pfizer）。

较大型穿孔

如果穿孔较大（>5mm），临床医生应该使用可吸收生物膜保持其形状（如Bio-Gide Compressed，Geistlich Pharma），更佳的选择是湿润环境中仍然保持其硬度的生物修复膜，如BioMend（Zimmer Biomet Dental）、OsseoGuard（Zimmer Biomet Dental、Dentium胶原膜），或类似的膜。修补的稳定性与覆盖完整窦膜的面积成正比。修补膜可以在移植材料上部形成一个"新屋顶"，我们不需刻意避免大的修补。动物研究表明，提升的窦膜在移植物内部血管形成和骨形成中起次要作用[39-42]。图8-12和图8-13显示了两个使用胶原膜在受损的移植材料腔上方形成"新屋顶"的例子。值得注意的是，窦膜已提升至水平位，表明从内侧壁剥离的窦膜是移植物血供的最大来源。

极端情况

当穿孔变得更大（>10mm），不稳定的修补使结果更不可预期。因为在填充移植材料时，不稳定修补会向内侧移位，甚至可能通过裂口向上移位，导致移植材料部分或完全进入窦腔。这样可能导致窦口阻塞、术后鼻窦炎或鼻窦感染。移植材料腔隙的丧失可能需要重新进入并去除所有移植材料颗粒。

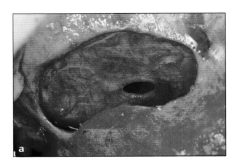
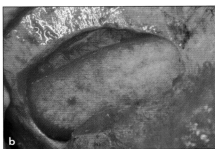

图8-12 （a）小穿孔。（b）不稳定的胶原膜修补，形成"新屋顶"以限制颗粒移植材料。

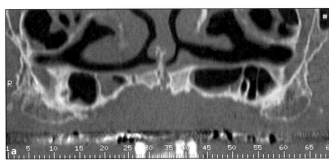
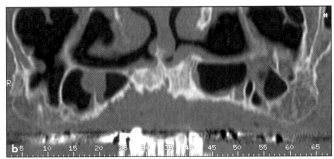
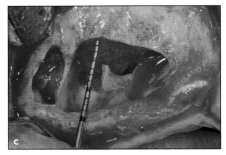
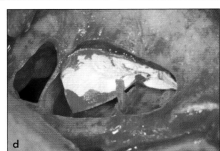

图8-13 （a和b）CBCT显示左侧多个纵隔。（c）窦提升穿孔。（d）胶原膜就位。

难点

修补技术不断发展以解决较大的撕裂和困难位置的撕裂。窦提升完成后，如果穿孔位于骨窗的外上方，当植入颗粒状移植材料时修补膜向内移位是很常见的。这是由于颧隆突（即第一磨牙区）的外侧壁呈凸状，折叠时膜会向上卷曲并且修补膜不够宽，可能难以触及内侧壁。为了消除这种移动趋势，可以使用一张大膜（通常修整为20mm×30mm或30mm×40mm大小），并将其中一部分沿骨窗外向上折叠，使其停留在内侧壁上（图8-14）[37]。这是一种简单的改良修补法，可以防止膜向内或向上移位以及移植材料进入窦腔。

在某些情况下，可以通过将上述折叠技术与外部钉接或内部缝合技术相结合来实现更好的稳定性。同样，在修补完成之前，必须先将窦底和侧壁的膜提升，以暴露骨壁及其血供。撕裂的窦膜是非常脆弱的，所有的缝合必须用小针在剩余膜上以最小张力完成。通常撕裂的膜不可能完全缝合。这时可以使用缝合线作为支柱以支撑修补膜。缝合线可以穿过撕裂的两段膜，或在膜和侧壁小孔之间（图8-15a，b）[37]。图8-15c～e显示了修补术成功后9个月影像学和组织学证据。

在极端情况下，可能没有足够的膜碎片用以缝合。此时，必须决定是中止手术还是进行更广泛的修补。在以下病例中（图8-16），Pikos医生用附加的固位钉创建完整的移植材料容纳空间（有时称为Pikos技术或Loma Linda技术）[35,37]。一张40mm×60mm Bio-Gide大膜被推入骨窗，形成一个窦内袋以容纳和限制移植材料。膜的边缘留在骨窗外以维持原位，再加两枚固位钉以防膜滑入上颌窦和穿孔区。

图8-14　（a）修补膜覆盖从内侧壁上撕裂的窦膜到穿孔区并稳定折叠在骨窗外。（b）放置移植材料（经Testori等[37]许可转载）。

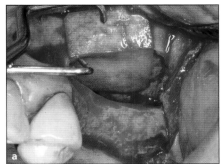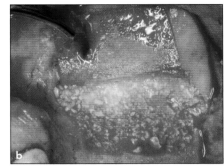

图8-15　（a）将撕裂的窦膜与侧壁小孔缝合。（b）膜放置在缝合线上，外加膜钉固定。（c）术后9个月CT扫描。（d）术后9个月CT横断面观。（e）9个月后组织学切片显示超过30%的新生骨（a~c、e部分经Testori等[37]许可转载）。

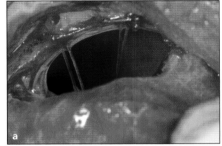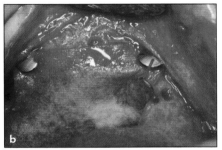

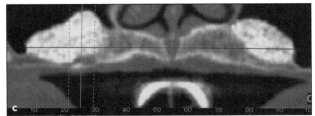

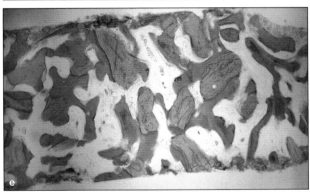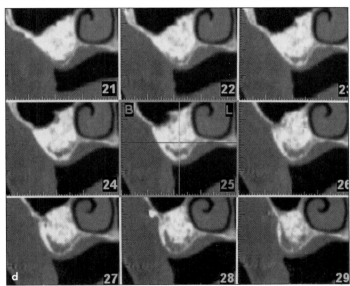

可吸收生物膜

　　修补膜的选择通常由医生的操作偏好决定。关于缺陷类型和位置的操作指南将有助于做出选择。在大多数情况下，膜在湿润环境保持其硬度和形状是很重要的。修补膜将通过与剩余的完整窦膜接触而趋于稳定。在Loma Linda类型修补术中，窦膜极少或不存在。

这时需要一种柔软且可塑性好的膜，以达到与可用骨壁的密切接触，为颗粒状移植材料创造空间。另一种修补方法需使用自体L-PRF膜，该膜采用IntraSpin系统制备。将患者的血液在校准的离心机中旋转，然后通过压缩获得纤维蛋白凝块。被压缩的纤维蛋白凝块具有弹性、柔韧性和黏性，可以被切割或拼凑成富含血小板、白细胞、生长因子和细胞因子的具有生物活性

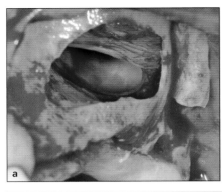
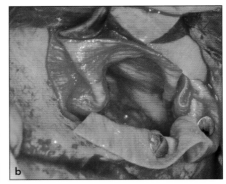
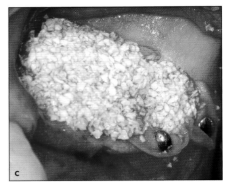

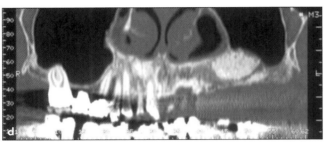

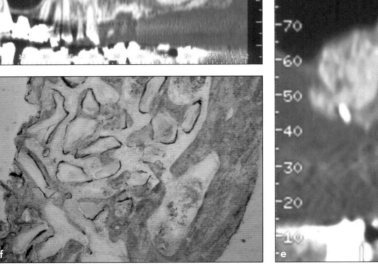

图8-16 （a）巨大窦膜撕裂。（b）40mm×60mm Bio-Gide膜就位。（c）放置Bio-Oss移植材料。（d）术后6个月的CBCT。（e）CBCT截面。（f）6个月后组织学切片显示新骨形成（紫色）（经Testori等[37]许可转载的a～d和f部分）。

的修补膜[43-45]。制备的膜具有很强的黏附性，可使它们结合在一起促进大穿孔的修复。纤维蛋白膜具有足够的拉伸强度，以便缝合连接在一起（图8-17）。

窦膜穿孔的影响

关于窦膜穿孔和修补后对种植体留存的影响有相当多的文献资料。Proussaefs[30]、Jensen[46]和Khourystate[47]的论文指出，窦膜穿孔和种植体留存呈负相关。Hernandez-Alfaro等[48]报道，种植体留存率与窦膜穿孔大小成反比。也有研究人员提供的数据表明种植体留存率不受穿孔影响[37,49-51]。根据笔者的临床经验，若穿孔得到适宜的修补并且在术后愈合期间保持

完整，则穿孔并不影响种植体留存。与Proussaefs[30]研究相反，Froum等[52]的一项研究显示修补穿孔的上颌窦成骨平均百分比为26.3%±6.3%，而无穿孔的上颌窦则为19.1%±6.3%。虽然这一差异是显著的，但在种植体留存率上没有显著差异。

窦膜提升后其下方可吸收膜的存在并不会阻碍移植物的血供，因为窦膜提供的血供很少。然而，Loma Linda术式在理论上存在一个问题，即修补膜完全包围移植物，至少可能延迟移植材料从外侧窦壁获得血供。在之前的两例大穿孔修补术中，使用100%异种骨移植，骨形成分别为30%和32%（体积），这被认为是一个良好的结果[37]。Testori[37]报告了20例大穿孔修补的

图8-17 （a）在去除红细胞之前，从离心机中取出L-PRF。（b）压缩形成L-PRF膜。（c）窦膜多处穿孔。（d）穿孔封闭（Robert J. Miller, Delray Beach, Florida.）。

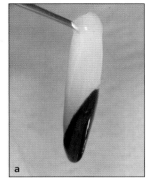
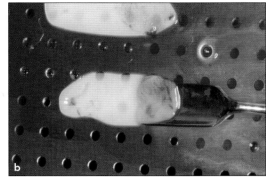
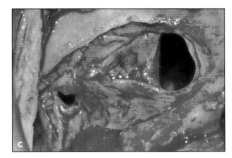
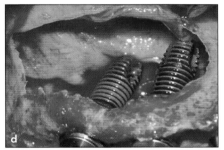

图8-18 （a）原始窗口位置的半厚瓣。（b）窗区的骨膜。（c）修剪至窗缘的骨膜。（d）骨膜和窦膜联合提升。

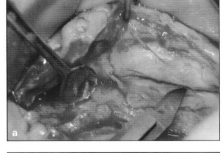
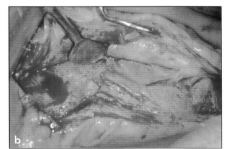
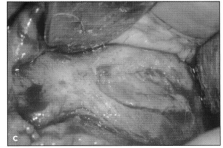
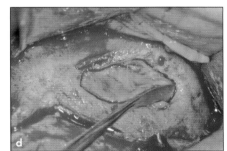

结果：所有患者术后症状都很轻微并且所有病例的临床、组织学和影像学证据都显示窦提升成功和100%的种植体留存率。

如果修补结果不稳定，则需要停止移植物植入并等待窦膜愈合。Becker等[53]在一项201例上颌窦提升伴41例穿孔（20%）的研究报告中指出，除4例（10%）外其余均可修补。耳鼻喉科医生认为必要的等待时间

应在4个月左右（如果穿孔较小则为2个月）。如果选择这种方法，则在骨窗上放置可吸收屏障膜可以防止软组织进入窦腔。由于骨膜有可能与窗区形成的新的膜粘连，因此需要加一块半厚瓣覆盖窗区。然后将残余的少量软组织与膜一起提升，形成移植物材料空间的顶部。覆盖可吸收胶原膜，将少量结缔组织与移植物隔离（图8-18）。

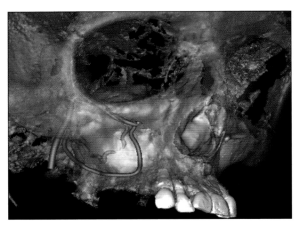

图8-19 窦侧壁血供。

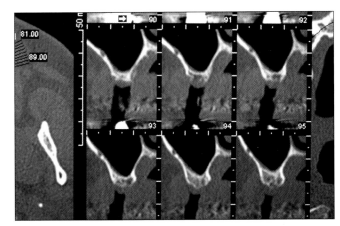

图8-20 窦侧壁上牙槽后动脉的横断面观（近轴）。

术中出血

病因和发病率

术中出血是由于窦侧壁及周围软组织的血供分支被切断或破坏所致。这种出血通常是轻微的，持续时间相对较短。但在某些情况下，可能会大量出血且难以控制。Solar等[54]描述了尸体标本的上颌窦侧壁血供。它由上牙槽后动脉（PSA）的骨内支和骨外支组成，与眶下动脉吻合形成双动脉拱廊（图8-19）。在翻瓣时，出血可能来自软组织（即骨外支），也可能在使用旋转器械侧壁开窗时来自外侧骨壁（即骨内支）。Rosano等[55]已经在尸体和CBCT研究中都描述了骨内和骨外的上牙槽后动脉通路及其直径。100%的病例存在动脉，并且47%的病例可以在侧壁发现动脉。血管直径＜1mm的占55.3%，1~2mm的占40.4%，2~3mm的占4.3%。如果鼻后外侧动脉受损，也有可能导致上颌窦内侧壁出血[56]。上牙槽后动脉、眶下动脉和鼻后外侧动脉都是上颌动脉的分支，它们是移植物血管化的来源。

预防

虽然并不是所有上牙槽后动脉受损的情况下都会发生出血，但在手术时，使用3D设计作为一种避免伤及内侧动脉分支更严谨的方法（图8-20）。Kang等报道了64.3%的鼻窦使用CBCT可以显示上牙槽后动脉。Varela-

Centelles等[57]的一项系统回顾显示，在至少51%和78%的病例中，CT和CBCT可以在部分侧壁横断面上发现动脉[58]。某些情况下，翻瓣后可以在侧壁内看到动脉（图8-21a）。在许多情况下，可以在动脉位置的冠方开窗，并且可以在其内部将膜提升到所需的高度（图8-21b）。同样需要注意的是，动脉并不总是位于侧壁内，它可以位于侧壁外，甚至贯穿整个侧壁[58]。当位于侧壁外时，它很容易受到旋转和手用器械的损坏。在做垂直切口翻瓣时，也可能切断上牙槽后动脉的外侧分支。如果预计可能出血，应该先在CT横断面图像上定位动脉位置，然后再使用开窗器械。这样能够尽量不损伤血管和软组织，同时仍然能在理想的位置开窗以提升窦膜。根据笔者的经验，如果使用旋转器械，则金刚砂车针比碳化钨钢车针更适合，因为金刚砂车针很少牵扯和撕裂膜。

由Vercellotti[59]发展的压电手术是一种超声骨刀手术，特别适合用于上颌窦提升，它几乎能完全避免术中出血并发症。压电手术使用低频超声振动（24~32kHz）对骨进行切割（截骨术）和磨削（骨成形术）。这种低频的选择性切割操作保证了软组织安全。如果正确操作，它不会切割血管或损伤窦膜。压电手术已成功地应用于各种口腔外科手术中以避免软组织并发症（血管和神经等），如Le Fort截骨术和下颌骨矢状劈开术[60-61]。压电手术技术在欧洲已经广泛使用了超过18年，如今在美国至少有6种压电手术设备可供使用。自2005年该技术被引进美国以来，许多临

图8-21　（a）翻瓣后外侧壁可见动脉。（b）在动脉冠方开窗。

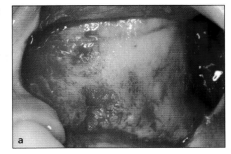
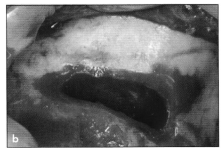

图8-22　（a）粗大的上牙槽后动脉。（b）结扎上牙槽后动脉。

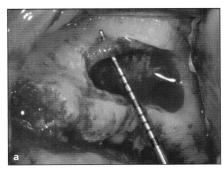
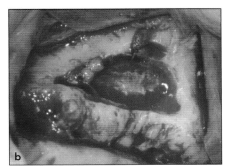

床医生已经认识到其在上颌窦提升手术中的优势。在侧壁开窗的过程中，压电手术将出血和膜穿孔降至最低。选择性切割（仅限骨切割）允许术者从骨窗区域解剖上牙槽后动脉并保持完整（图8-10）。

治疗

上颌窦提升术中控制血管出血的技术有很多，如下所示：

- 直接压迫出血点。
- 使用局部血管收缩剂。
- 骨蜡。
- 挤压血管周围的骨通道（止血钳）。
- 使用电刀烧灼（小心附近的膜）。
- 缝合出血点周围的血管。

使用血管收缩剂（1：50000肾上腺素）可以更有效地控制软组织出血（翻瓣前做松弛切口时常有发生），而电灼法在控制切割侧壁时的骨出血方面更为有效。电灼法在用于控制窦膜附近的血管出血时可能会损伤窦膜，因此应谨慎使用。压迫腔内血管通道的

末端止血可能是有效的，但须避免直接压迫窦膜而引起穿孔。小心松弛血管内侧的窦膜（稍扩大骨窗，同时使用吸引器使术野清晰），然后用止血钳夹住血管几分钟。

上颌窦提升过程中所遇到的出血通常是平缓流动的。然而，在某些情况下可能发生搏动性出血。一般来说，症状比病情严重得多。出血，即使是搏动性出血，也可能自动停止或者在动脉周围的骨通道形成血块的压力作用下几分钟后停止。外科助手应该在出血点附近放置一个大容量、窄尖端的吸引器，以吸出流入手术区域的血液。在吸引出血的同时，可以完成骨窗制备、窦膜提升和移植物植入。出血通常在移植完成时停止，创口关闭后通常不发生术后出血。注意吸引器只用于保持术野清晰。

缝合血管是用于控制持续性出血的另一种方法。如果可以通过骨成形术在出血点附近建立动脉入路，可以用可吸收缝线将血管结扎起来。当大直径血管可能处于不利位置时，也可以使用缝合法（图8-22）[62]。

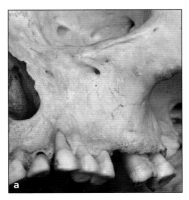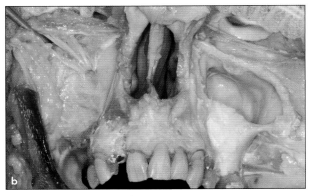

图8-23　（a）颅骨眶下孔的位置。（b）尸体标本的眶下神经解剖。

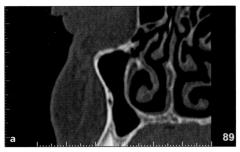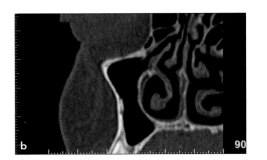

图8-24　（a和b）健康的上颌窦窦口通畅。

以下是最佳临床操作步骤：
- 获取术前CT图像以定位血管。
- 临床观察血管。
- 在设计骨窗时，尽量避开血管。
- 使用压电手术，避免血管损伤。
- 准备止血材料（例如电刀、局部用1∶50000肾上腺素、骨蜡等）。

其他并发症

诸如颊瓣撕裂和眶下神经损伤等并发症通常是由于手术技术不娴熟造成的。

颊瓣撕裂

颊瓣撕裂通常是由于试图松解颊侧瓣以达到创口一期关闭。对于经典的上颌窦提升术，这通常不是必须的。因为外部尺寸没有变化，所以不需松解也可以无张力关闭创口。直接缝合无法完成，通常是由于

同时进行了牙槽嵴增宽。请注意，瓣在松解区可能较薄，在颧骨隆起区骨面方向也会有变化。

眶下神经分支损伤

当瓣回缩时，眶下神经可能会受到钝性或压力性损伤。如果翻瓣时向上延伸到这个位置，就能看到神经从骨面出来并能向后拉以避免损伤。在锐性分离松弛瓣以便一期关闭创口的过程中也有可能损伤这条神经。神经出颅点就在眶下切迹的下方（图8-23）。在进行这些手术之前，定位相关解剖结构是至关重要的，特别是对于短面型患者。

黏液潴留囊肿

黏液潴留囊肿是上颌窦相当常见的一种囊肿。在Maestre-Ferrin等[63]的一项影像研究中，发现38%的病例X线影像异常，10%为黏液潴留囊肿。这种囊肿本身不是上颌窦提升的并发症或禁忌证；但囊肿如果较大，伴随它的提升并阻断窦口引流可能会出现问题。

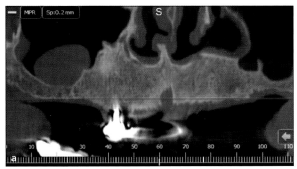

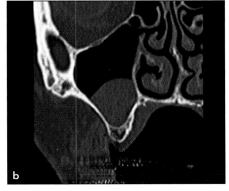

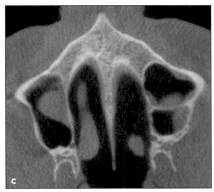

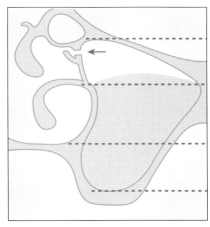

图8-25 （a）黏液滞留性囊肿全景影像。（b）黏液滞留性囊肿冠状视图。（c）窦壁息肉。

图8-26 放置移植物时，大囊肿提升可能阻塞窦口（红色箭头）。如果窦腔被分成3份，囊肿占2/3。

术前CT分析可以帮助预测这种不良结果发生的可能性。囊肿的存在很容易被检测到，它们可以分为3类：偶发的（体积小）；手术时可通过抽吸进行处理的；体积较大的［在上颌窦提升术前，必须进行上颌窦功能性腔镜手术（FESS）］。复杂的病变不太可能仅通过抗生素或消炎药处理，因此在上颌窦提升手术之前，应该将此类患者推荐给耳鼻喉科专家进行诊断和治疗。

图8-24所示为健康的鼻窦，有一层薄膜和通畅的开口。图8-25显示黏液潴留囊肿和息肉。黏液潴留囊肿和息肉可以通过形态和位置相互区分。囊肿通常呈圆顶状，起源于窦底；息肉通常有一个带蒂的基部，起源于窦壁。黄色浆液性液体是上颌窦囊肿的病理特征。简而言之，如果囊肿占据了窦腔总体积的2/3，那么囊肿术中提升以后很可能会阻碍窦口的引流（图8-26）。如果确定囊肿提升会导致并发症（如鼻窦引流堵塞引起的术后鼻窦炎），有两种不同的治疗方案。第一种是进行上颌窦提升前的FESS，以切除或

有袋化囊肿。第二种选择是在鼻窦提升术中抽吸囊肿内容物。侧窗由彻底的截骨术创建，全部摘除窗壁。通过窦膜插入22英寸空针，进入囊肿抽吸去除内容物（图8-27）。上颌窦提升并植入种植体后的CBCT显示囊肿没有改变。

有一个问题是，术中抽吸使囊肿内衬保持在原位，是否能像内镜摘除大部分或全部囊肿内衬一样有效。Hadar等[64]的一项研究，内镜下囊肿摘除后随访结果显示3%的病例出现囊肿复发。Testori等[65]的一项研究对上颌窦提升术中囊肿抽吸术治疗病例进行1～3年的随访。只有长度＞1cm以及位于提升区域的囊肿才被纳入研究。该研究纳入15例患者，平均随访时间8年，未发生术中或术后并发症。在6个月的愈合期后，12例患者的CT结果显示术后黏膜厚度1～2mm、囊肿消失（图8-28）。其余3例患者，术后6个月的CT显示残余囊肿的存在，其体积减小且无症状，不影响种植体的留存。术后无鼻窦炎发生，也没有新的术中术后并发症发生。种植体（共31颗：5颗为一阶段手术，26颗为

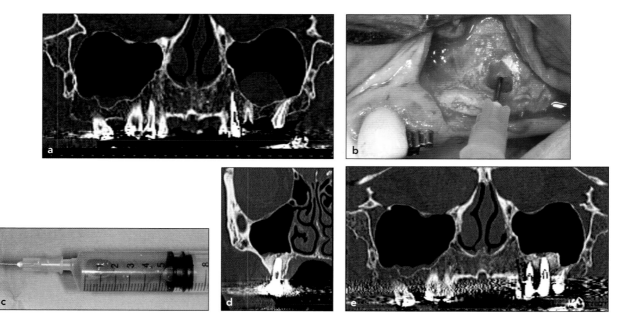

图8-27　（a）窦底囊肿的CBCT全景横断面影像。（b）22英寸针头通过窦膜插入囊肿。（c）典型的黄色吸出液。（d）术后2年CBCT横断面。（e）术后2年的CBCT全景影像。

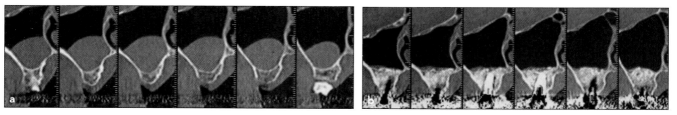

图8-28　（a）穹隆状囊肿的术前横断面。（b）同一囊肿同时抽吸、窦提升和植体植入术后1年。

二阶段手术）在上颌窦术后6个月植入，只有1颗在植入1个月后失败。这项研究结果显示其种植体累积留存率为96.8%。

无意的鼻底移植

在严重的上颌骨萎缩的病例中，可能会在牙槽嵴顶部找到鼻道，通常会误认为是上颌窦。术前CT扫描显示没有剩余牙槽嵴，横切面观97号切片（图8-29a）设计的修复体不在鼻窦下方而在鼻底下方。术后轴面观，除了上颌窦后部的移植物外，鼻底下方也有移植物（图8-29b）。在这个特殊的案例中，没有任何治疗，因为鼻口保持通畅且鼻泪管未被堵塞。这例上颌窦提升使用同种异体骨移植。移植物完全吸收，14个月后上颌窦再次行移植手术。

避免术中并发症的临床程序包括：

• 使用CT扫描进行行术前诊断，以揭示复杂的解剖、血管位置、上颌窦病理情况和囊肿的存在。
• 开窗位于最佳位置（离嵴顶和前壁3mm）。
• 使用压电手术或DASK技术进行侧壁截骨和初期窦膜提升。
• 将窦膜从外侧向内侧提升，提升器始终接触骨面。
• 用胶原屏障膜或L-PRF膜修补穿孔。
• 使用胶原膜，能在湿润时保持硬度以维持修补的稳定性。L-PRF膜具有弹性和黏性。
• 所有修补必须稳定。
• 如果提升过程中囊肿可能阻碍上颌窦引流，则可抽吸黏液囊肿。

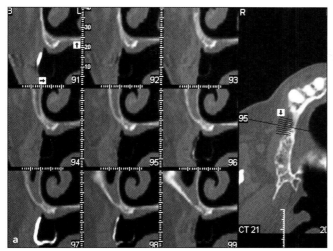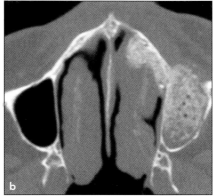

图8-29 （a）CBCT横断面观，设计的修复体（97号切片）不在鼻窦下方。（b）术后CBCT轴向显示上颌窦和鼻底的移植物。

总结

术后水肿、瘀斑、轻度至中度不适、轻微鼻出血、切口处轻微出血、轻度充血均在患者对手术的预期反应内。有些是对瓣的操作引起，有些是对窦膜的操作所致。

骨结合学会的共识会议得出结论，上颌窦提升是最可预期的种植前骨增量程序[3]。并且进一步指出其并发症相对较少，一般仅限于局部且容易矫正。虽然这在很大程度上是正确的，但应该注意到术中并发症的不当处理可能导致手术失败或更严重的术后不良结果。

我们需遵循两个基本原则以获得上颌窦提升术的良好结果。其一是外科医生对上颌窦的三维解剖有透彻的了解，以便在术中的多个阶段做出正确的临床决策；其二是在术前确保上颌窦处于健康状态。

上颌窦顺应性是指窦底提升后正常上颌窦稳态恢复的内在潜力。这取决于窦的基本解剖-生理状况。换句话说，起始条件越好（顺应性越高），发生并发症的风险越低。术前应该认识到可能导致并发症的病理情况，并最好在上颌窦手术前处理[66]。预防术中并发症，最好术前进行CBCT分析。

第9章

经牙槽嵴顶开窗上颌窦提升术
TRANSCRESTAL WINDOW SURGICAL TECHNIQUE FOR SINUS ELEVATION

Michael S. Block, DMD

可用骨量是上颌后牙区种植成功的关键。在上颌窦底与牙槽嵴顶之间的骨垂直高度不足的情况下，通过植入骨替代材料来增加骨高度，能为种植体和义齿修复提供支持。

上颌磨牙无法保留的患者通常希望用种植修复来恢复缺失牙，而且希望诊疗时间短、疼痛轻、对自身工作影响小。与此同时无论临床医生还是患者当然都还希望避免并发症。上颌窦黏膜穿孔可继发于医源性因素引起的黏膜与颌骨粘连，发生于拔除牙的根尖或牙槽中隔部位，以及上颌窦底黏膜过薄的病例。在拔牙术中将根分叉处窦底提升，可以在二期种植手术时获得足够的垂直骨高度，以便植入足够长度的种植体，降低了手术难度，并发症较少，也避免了上颌窦侧壁开窗提升手术。

本章的重点是如何在拔除上颌磨牙时处理好拔牙窝，以利于同期或延迟植入种植体。一种在上颌磨牙拔牙窝内精确截骨的技术，使得临床医生可以通过植骨将截骨块向上提升，以增加牙槽骨的高度[1-3]。这就避免了侧壁开窗手术。

治疗策略

牙体结构缺损、牙根折裂、根管治疗失败或骨丧失都会造成患者需要拔除上颌磨牙。而种植修复，需足够的骨量才能保证种植体植入的初期稳定。采集完

患者的病史后，需要CBCT检查行术前评估。二维的X线平片不足以确定可用骨量，因为平片难以显示上颌窦黏膜增厚程度以及一些其他的窦内病变。

上颌窦经CBCT扫描后可发现：有上颌磨牙病变的患者常伴有上颌窦黏膜增厚。窦黏膜厚度在6mm以内时，可进行窦底提升术。如果窦黏膜厚度＞6mm，则应请相关专科会诊并治疗可能存在的上颌窦感染。如果上颌窦黏膜增厚是由病变上颌磨牙引发，则可以行拔牙及植骨手术，并在术后3个月重新进行CBCT检查。可发现拔牙后，多数患者的上颌窦黏膜厚度较之前减少[4]。

吸烟患者接受拔牙和植骨手术时，不应同期行上颌窦底提升术。有化脓性炎症的病例，则应在感染消退后行拔牙和上颌窦提升术。有口腔放疗史、自体免疫病、类固醇使用史、未控制的糖尿病史或其他影响骨愈合的全身性疾病的患者，在拔牙后可同期植骨，但不进行上颌窦提升。

CBCT横断面重建影像可显示磨牙各个根周的骨高度。常见牙根延伸到上颌窦底以上者。根分叉处可见上颌窦突入，或紧贴上颌窦底，牙根的根尖处没有或只有很少量的骨（图9-1和图9-2）。在根分叉区测得牙槽中隔的可用骨量，其高度通常远小于获得种植体稳定性所需的高度（图9-3）。根分叉内的上颌窦气化突入的病例，即便拔牙后于根窝内植骨，日后在种植体植入的牙槽中央位置仍会有垂直向骨量不足。完成

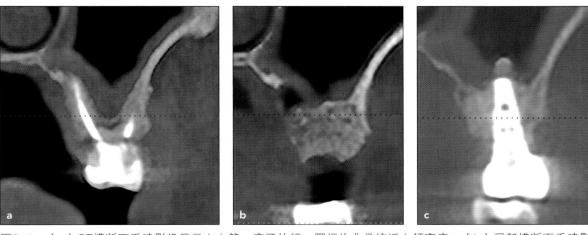

图9-1　（a）CT横断面重建影像显示左上第一磨牙的颊、腭根均非常接近上颌窦底。（b）局部横断面重建影像，显示根分叉区成骨。（c）种植后的横断面重建影像，通过种植备洞再次增加窦底提升高度。

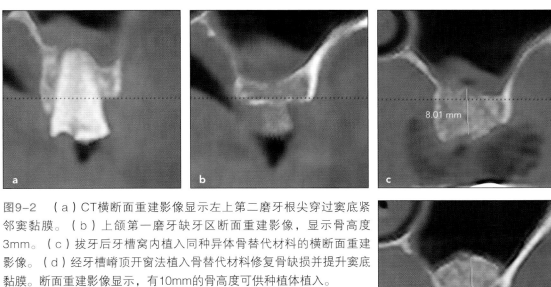

图9-2　（a）CT横断面重建影像显示左上第二磨牙根尖穿过窦底紧邻窦黏膜。（b）上颌第一磨牙缺牙区断面重建影像，显示骨高度3mm。（c）拔牙后牙槽窝内植入同种异体骨替代材料的横断面重建影像。（d）经牙槽嵴顶开窗法植入骨替代材料修复骨缺损并提升窦底黏膜。断面重建影像显示，有10mm的骨高度可供种植体植入。

放射学评估后，即可制订治疗计划。

治疗方案

存在牙周溢脓和严重牙龈退缩的患牙，拔牙后应延期植骨。必要时，可以直接拔牙以消除感染。如有需要，通常可以在4~6周后再于局部行骨提升手术。图9-4显示患牙拔除2周后出现小的口腔上颌窦瘘伴窦内充血。在行上颌窦底提升并植骨术之前，有2个月的时间来解决患处上颌窦问题。

临床医生制订上颌磨牙拔除及种植修复计划时，可按下述情况分类。

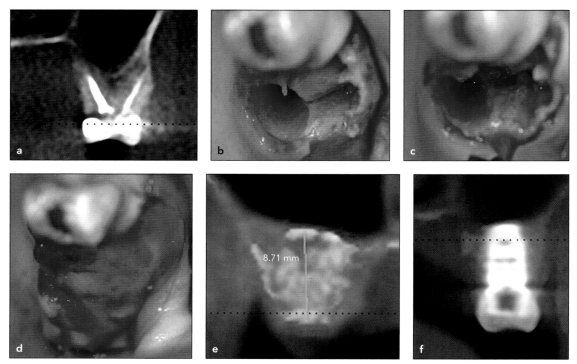

图9-3　（a）35岁女性患者CBCT影像。左上第一磨牙无法修复保留，根分叉区骨高度5mm。（b）暴露牙及牙槽嵴顶，拔除左上第一磨牙。用超声骨刀截开牙槽中隔使3个根窝贯通。（c）用钝头骨凿将分叉处骨提升5mm。在拔牙窝根尖区植入异种骨替代材料，在拔牙窝上部植入同种异体骨替代材料。（d）植骨后，移行推进颊黏膜瓣关闭创口。（e）术后即刻CT横断面图。左侧横断面影像显示第一磨牙位置有近9mm的骨高度。（f）最终修复后5个月，CT横断面视图，显示种植体尖端周围成骨。

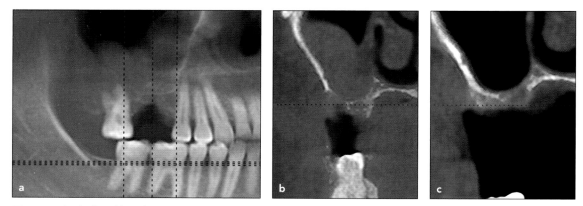

图9-4　（a）右上第一磨牙拔除后曲面断层影像，显示右上第一磨牙缺失伴严重上颌窦内出血。（b）CT横断面影像提示牙槽嵴部有少量骨，上颌窦内急性炎症。患者拔牙后并发急性上颌窦口腔瘘，使用抗生素和血管收缩剂后自行愈合。（c）上颌窦内血肿吸收6周后，同一部位的CT影像。

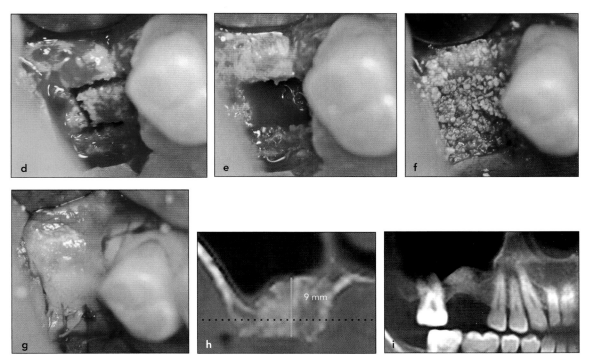

图9-4（续）　（d）此图显示的是翻瓣后的牙槽嵴，穿牙槽截骨，形成一个附着在窦黏膜上的矩形骨块。（e）轻轻向上敲击已活动的骨块，上升形成9mm高度的空间用来植骨。（f）小心植入骨替代材料，避免过度挤压提升的骨块。（g）切口无张力缝合。（h和i）CT影像显示计划种植区域骨高度为9mm。

根分叉内骨高度 > 9mm

患者可表现为上颌磨牙折断无法保留，其根分叉处至少有9mm的骨高度。对于这类病例，手术要求龈沟切口并翻瓣，牙拔除时注意保护牙槽中隔及颊、腭侧骨。这可能需要使用超声骨刀扩大牙周间隙，涡轮钻截牙冠并分根，分别拔除每个根。上述操作目的都是保存牙槽骨（图9-5）。

应选择能够保证种植后初期稳定性的种植体，并避免过大的上颌窦穿孔。在近远中方向，种植体的中心与邻牙距离相等。颊腭向位置应由治疗团队根据日后修复固位方式来决定。重要的是种植体植入后保证颊侧至少有2mm厚度的骨。可以用导板导航技术来提高种植体的植入精度[5-6]。

植入位点可以用圆形或锥形钻做起始标记。后续备洞应尽可能保留骨。使骨挤压致密而非将其去除，才可能实现真正意义上的好的备洞（见第10章）。种植体植入至骨边缘下0.5～1.0mm，以形成合适的骨包埋水平。根据临床医生的喜好，可采用同种异体骨移植。上部使用愈合基台进行牙龈成形，不需要进行二期手术（图9-5）。

如在备洞过程中上颌窦黏膜穿孔，则在洞内植骨待其愈合，准备延期种植手术，以免并发上颌窦感染。

根分叉内骨高度7～9mm

在这种情况下，可在拔牙窝内植骨，那么在种植手术时再结合经牙槽嵴顶上颌窦底骨提升术，就会有足够的骨量。如拔牙后即刻在拔牙窝的中央种植备洞，易触及窦底黏膜。而由于分叉处中隔骨相对较小，这就很难在提升窦底黏膜的同时，保证仍有足够的骨量来维持种植体的初期稳定性。故在这种情况下，应在拔牙部位进行植骨，4个月后种植手术时经牙槽嵴顶上颌窦底提升术，即可保证种植体的初期稳定性。

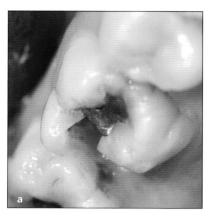
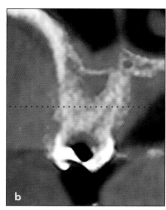

图9-5 （a）右上第一磨牙远端冠根折深达牙槽骨内的口内照片。牙无法修复保留。（b）牙的横断面影像，显示有9mm高度的骨可供种植。（c）拔牙前进行导航设计，在理想位置植入虚拟种植体。（d）拔牙，保留颊侧骨板和牙槽中隔。用反转钻备洞，将骨挤压而非去除（见第10章）。（e）将种植体植入预定位置，初期稳定性极佳。（f）卸下愈合基台，骨边缘修整后再次安装。术后横断面影像提示种植体植入位置理想。

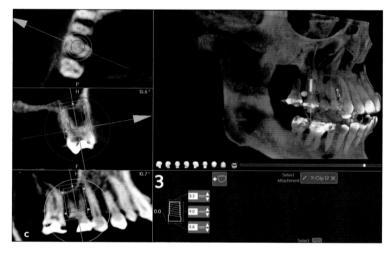

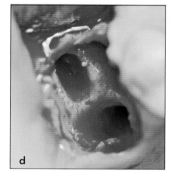
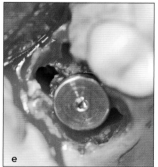
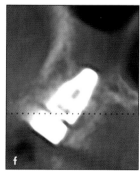

拔牙后，在牙槽窝内植入异体移植物。保证颊侧黏膜瓣至少覆盖颊根窝。在腭根窝表面覆盖一小片可快速吸收的胶原替代物，以促进软组织的移行生长。经4个月愈合后，能保有7mm的垂直骨量。在手术前确定根分叉内的骨量极其重要。即便在拔牙术后同期于拔牙窝内植骨，仍可能存在根分叉区域骨量不足的情况。如选择将种植体植入其中一个根窝，如腭根窝，则会导致种植体位置不理想，影响最终修复结果（图9-6）。

根分叉内骨高度5~7mm

手术时需要使用种植导板将备洞深度控制在距上

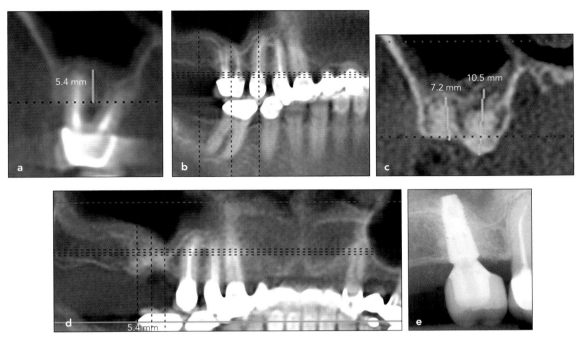

图9-6 （a）CT横断面影像显示根分叉内骨高度5.4mm。（b）右上第一磨牙拔除前CBCT全景重建影像。值得注意的是根分叉区，其垂直向可用骨量少于根尖区。（c）同种异体骨移植后横断面影像。（d）全景重建影像提示，植骨后的拔牙窝，原根分叉处的自体骨量较少。根分叉处是种植体植入的理想位置，但其垂直骨高度小于腭根窝处。（e）植入于可用骨条件较好区域的种植修复。值得注意的是，种植体的位置应该稍往近中移，即植入原根分叉区域，这样更为理想。但无论如何，它已正常行使功能3年。

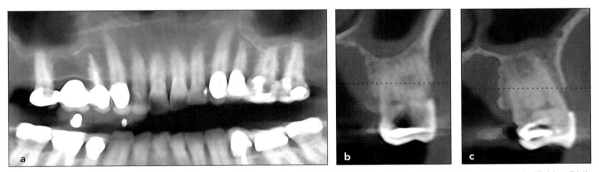

图9-7 （a）术前全景重建影像显示，左上第一、第二磨牙需要拔除、植骨、种植修复。（b和c）横断面影像显示左上第一、第二磨牙的根分叉处有7mm高的牙槽骨。

颌窦底1mm的位置。选取常规直径的钻头种植备洞，直径通常是5~6mm。用圆形尖端的骨凿向上折断窦底骨板。将骨替代材料植入洞内，并用骨凿轻敲提升洞底，直至深度与种植体长度一致。最后植入种植体，上愈合基台。患者对该术式的耐受性较好，术后恢复时间短，并发症较少（图9-7）。

根分叉内骨高度 < 5mm

如上颌磨牙无法保留且伴有上颌窦突入根分叉，在计划植入部位的可用垂直骨量就可能少于5mm。这类牙拔除后，即便进行骨移植，垂直骨量依然不足，难以支持在手术备洞同期提升上颌窦底并植入植体。

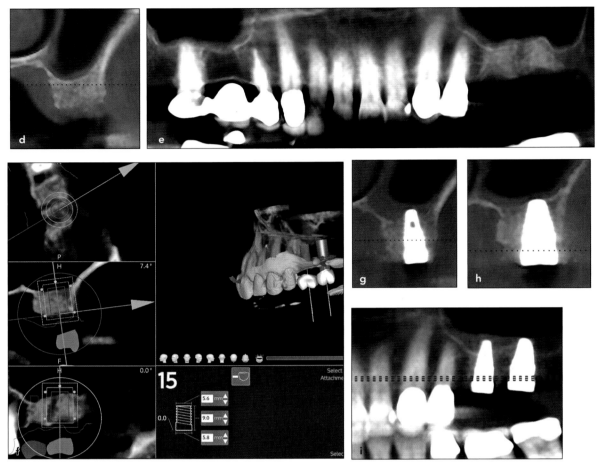

图9-7（续） （d）横断面影像显示左上第一磨牙位置骨高度7mm。（e）全景重建影像显示两个磨牙位置的骨高度在7~8mm。（f）拔牙并植骨3个月后行种植导航设计，计划经牙槽嵴顶入路提升上颌窦底，植入9mm长的种植体，植入同种异体骨替代材料。（g和h）第一磨牙和第二磨牙位置种植后横截面影像。正如预期，在种植体尖端处能最低限度地看到同种异体材料影像。（i）术后曲面断层影像提示，修复前的两颗种植体植入位置十分理想。

根分叉骨提升手术

Jensen等报道了一种用骨刀在上颌磨牙拔牙窝内截骨形成一个骨块的技术。轻敲可移动的骨块，使其向上抬高，4个月后，在拔牙处的牙槽骨垂直高度就得到了增加。患者在骨愈合后即可接受种植手术而不需植骨。该术式可改进为用超声骨刀的锯齿状刃沿拔牙根窝进行截骨[2-3]。由于植骨的垂直高度至少为5mm，通常可达9mm，因此无需再进行侧壁开窗手术。

这种方法能够恢复整个上颌磨牙位置的骨高度，且并发症相对较少。如拔牙术前检查发现患牙根分叉区骨的垂直高度不足，即可考虑将根分叉区骨提升入上颌窦。通过有目的地提升骨块并在加深的窝洞内植骨，可获得足够的骨量来进行常规种植手术，或在种植手术中为再次提升术提供足够的骨高度支持。

治疗步骤

采用局部浸润麻醉。沿龈沟切开并做垂直向减张切口，避免损伤邻牙龈乳头。在颊侧翻瓣，暴露牙颈部及颊侧牙槽骨边缘结合处。做骨膜松解，以便黏骨膜瓣可移行覆盖近、远中颊根窝。

拔牙时使用超声骨刀的牙周切割尖来分离牙周间隙，尽量保存牙槽骨。必要时，可用小切割尖截冠分根，以免损伤颊部皮质骨。牙根拔除后，仔细清除拔牙窝内的炎性肉芽组织。如拔牙窝底部已可见上颌窦底黏膜，清理时，应注意避免对其造成损伤（图9-3）。

超声骨刀可用于精确截骨。用锯齿状的刀尖截开两个颊根窝间的骨骼，然后将切口延伸到腭根窝。注意截骨完全，但避免损伤上颌窦底黏膜。截骨切割时的落空感就代表达到了所需的深度。到这一步时，与根窝相邻的骨块应该已经可以活动了。如没有，则检查截骨切口并继续截骨，仍需注意避免穿破窦底黏膜。用平头骨凿，轻柔地将骨块上抬4~5mm，可形成一个深度>7mm的骨凹陷。这样，在种植手术时，再通过简单的经种植备洞的上颌窦提升，还可进一步提升种植部位的垂直骨高度[3]。

将骨块移动并轻轻抬高后，植入骨替代材料。植入物置入后，可使用宽平的骨挤压器将植入物轻轻挤压至升高区域。不要从周边提升入窦底黏膜，以免窦黏膜穿孔。因拔牙窝同期植骨，获得的就是平整增厚的牙槽骨，能为种植提供充足的空间。移植所用的骨替代材料可以是单纯的同种异体移植物，或单纯的异种移植物，或混合有重组骨形态发生蛋白的异种移植物，或在拔牙窝洞底部植入异种移植物而在近牙槽嵴处植入同种异体移植物。目前，尚无研究证据显示不同骨替代材料之间存在显著区别。

龈瓣应尽可能减张缝合。以骨引导膜覆盖拔牙窝至颊腭侧边缘。如龈瓣难以移行至腭侧缝合，可在腭根窝口骨引导膜表面放置一片可快速吸收的胶原替代物。术后予患者医嘱及抗生素预防鼻窦感染，建议使用血管收缩喷雾剂喷鼻，以保证引流畅通。拔牙创愈合后，患者还可再次接受经牙槽嵴的窦底提升术来额外增加3~4mm骨高度。或骨高度已足够满足常规种植条件。

循证结论

Jensen等[1]报告了20例上颌磨牙拔除后手术提升根

间骨的技术。他们使用直骨刀来截骨，并用一种圆形的骨凿轻柔地将骨提升。如有上颌窦黏膜穿孔，则以氧化纤维素材料覆盖修复。4个月后，植入种植体，再之后成功完成修复。根据根尖X线片的测量，该技术平均能够增加约4mm的垂直骨高度，使得牙槽骨内可植入更长的种植体。

在Block的报告[2]中，有10例采用这种方法的案例。均使用CBCT横断面影像测量垂直骨高度。首先确定磨牙根分叉内的垂直骨高度。在拔牙术骨提升后二次测量，3个月后种植手术前第三次测量骨高度。

拔牙前患者的平均骨高度为4.4mm，标准差SD为1.3mm。拔牙后，平均骨高度为9.3mm，SD为2.1mm。3个月后平均骨高度为8.7mm，SD为2.4mm。

种植体的长度也做记录。其中5例植入了9mm长度的种植体，1例植入了10mm长度的种植体，4例植入11mm长度的种植体并完成修复。所有病例都经种植体备洞进行小幅度的窦底提升[2-3]。全部病例均无种植体脱落，均未采用侧壁开窗入路窦底提升术。随访时间6个月至2年。为免患者承受过多辐射，后期未再CBCT检查。

不植骨穿牙槽嵴顶法

穿牙槽嵴顶法可用于上颌种植体植入和增加垂直骨高度。这种方法对上颌窦黏膜影响较小，可减少并发症[7]。不过，大部分的穿牙槽嵴顶手术都是备洞去骨至上颌窦底，然后将窦底提升（图9-8）。下节将要讨论的概念则是不去除牙槽骨，而创建一个由上颌窦黏膜供血的骨块，并将它提升到窦内作为新的窦底。然后经牙槽嵴顶植骨充填牙槽骨缺损。

骨高度

如缺牙区垂直骨高度≥6mm，则通常通过种植体备洞部位经牙槽嵴顶入路提升窦底。所选种植体长度一般比剩余骨的高度多3~4mm。如骨高度是6mm，那么可选用9~10mm长的种植体。如高度为8mm，则选择11~12mm长的种植体。

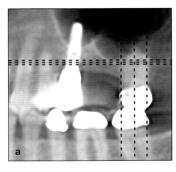
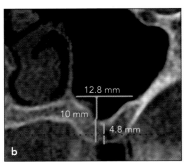
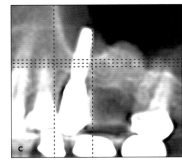
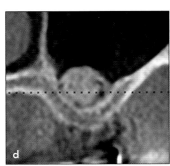
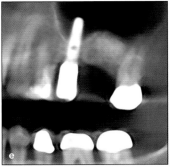
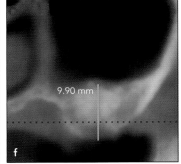
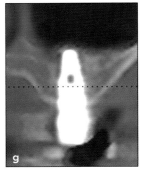
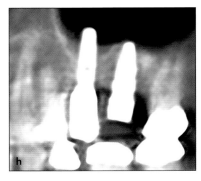

图9-8　（a）术前曲面断层影像显示左上第一磨牙缺失。注意缺牙区的骨隔。（b）术前横断面影像。注意余留牙槽骨高度为4.8mm，预期提升高度至10mm，近远中向距离测量为12.8mm。（c和d）放射影像显示，经牙槽嵴顶入路植入异种骨替代材料形成穹隆。使用直径4～4.3mm带止停环的钻头备洞。骨凿截断窦底骨板。置入异种骨替代材料，轻敲窦底骨块提升至10mm。逐层置入骨替代材料并压实到已提升的窦膜位置，共植入0.5mL的骨粉。（e和f）骨增量术后4个月的放射影像，显示植入物骨化，高度和宽度损失极小。（g和h）影像显示长10.5mm的种植体植入位置良好。

垂直骨高度＜6mm时，可行两次穿牙槽嵴顶法。首次穿顶可将原4mm高度的牙槽骨增加4mm。4个月后，二次穿顶入路提升，同期植入种植体。这样就避免了侧壁开窗入路手术。

经牙槽嵴顶入路手术，不植入骨替代材料

目前发现，侧壁开窗或经牙槽嵴顶入路上颌窦底提升术后，即便不植入骨替代材料，在已提升的窦黏膜和完整的上颌窦底骨壁之间也能成骨。保持窦黏膜提升后所创空间稳定可能对新骨生成十分重要[8-13]。无论是否植骨，采用经牙槽嵴顶入路手术来提升上颌窦底黏膜，均可获得足够的骨量以保证种植成功并长期行使功能（见第7章）。6项研究报告显示，

不植骨经牙槽嵴顶窦底提升术后，可有1.8～5.7mm骨增量[9-10,12-15]。不过，报告和数据收集的误差影响了统计学意义分析。

经牙槽嵴顶入路手术并植入骨替代材料

有些研究对同种异体骨移植和异种骨移植的骨增量进行评估，结果垂直向骨增量在3.5～6.0mm[11,16-17]。这些研究证实了植入骨替代材料以保持间隙可获得显著的骨增加。

无论是否植骨，采用经牙槽嵴顶入路的成骨技术获得的骨增量为3～6mm。不同的移植材料似乎不影响

种植成功率[7,17]。在一项研究中，120多位患者接受了经牙槽嵴顶入路的提升术，使用同种异体骨移植和自体骨移植对比结果没有差异。一般来说，较窄的上颌窦比较宽者更易获得经牙槽嵴顶入路的骨增量[20]。一项研究将不同入路手术及愈合时间的射频分析值进行比较，但没有对骨形成后种植体稳定性的差异做回顾分析[21]。目前尚无一项研究，将侧壁开窗和经牙槽嵴顶入路两种术式，以及不使用或使用不同骨替代材料进行综合对比分析。因此，需要对已发表论文进行全面的回顾分析以揭示一致性。

种植手术采用经牙槽嵴顶入路成骨的报告成功率是多少？当骨高度>5mm时，采用不植骨经牙槽嵴顶入路提升术并同期种植的成功率为86%~98%[7,14-18,22]。经牙槽嵴顶入路提升成骨后种植的成功率与传统的侧壁开窗提升术加二期种植成功率接近[16,21]。

初始骨高度<5mm时，经牙槽嵴顶提升种植成功率各不相同[7,19]。初始骨高度>5mm的病例，使用这种成骨技术的种植成功率确实比植骨提升但牙槽嵴高度不足的种植病例高[7]。作为一种替代方法，或在骨高度<8mm的情况下，使用短种植体也可获得良好的临床结果，但是这种方法尚无长期随访报道[19]。目前，基于已发表的研究报告以及骨增量对种植成功率影响，提出以下建议，来说明何时以及如何使用经牙槽嵴顶成骨的方法。

穿牙槽嵴顶成骨策略

骨高度≥9mm

种植无需植骨。根据临床需要，可在种植备洞过程中提升上颌窦底，以便植入稍长一点的植体[23-25]。

骨高度5~8mm

由于在上颌使用超短种植体（长度4~6mm）的长期证据不确定，临床医生可能会选择植入8mm或更长的种植体。当CBCT横断面影像提示骨垂直高度为5~8mm时，可在备洞时将窦底提升，同期植入种植体[7,14-16,22]。有证据表明，只提升窦黏膜而不植骨，也可在窦黏膜和窦底之间成骨[10-13]。

骨高度<5mm

在这种情况下，临床可根据上颌窦黏膜是否易在提升时穿孔，选择采用经牙槽嵴顶或侧壁开窗入路。如果被拔除的上颌磨牙存在根分叉内上颌窦气化情况，那窦黏膜可能与根分叉处粘连，而很难被提升。如果有上颌窦分隔、囊肿或其他窦内病变，也可能使窦膜难以提升。

增加牙槽骨高度方面，侧壁开窗方式相较经牙槽嵴顶入路方式的循证研究更多。如果采用侧壁开窗入路，植入骨替代材料后，可预测的骨高度可能超过11mm[26-30]。在同样的临床情况下，采用经牙槽嵴顶入路，可获得6~9mm骨高度，这可能就需要在种植手术时再次行经牙槽嵴顶提升术。

技术1：上颌窦底提升术前，在已愈合的缺牙部位形成一个牙槽嵴凹陷

上颌后牙缺失部位骨高度≥3mm时，可采用下述方法（图9-9）。在CBCT的横断影像上测量从牙槽嵴顶到上颌窦底的距离。局部麻醉，沿牙槽嵴顶略偏腭切开并做垂直减张切口。根据影像标识的颊腭侧边界，用球钻在牙槽嵴的备洞部位做初始标记。初始钻备洞，用止停环控制深度。钻头长度比已测的上颌牙槽骨高度少1mm。带止停环的钻头逐级备洞，直到最终直径。然后将少量骨替代材料置入洞内，并用平头骨凿敲击折断上颌窦底。用同一骨凿将植骨材料与窦底骨块缓慢并循序渐进地轻敲提升至所需的位置。再置入其余骨替代材料，并用骨凿轻轻提升挤压。可选择用异种移植物置入提升窦底[26]。必要时可在多个缺牙部位同期植骨。可根据临床需要，采用同种异体或异种移植材料置入牙槽嵴缺损部位。切口关闭后，患者需使用抗生素，禁止鼻腔鼓气动作。

技术2：上颌窦底提升前在牙槽嵴创建岛状骨块

在选择上颌窦侧壁开窗入路进行窦黏膜提升术时，一些外科医生主张先用球钻在上颌骨外侧壁制备出一个岛形的骨槽（图9-10，也可参考图9-2和图

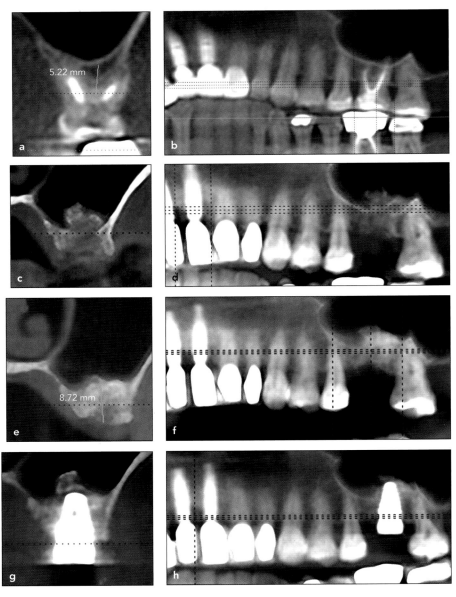

图9-9 （a和b）术前X线片显示左上第一磨牙有根分叉处骨量不足。（c和d）拔牙，截骨，连通3个根窝。敲击分叉处骨块，向上提升5mm。深部近窦黏膜处植入异种骨移植物，近牙槽嵴部植入同种异体骨移植物。（e和f）分叉处骨提升4个月后，植入物骨化良好，有足够骨量进行常规种植。（g和h）种植术影像，显示在新骨内种植体位置良好。

9-4）。分离提升窦底黏膜，将侧壁岛形骨块向内旋转，形成新的窦底并作为种植区的上界。植入骨替代材料后，侧壁愈合良好。手术的难点在于提升窦黏膜时应避免黏膜破裂穿孔。

同样的方法也可应用于牙槽嵴顶（即牙槽嵴顶部开窗），效果非常好。不过不是旋转骨壁进入窦底，而是在牙槽嵴顶部形成岛状骨块并向上方敲击穿入窦底，将窦底及黏膜作为骨和骨膜复合体一并提升。

局部浸润麻醉，沿牙槽嵴偏腭侧缘切开，在计划骨开窗部位近、远中松解黏骨膜瓣。翻瓣时注意避免破裂穿孔。如有穿孔，则应改行侧方入路。翻瓣暴露牙槽嵴，用超声骨刀锯齿状尖在牙槽嵴顶截骨。

截成正方或长方形，然后将骨块轻轻向上敲击移动4~5mm，植入骨替代材料。先置入一层，然后使用平头骨凿轻柔地将植入物向上挤压。骨替代材料植满后，缝合关闭伤口。予患者抗生素预防感染，并建议使用黏膜收缩鼻喷剂以避免鼻塞。术后行CBCT，以确认牙槽嵴骨段移位准确，且无移植物进入窦内。待骨愈合后，行种植手术。

结论

术前对上颌骨可用骨量进行仔细评估和诊断有助于口腔外科医生选择合适的骨增量术式。采用经牙槽

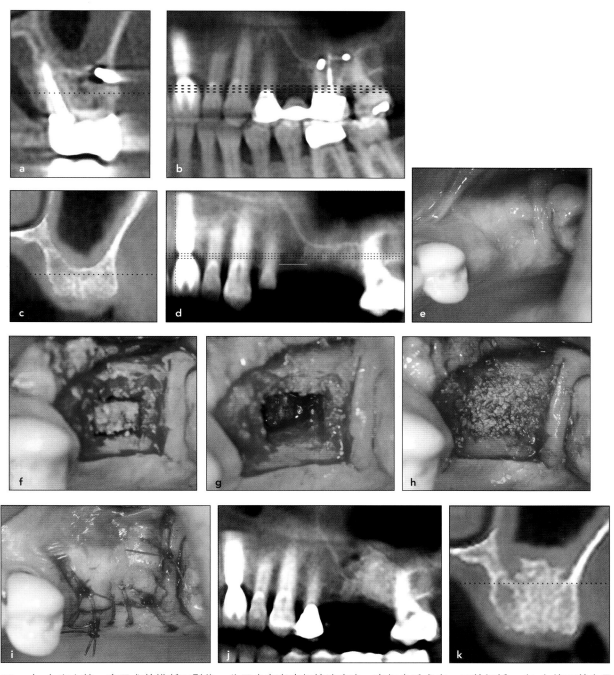

图9-10　（a）左上第一磨牙术前横断面影像。此牙齿有多次根管治疗史，有根尖手术史，目前根折。（b）拔牙前全景重建影像，显示左上第一磨牙作为3个单位固定义齿的基牙。第二前磨牙于15年前拔除。（c和d）X线片显示拔牙后植入同种异体骨骨高度。由于有大范围颊侧骨吸收以及牙龈增生，故未行根分叉提升术。（e）拔牙后4个月，拔牙创愈合良好，上皮覆盖。（f）牙槽嵴切开，垂直减张切口，翻瓣。用超声骨刀切割尖在牙槽嵴顶截骨。利用手感判断压骨刀尖端穿透骨块的时机。（g）向上轻敲骨块，抬高窦底和窦黏膜。未见明显穿孔。（h）采用异种骨替代材料作为移植物，温和压入以维持提升骨块的位置。（i）可吸收缝线缝合切口。嘱患者使用抗生素，避免擤鼻等鼻腔鼓气动作。（j和k）这些影像显示了骨增量后上的上颌牙槽骨高度，可以在附加少量植骨的条件下植入2颗种植体。可与c图的骨高度进行比较。

嵴顶开窗入路可以进入根分叉区域并提升上颌窦底，
并发症少于其余术式。

第10章

经牙槽嵴顶上颌窦底提升的骨钻挤压术

TRANSCRESTAL SINUS AUGMENTATION WITH OSSEODENSIFICATION

Salah Huwais, DDS | Ziv Mazor, DMD

上颌后牙区的各种挑战

从历史上看，上颌后牙受植区与较高的种植失败率相关[1-4]。上颌后牙区随着牙齿的缺失，出现牙槽嵴顶吸收和上颌窦气化导致牙槽骨量的不足，并因其骨小梁密度低，使得在种植位点植入方法上面对更多的挑战。

已有文献记载几种应对上颌缺牙区骨量不足的手术方法，包括侧壁开窗法和经牙槽嵴顶入路法[5]。侧壁开窗提升术是由Boyne和James介绍的[6-7]。Wallace和Testori报道了可预期的临床结果，但有窦膜穿孔、延迟愈合和术后感染的并发症风险[8-10]。另一方面，Summersh所描述的经牙槽嵴顶入路法有较少的并发症和较小的创伤[11]。然而，据报道窦膜穿孔的风险可达26%，这与术者的经验有关[12-13]。Mazor等报道了一项为期3年的随访，随访了10颗利用用骨挤压器经牙槽嵴顶法植入的种植体[14]。10个种植位点中有4个出现窦膜穿孔。他们指出，窦膜破裂主要是由于该区骨形态的不规则和创口小，手术控制较难[14]。

采用超声骨刀、球囊、液压和无切削刃尖的改良骨挤压器，可以降低窦膜穿孔的风险，而骨挤压器产生的强大力量可能会导致意外的窦膜穿孔。这些手术方法使得术者能够抬高窦膜，但仍然需要可预测性来减少穿孔的风险[15-17]。此外，传统的经牙槽嵴顶法需要至少4～5mm的垂直牙槽骨剩余高度，才能安全且可预测抬高其窦膜，同时放置具有足够稳定性的种植体[18]。

文献报道了几种临床策略和骨固定技术来增加上颌后牙区密度和提高种植体的稳定性。级差备洞植入更粗的锥形种植体和使用槌状骨挤压器挤压增加骨密度，其成功率各有不同[11-12,19]。Rosen等报道，在一项20个月的多中心随访研究中，174颗种植体使用骨挤压器实现骨压缩并同时抬高窦膜，留存率为95%[19]。种植位点牙槽嵴顶高度≤4mm的，留存率下降到85%[19]。Del Fabrro等[10]进行了一项系统回顾，并报道了种植位点牙槽骨高度＜5mm的种植体留存率降低。与此同时，Toffler[21]使用同样研究方法对植入的202颗种植体进行了18个月的随访，其留存率为95.7%。

尽管骨预备器械有必要进行改进，但是作为窦底提升术的一部分，很少在文献中受到关注[22-23]。虽然最近的研究关注于备洞和植入来增强骨结合，但这些方法中的大多数都是减少骨预备量[24-27]。胶原蛋白决定了骨小梁的可塑性和骨韧性——骨骼吸收能量的能力，而级差备洞会破坏胶原蛋白的完整性[28-29]。骨的塑性变形取决于时间和应变速率历史[30-31]。骨内液体含量也影响黏弹性[32-33]。为了保持功能可塑性和增强骨韧性，应当慎重考虑级差备洞。

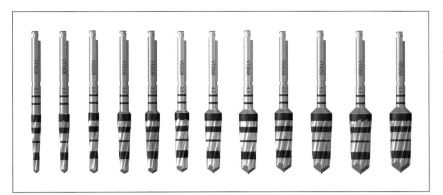

图10-1　Densah钻（Versah）有多种直径，便于备洞同时进行牙槽嵴顶定向窦底提升。

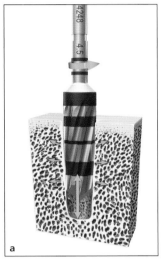 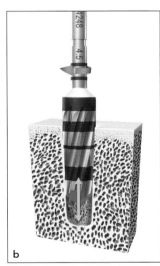

图10-2　Densah钻是一种双重作用工具。建议行TSAOD是在OD模式下用钻（逆时针旋转，800～1200转/分钟），同时进行提拉和大量冲洗。（a）OD模式。（b）切割模式。

骨钻挤压

Huwais最近提出了一个新的概念，称为骨钻挤压[34-35]。这是一种新颖的动态生物力学骨挤压操作方法，可以不使用级差技术进行备洞。备洞是一个渐进的过程，以保存胶原蛋白，提高骨骼的可塑性[34]。新型钻头具有便于推进的较大反向斜角，无需切割就能通过压实自体骨来提高骨小梁密度[34-35]（图10-1）。挤压钻头设计有一个刃边和一个逐渐增加直径控制膨胀过程的锥形体部[35]。钻头按实际直径范围的平均大小进行标记［例如，Versah Densah钻（2.0）尖端为1.5mm，顶部为2.5mm］。这些钻头与标准的外科马达和冲洗一起使用，但以非切割的逆时针方向旋转，

转速为800～1200转/分钟，来进行致密化。钻头有双重作用，也可以在切割模式使用切割方向（顺时针800～1200转/分钟）。

建议行经牙槽嵴顶骨钻挤压技术（TSAOD）是在挤压（OD）模式下用钻（逆时针旋转，800～1200转/分钟），同时进行提拉和大量冲洗（图10-2）。大量冲洗为钻和骨骼表面之间进行润滑，并消除过热。冲洗提拉法与高速逆时针旋转相结合，在钻头前方产生一种流体动力波，称为压缩波[35]。

Huwais等回顾性评估了222位接受TSAOD并同期植入种植体的患者（共计261颗种植体；未发表数据，2017）。随访6～64个月，种植体留存率为97%，未观察到窦膜穿孔。骨钻挤压有效地促进了剩余骨高度为2mm的患者的窦底提升，而没有侧壁开窗和经牙槽嵴顶技术的固有缺点。在剩余骨高度＜2mm，宽度仅为4mm的情况下，该技术存在一定的局限性[36]。Kumar和narayan报告了20例接受经牙槽嵴顶骨钻挤压技术的患者的22颗种植体在1年以上的留存率为100%[37]。他们也报告了最小剩余骨高度情况下，成功行窦底提升而未发现窦膜穿孔。

骨钻挤压有能力预备种植位点的同时，低穿孔风险地提升窦膜，促进自体骨重建，提高种植体的稳定性。这些能力是基于以下技术过程的结合：

- 冲洗提拉的流体动力波作用，加上高速逆时针旋转的钻头，导致接触点前的液体流动。
- 一旦窦底被致密钻穿透，冲洗液和骨碎片就会液压提升窦膜。
- 液压压缩加上骨钻接触产生相反的轴向反作用力，与术者施加的力的强度成正比。触觉反馈使术者能

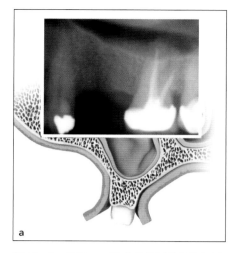
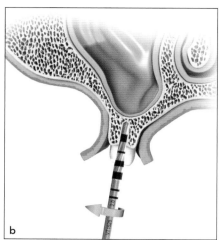
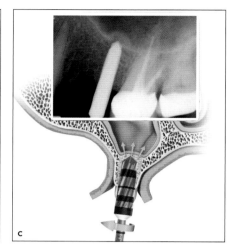
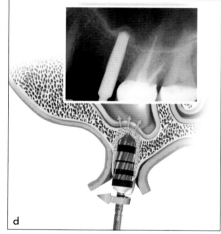
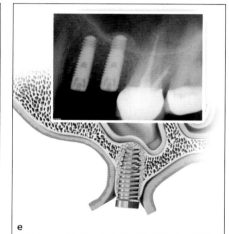

图10-3　在8mm剩余骨高度行TSAOD的X线片。（a）到窦底的距离为8mm。（b）先锋钻钻至距离窦底1mm。（c和d）在挤压模式以1200转/分钟使用Densah钻。（e）窦底提升并植入2颗11.5mm长的种植体。

够根据所感知到的骨密度来控制力，从而实现可控制的塑性变形[35]。

- 在种植位点，侧向挤压移位的小梁骨小碎片被推向侧面和顶部，促进骨内密度增加[34,38-40]。
- 在相对非创伤性备洞过程中，骨的塑性保留下来，使得窝洞内壁向窝洞中心"回弹"。这随后为骨与种植体的接触增加了生物机械力[34]。
- 由于骨小梁间生物质的增加，失活骨碎片的骨单位为早期和晚期骨结合中种植体周围有更好骨质提供了可能[38-40]。

TSAOD指南

有6mm剩余骨的情况

当最小垂直骨高度＞6mm且至少有4mm的牙槽宽度时，如图10-3所示，按步骤采用Densah钻头的增量

全过程。

操作步骤

1. 测量距离窦底的骨高度。翻瓣，测量窦底下方牙槽嵴的骨高度来确定工作深度。这需要参照放射影像（图10-3a）。

2. 先锋钻深度到达距离窦底1mm处。如果后牙区牙槽嵴高度为6mm或更高，并且需要更多的垂直高度，则使用先锋钻钻至距离窦底1mm的预估安全位置（顺时针钻速800～1500转/分钟，同时进行大量的冲洗）。用X线片确认先锋钻位置。

3. 在OD模式下使用Densah钻（2.0）到达窦底。根据所选择的种植体类型和直径，从最细的Densah钻开始（2.0）。将种植机设为OD模式，开始在窝洞内钻孔。当你感觉到致密的底壁骨时，停下来并用X线片确认第一个Densah钻垂直位置（图10-3b）。

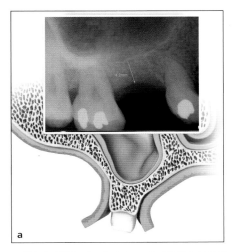 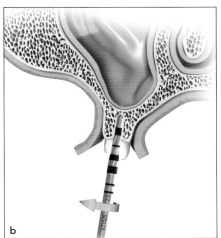 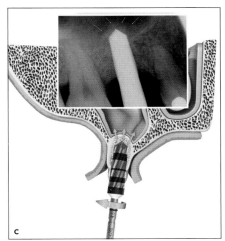

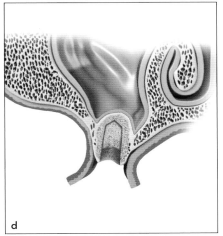 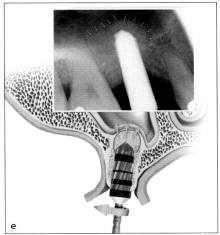 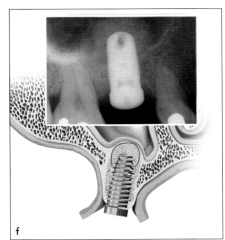

图10-4 （a）利用校准后的X线影像测量窦底以下的牙槽骨高度和工作长度。（b）在OD模式下使用Densah钻（2.0）到达窦底。（c）在Densah钻（3.0）超过窦底3mm后，在OD模式下使用Densah钻（4.0和5.0）超过窦底3mm。（d）在最后预备完成的窝洞中加入富含水分的同种异体骨。（e）在OD模式下使用步骤4中使用的最后一个Densah钻，速度为150～200转/分钟，不带冲洗，将同种异体骨推进到窦内。（f）放置种植体。

4. 使用Densah钻（3.0）以OD模式进入到超过窦底3mm。在OD模式下使用下一级直径的Densah钻（3.0），并将其推进到之前预备的窝洞中，通过提拉运动调节压力。当钻骨到达密质骨时，用温和的提拉运动调节压力，以1mm的增量通过窦底。在任何阶段，允许的最大推进不能超过窦底3mm。随着下一级直径的Densah钻在预备过程中向前推进，更多的自体骨将被推挤，窦膜提升获得额外的垂直高度最多可达3mm。通过X线片（图10-3c，d）确定钻孔的垂直位置。

5. 植入种植体。根据植入最大扭矩，使用种植机以慢速将种植体攻入窝洞来植入种植体。用扭矩扳手将种植体植入到目标深度（图10-3e）。

有4mm剩余骨的情况

当最小的垂直骨高度为4～5mm，水平宽度>5mm，如图10-4所示，按步骤使用Densah钻增量的全过程，不使用先锋钻。

操作步骤

1. 测量距离窦底的骨高度。翻瓣，测量窦底下方牙槽嵴的骨高度来确定工作深度。这需要参照放射影像（图10-4a）。

2. 在OD模式下使用Densah钻（2.0）到达窦底，不使用先锋钻。根据所选择的种植体类型和直径，从最细的Densah钻开始（2.0）。种植机设定反转（即OD模

常规钻孔　　　　　　　　　　　　　　　骨钻挤压

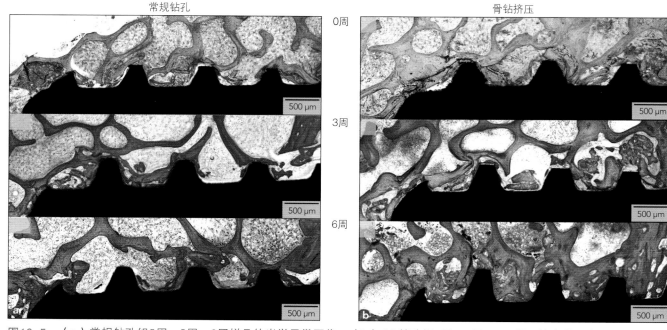

0周

3周

6周

图10-5　（a）常规钻孔组0周、3周、6周样品的光学显微图像。（b）OD钻孔组0周、3周、6周样品的光学显微图像。

式）。开始备洞直达致密的窦底。用X线片确认钻孔位置（图10-4b）。

3. 用Densah钻（3.0）以OD模式进入到超过窦底3mm。使用下一级直径的Densah钻（3.0），使用压力调节和提拉运动推进到之前预备的窝洞中。当钻到达窦底时，通过提拉运动调节压力，以1mm的增量超过窦底，达到3mm（任何阶段和任何直径，超过窦底的最大量都不得超过3mm）。骨碎片将被推向根尖，并逐渐将窦膜抬高至3mm。用X线片确认钻的垂直位置。

4. 在OD模式下使用Densah钻（4.0和5.0），超过窦底最多达3mm。在OD模式下使用逐级增宽Densah钻以提拉运动来获得更多宽度和窦膜的提升高度最高为3mm，最终达到植入种植体所需的宽度（图10-4c）。

5. 添加同种异体骨。在完成计划的最终窝洞后，用水分充足的主要成分为松质同种异体骨填充窝洞。用步骤4中使用的最后一级Densah钻，在OD模式下，以速度为150～200转/分钟，不带冲洗的条件下推进同种异体骨进入窦内。Densah钻有助于压实同种异体骨材料，以进一步抬高窦膜，且不超过窦底

2～3mm。根据种植体长度，重复植骨步骤，以促进额外的窦膜提升（图10-4d、e）。

6. 植入种植体。将种植体放入窝洞中。如果使用种植机来攻入种植体，植体可能在达到最大扭矩时停止。使用扭矩指示扳手将种植体植入到目标深度（图10-4f）。

骨钻挤压和骨结合

骨钻挤压可以提高经牙槽嵴顶入路法少量窦底提升手术的安全性和有效性。窦膜无需经牙槽嵴顶孔或侧壁入路使用手工器械操作即可升高。操作者的手感更好，导致窦膜穿孔的案例减少，并使得手术创伤相对减少。

骨钻挤压骨小梁内间隙使得骨碎片移位，从而提高骨质，促使骨结合产生成为可能[38-40]。

脊柱钢板固定中使用骨钻挤压技术的临床和动物研究均表明，与标准钻孔技术相比，骨钻挤压技术使得骨钛获得了更好的联结，从而显著提高了螺丝固位能力（图10-5和图10-6）[38]。

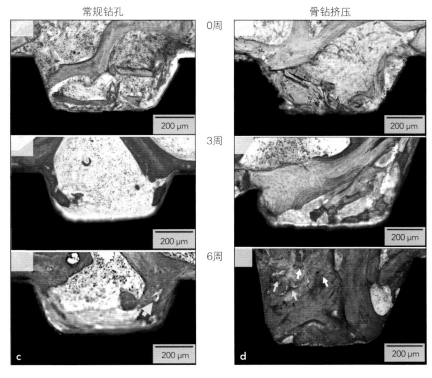

常规钻孔　骨钻挤压

0周

3周

6周

图10-5（续）　（c）常规备洞样本在0周、3周、6周时的高倍光学显微图像。（d）骨钻挤压样本在0周、3周、6周时的高倍光学显微图像。白色箭头表示手术器械残留的骨屑，黄色箭头表示重塑部位（经Lopez等许可转载）。

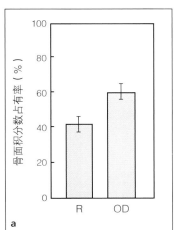
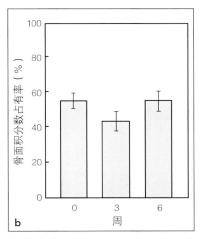
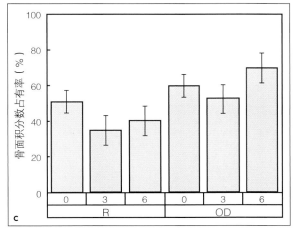

图10-6　骨面积分数占用均值及标准差（即螺纹开口面积中骨量的百分比）。（a）备洞的函数（随时间推移而瓦解）。（b）体内时间的函数。（c）各组时间点（常规vs OD）。R，标准备洞；OD，骨钻挤压（经Lopez等许可转载）。

随着时间和力学调控系统的作用，负载种植体周围的骨随着功能运动自然而然变得致密化，有利的骨应力使得稳定的种植体界面表面周围的骨矿化密度增加[44-46]，然而，如果用来维持固定的骨块出现吸收改建时，并非总是能观察到钙化密度增加和稳定[1]。因此，致密小梁的骨结合是不太可预测的，可能在小梁内是发生疲劳骨折而不是进行同步修复。在上颌后牙区，缺乏骨和移植材料会导致种植失败，这是上颌种植失败最常见的原因之一[42]。一个新的观点提示，

骨钻挤压显著侧向压实自体骨或压实置入的同种异体骨，通过骨内挤压，牙槽间隔内骨重建替换变得更具有生长潜力，从而获得更好的生物力学功能。

病例报告

病例1

53岁患者，上颌右上第一磨牙缺失，明显的上颌窦气化并伴有牙槽骨高度不足（图10-7）。

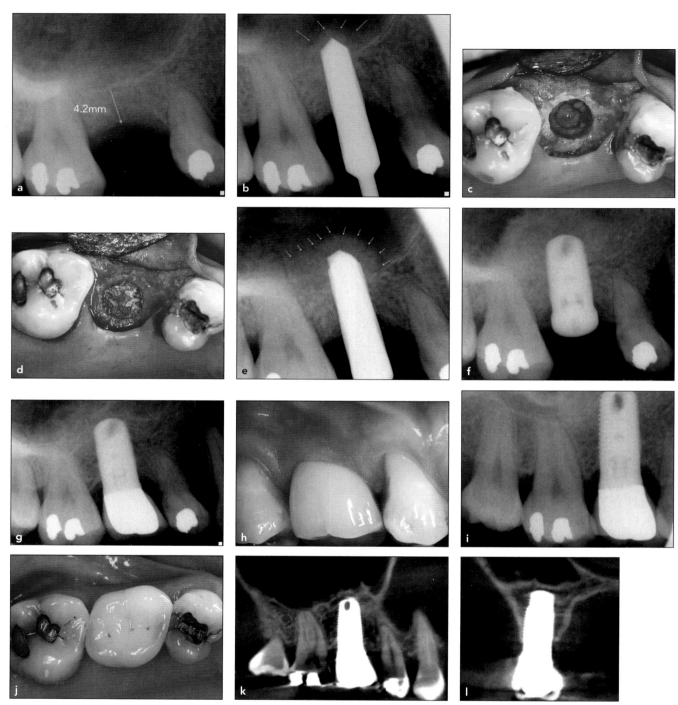

图10-7　有代表性的临床病例，5年临床及影像学随访。（a）上颌右侧第一磨牙区牙槽骨高度4mm的初始X线影像。（b）X线影像中的挤压钻（3.0）进入窦腔，推进自体骨移植到窦内，提升窦膜3mm。（c）挤压钻（4.0）扩大备洞并推挤自体骨进入窦腔3mm的临床𬌗面照片。（d）最终备洞完成并填充同种异体骨颗粒的临床𬌗面照片。（e）X线影像：使用挤压钻（5.0）逆时针方向在100～200转/分钟无冲洗将同种异体骨推进到窦内并提升窦膜实现额外的高度超出了最初的3mm。（f）术中植入种植体的X线图像。（g）种植体植入3年后的X线片。（h）种植体植入3年后的颊侧临床照片。（i）种植体植入5年后的X线片。（j）种植体植入5年后𬌗面临床照片。（k）5年随访的CBCT矢状切面。（l）5年随访CBCT横断面。

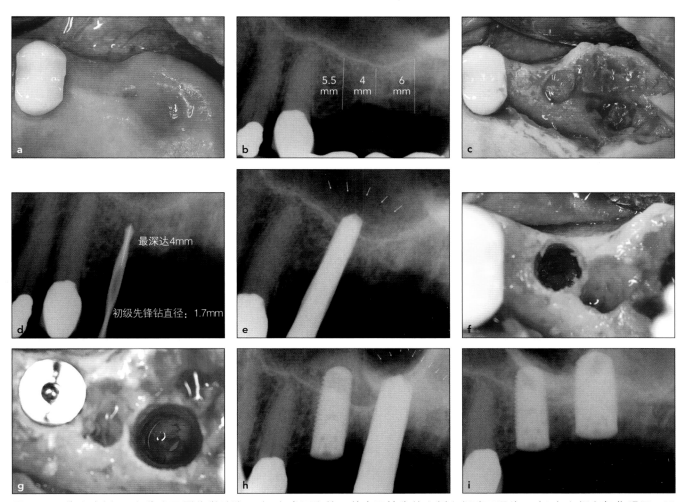

图10-8　临床病例，4年临床及影像学随访。（a）磨牙和第二前磨牙缺失的左侧上颌殆面照片。（b）上颌窦气化明显，牙槽骨高度不足，窦底不规则。牙槽嵴顶到上颌窦底高度为4~6mm。（c）翻瓣。位点显示第二前磨牙区牙槽嵴宽度不足，磨牙区骨质差，注意残留根尖。（d）根尖片显示初级先锋钻备洞至4mm深度（距第二前磨牙区窦底1mm）。（e）Densah钻VT2535（3.0）进入窦腔3mm，抬高窦膜，在提升的窦膜下植入自体骨。（f）临床殆面照片显示在第二前磨牙区侧嵴扩张，窦膜完整隆起，其下方有自体骨颗粒。最后使用Densah钻VT3545（4.0）实现横向和纵向扩张。（g）临床殆面照片显示第一磨牙区完整经提升的窦膜下有自体骨颗粒。（h）在经牙槽嵴顶充分提升的第二前磨牙区域植入11.5mm×4.7mm种植体X线片。第一磨牙区域显示出足够的同种异体植骨量，这表明根据推荐指南使用Densah钻VT4555（5.0）可获得完整的窦膜提升。（i）X线片显示第二前磨牙种植体和11.5mm×5.7mm第一磨牙种植体，均有充分的经牙槽嵴顶窦底提升。　　　　　　→

病例2

62岁患者，表现为上颌左侧磨牙和第二前磨牙缺失，并发上颌窦气化和牙槽骨高度不足（图10-8）。

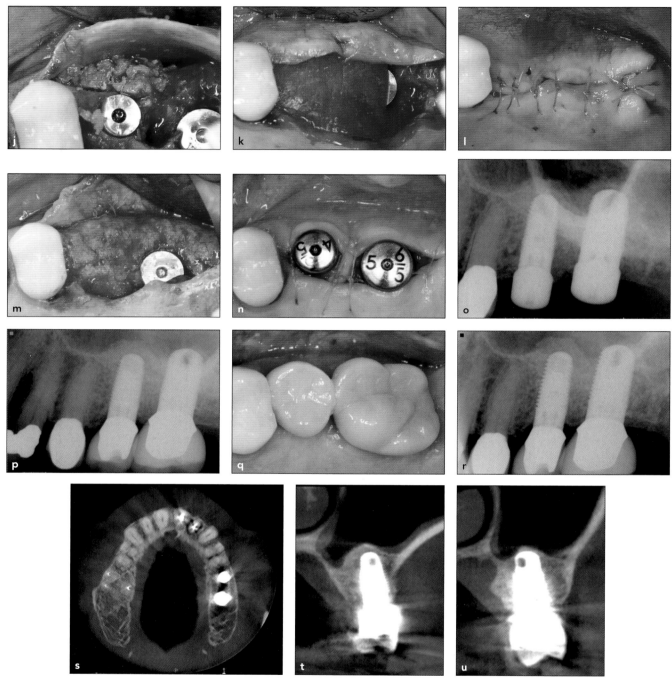

图10-8（续） （j）使用该位点的自体移植物在前磨牙种植体颊部形成必要的硬组织。（k）放置胶原窦膜引导骨再生。（l）一期缝合。（m）4个月后，表明在前磨牙和磨牙种植体周围再生了足够的骨。（n）二期时的愈合基台。（o）愈合4个月后的根尖片。（p）术后5个月最终修复。（q）随访第3年最终修复。（r）随访第3年，根尖片显示稳定的牙槽骨高度和上颌窦底提升。（s）随访第4年，冠状切面显示种植体区域牙槽骨宽度稳定。（t）CBCT横切面显示第二前磨牙区域稳定的牙槽骨高度和上颌窦底提升。（u）随访第4年，CBCT横断面显示第一磨牙区稳定的牙槽骨高度和上颌窦底提升。

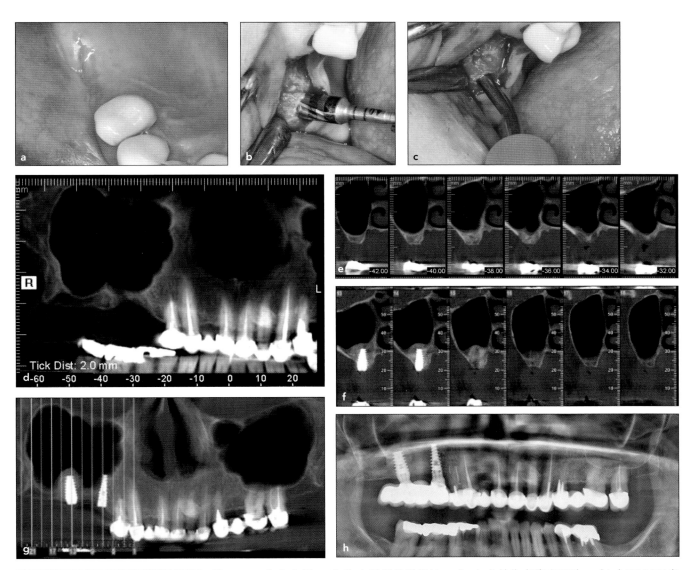

图10-9　临床病例，3年临床及影像学随访。（a）术前位点临床照片。（b）TSAOD窝洞预备。（c）进行提升。（d）术前CBCT曲面断层影像。（e）术前CBCT显示残余牙槽骨高度4mm。（f）术后5个月CBCT影像。（g）术后5个月CBCT曲面断层影像。（h）术后3年曲面断层影像。（i）术后3年临床照片。

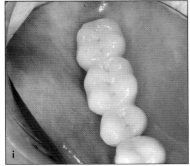

病例3

　　63岁患者，上颌右侧磨牙缺失，第二前磨牙缺失，上颌窦气化，牙槽骨量不足，剩余骨高度4mm（图10-9）。

病例4

　　43岁男性患者，上颌右磨牙缺失，严重上颌窦气化，牙槽骨量不足，剩余骨高度2mm（图10-10）。

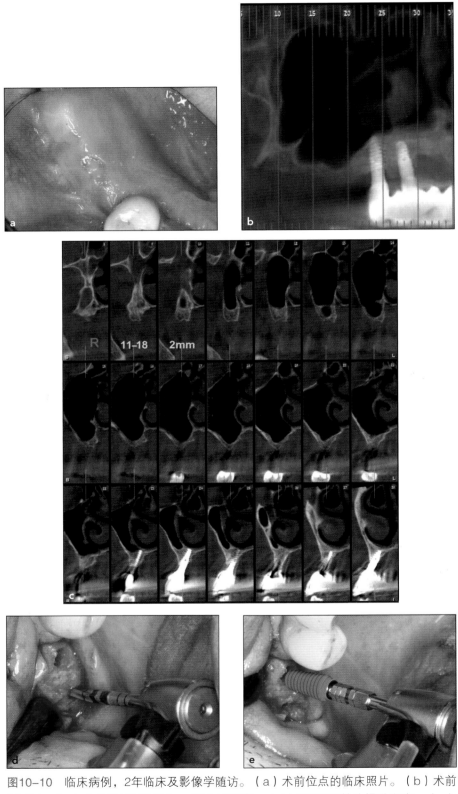

图10-10　临床病例，2年临床及影像学随访。（a）术前位点的临床照片。（b）术前CBCT。（c）术前CBCT显示2mm剩余骨高度。（d）采用OD钻头提升窦底。（e）植入种植体。　　　　→

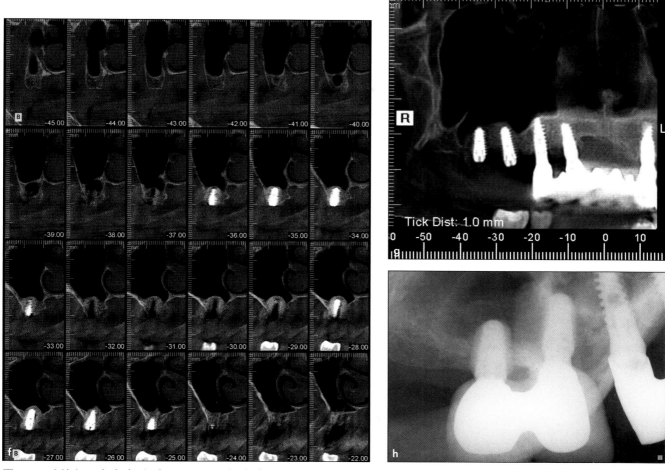

图10-10（续）　（f）术后5个月CBCT。（g）术后5个月CBCT曲面断层影像。（h）术后2年根尖片，牙槽骨高度稳定，上颌窦底增高。

第11章

经牙槽嵴顶水压超声骨刀上颌窦内提升术

TRANSCRESTAL HYDRODYNAMIC PIEZOELECTRIC SINUS ELEVATION

Konstantin Gromov,* DDS | Sergey B. Dolgov, DDS, MSD | Dong-Seok Sohn, DDS, PhD

腔外科、牙周病学和口腔种植为同种情况已研发出多种治疗方案与技术。许多手术方法的出现都基于实际案例，而另一些则随着临床医生的偏好、研究、经验和手术设备的更新改良而出现。本章比较了几种不同的上颌窦提升方法，这些方法演变为利用超声骨刀或是水压法来实现经牙槽嵴顶上颌窦内提升。

种植体支持式修复已被证实是部分牙缺失或是全口牙列缺失病例的一种有效治疗方案。当在上颌后牙区植入种植体时，需要注意可用骨的质量（密度）和骨量[1]。同样的，修复治疗方案通过特殊的手术方法会对手术治疗方案产生影响。历史上，临床医生采用了多种概念和方法来解决邻近上颌窦底和骨缺损的无牙颌病例。早期，他们了解到实施上颌窦提升术对种植体植入的必要性。当种植位点骨量允许时，种植体越长越好。实际上，许多临床医生认为长度 < 12mm的种植体不可靠，进而通过上颌窦提升术为12mm或更长的种植体预留空间。这是由于种植体表面处理方式的差异以及早期种植手术水平和修复部件的局限性。经过多年的发展，骨增量手术有了自体骨移植、同种异体骨移植、异种骨移植、富血小板纤维蛋白（PRF）、新型PRF、合成材料及组合方案等多种选择。

上颌窦内骨移植的临床目标

当出现下列垂直向骨缺损时的最佳临床治疗目标：

- 种植体所需的骨量充足。
- 微创以减少并发症。
- 植骨位点的长期稳定性。
- 可复制的、统一的、易操作的手术流程。
- 尽可能同期植入种植体。
- 上颌窦周围实施即刻种植。
- 高效、低耗。

为实现上述目标，有不同的上颌窦提升方法，通

---

*Gromov医生将本章献给他唯一的儿子，Ivan Gromov（2001—2017）。"我希望此生都不曾发生过这件事。""我和那些经历过同样事情的人也都希望，但不是他们自己能决定的，我们所能决定的是怎样对待这些一起经历过的时光。"

——J.R.R. Tolkien

常分为上颌窦侧壁开窗外提升术和经牙槽嵴顶内提升术两大类。

上颌窦侧壁开窗外提升术

　　Tatum于1976年提出了上颌窦外提升法来实施种植，而在20世纪60年代，Philip J. Boyne为可摘活动义齿增加跨牙弓修复空间，也使用了上颌窦提升法[2-4]。Boyne通过上颌窦外侧壁开窗法植入自体骨进行上颌窦骨增量。但数月后，后牙区牙槽嵴顶出现了骨量减少。随后，Boyne和Tatum的方法被持续改进，现在已经成为上颌窦外提升领域发展的基石。

　　文献指出上颌窦外侧壁开窗法要达到高成功率和可预期的远期稳定性，需要注意以下几个因素：

- 上颌窦黏膜穿孔和撕裂在上颌窦侧壁开窗提升术中是比较常见的（占10%~20%）[5]。需要考虑的复杂因素包括上颌窦黏膜厚度、窦间隔、病变的存在、操作技巧和设备。
- 上颌窦的血管系统包括上牙槽后动脉（PSA）和经牙槽上颌窦动脉（AAA）的眶下动脉骨内吻合，有术中出血的风险。据报道，经牙槽上颌窦动脉吻合的发生率高达100%[6-7]。这条动脉必须通过CBCT来正确识别。但CBCT中无法检测到经牙槽上颌窦动脉的外定位。当它存在于骨外时，可能需要使用超声骨刀来隔离和绕过血管的两个骨孔。
- 垂直切口有利于整个骨膜瓣的翻开，以提供足够的术区到达上颌窦外侧壁；然而，垂直切口会加重水肿[8]。
- 经上颌窦外侧壁开窗提升术的手术时间通常比经牙槽嵴顶的要长，尤其是对于单颗种植病例。
- 另一方面，上颌窦外提升术可以直视下观察上颌窦，并评估黏膜的状态。

骨挤压器冲顶式上颌窦内提升术

　　1994年，Summers提出采用骨挤压器冲顶式取代上颌窦外侧壁入路进行上颌窦底提升，减少了手术创伤并易于种植体的植入[9]。这种技术通过种植预备窝洞来进行上颌窦底的提升。所用到的设备包括具有不同直径和尖端形态的骨挤压器以及手术锤。骨挤压器冲顶式上颌窦内提升技术会有一些变化，但通常包括利用种植钻针备洞时的感受以及术前X线片来确定是否已接近上颌窦底。备洞至距上颌窦底约1mm处停止。用手术锤轻敲骨挤压器，造成窦底皮质骨青枝骨折。利用骨挤压器抬升黏膜，有时也可用骨替代材料间接地抬升黏膜。虽然骨挤压器冲顶式上颌窦内提升技术被许多临床医生认为是一种相对微创、易成功的方法，但还是存在一定的局限性和注意事项，具体如下：

- 上颌窦底内提升是在盲视下进行操作，对保持黏膜的完整具有不确定性。
- 上颌窦底内提升术除了会造成窦底的骨折，在鼻内镜下观察窦底提升的效果也是无法预期的[10]。
- 上颌窦底内提升术要求剩余牙槽骨高度至少5mm，窦底提升3~5mm后才能植入1颗8~10mm的种植体。
- 有报道上颌窦底内提升术后会发生良性阵发性位置性眩晕[11-12]。

　　成功的骨结合要求种植体周围有骨的包绕，因为种植体的负重大部分发生在种植体颈部的5mm。因此，如果牙槽骨高度在3~6mm，那么经牙槽嵴顶行上颌窦内提升并植入8mm的种植体是可行的。建议对经牙槽嵴顶入路的上颌窦内提升术做如下改进，以提高其成功率：

- 种植钻针建议使用带停止环（不同工作长度的金属套管）的钻针。钻针的工作尖端涂布金刚砂并带有内冲洗或者圆形螺旋槽，以防止钻穿黏膜[13-17]。此外，在旋转的螺旋槽之间形成一倒锥状的骨塞，为提升的黏膜提供额外的保护（图11-1）。
- 与盲视下进行的骨挤压器冲顶式上颌窦内提升技术不同，球囊加压法和超声骨刀法发展迅速。此外，使用不带球囊的套管可产生沿水平方向均匀分布的液压压力，从而达到最佳窦膜分离效果（图11-2）。
- 种植体颈部及体部的设计对于种植体的初期稳定性起到了重要的作用，因此，建议使用颈部带有切削功能设计的种植体。
- 宽直径的愈合基台为种植体提供了额外的稳定性，

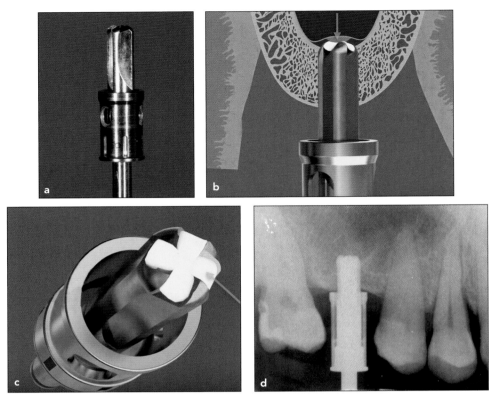

图11-1　（a）经牙槽嵴顶入路的上颌窦内提升工具盒里的安全钻针都有一个8mm的停止环。（b）当钻针安全抵到上颌窦底时，其尖端有一倒转的圆锥形能切割皮质骨。（c）注意钻针切割刃之间的骨屑。钻孔时产生的骨颗粒向上挤压。（d）准备进行窦膜提升时术中根尖X线片确认了CAS钻头的位置。

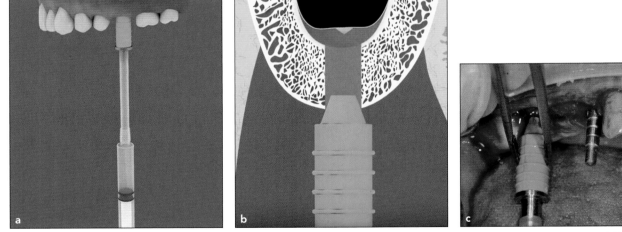

图11-2　（a~c）在骨挤压器冲顶式上颌窦提升法中CAS工具盒配备了液压提升装置。液压提升装置需要由一次性注射器注射无菌生理盐水溶液。

以防止种植体向上颌窦内移动。两段式轮廓形状聚醚醚酮（PEEK）愈合基台可以在拔牙和即刻种植时对植骨材料起固定作用（图11-3）。

• 骨移植器械包括一个骨粉充填器以及带有刻度的特殊填塞器。漏斗状的设计有利于骨移植材料的输送。在低转速下，旋转的输送器将骨移植材料植入提升后的上颌窦内（图11-4）。

图11-3　（a）波浪形的PEEK愈合基台有好几种内连接设计，并且尺寸与绝大部分种植体平台相匹配。（b）上颌第一磨牙拔牙窝内行即刻种植，种植体内六角平台的平面与磨牙颊侧平行，有利于不对称波浪形愈合基台的就位。（c）异种骨颗粒紧密填塞于种植体周围。为了防止骨移植颗粒进入螺丝孔，需放置一个临时覆盖螺丝。（d）波浪形愈合基台放置于种植体上有以下几个非常重要的功能：种植体额外的机械固位，有利于拔牙窝洞填塞骨移植材料，为最终修复体提供理想的牙龈袖口。

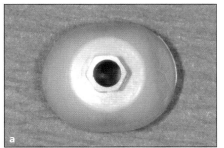
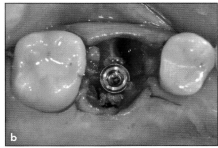
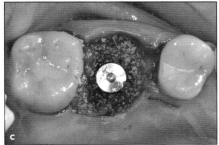
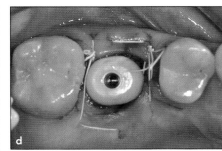

图11-4　（a和b）骨颗粒材料由一个骨粉充填器进行输送。（c和d）骨颗粒材料由一个特殊的漏斗和充填器（CAS工具盒的演变）进行输送。（e）上颌窦内提升骨颗粒材料填充后植入种植体。（f）术后愈合基台的𬌗面观，通用型手术导板确认种植体的最佳分布位置。

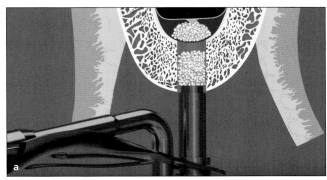
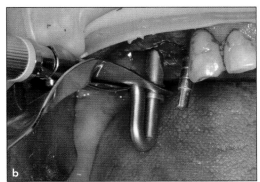
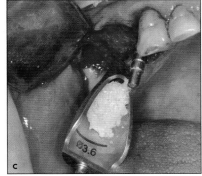
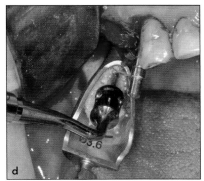
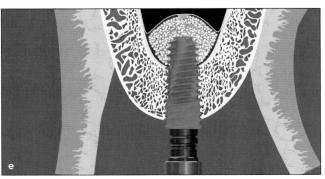
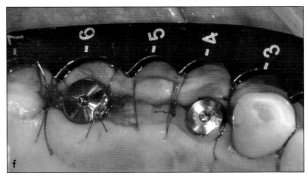

表11-1　同期植入种植体时上颌窦外提升术和上颌窦内提升术的比较

	上颌窦外提升术	上颌窦内提升术
入路及可见度	最佳	受限
翻瓣范围	大，近远中及冠根向伴有1~2个垂直切口	小，与简单种植翻瓣比较：没有垂直切口，最小的冠根向和近远中翻瓣
术中并发症	黏膜穿孔，切断上牙槽后动脉分支 种植体植入时颊侧骨板断裂，开窗口与种植体位置靠得过近	黏膜穿孔风险较低
术后并发症：肿胀、挫伤、异常疼痛	偶发，较频繁	罕见，与简单种植相比较
手术时间	较长：翻瓣范围更大，附加的骨开窗	较短：不需要进行侧壁骨开窗
多颗种植体植入时	有利	需要花费更多的时间因为需要进行多处的窦膜提升和骨移植
生物材料	骨移植材料和一张骨胶原膜	只需骨移植材料，且很少量（单颗0.5~1mL）
骨提升的高度	平均10mm	平均3~5mm

使用嵴顶径路窦提工具套装盒

手术入路

适当的局部麻醉后，在腭侧的牙槽嵴顶处切开，翻开1~2颗牙的近中至远中侧瓣就足够了，不需要做垂直切口，并且颊侧瓣在冠根向上与侧壁开窗入路相比较更小。

骨挤压器预备后进入上颌窦

手术中的这一部分至关重要，因为大部分上颌窦黏膜穿孔都发生在这一步。当钻针预备至非常接近上颌窦底时准备使用骨挤压器。一旦种植钻针抵达上颌窦底时，用手术锤敲击骨挤压器造成上颌窦底不完全骨折。上颌窦底通常是一层厚度约1mm的致密皮质骨，要求一个适当的敲击力才能突破。这就是为什么

使用的骨挤压器必须是凹面的或者平面的原因。这样上颌窦黏膜较易分离。因此，上颌窦内提升工具盒较骨挤压器冲击法最根本的优势在于，进入上颌窦窝洞时黏膜还是完整的。由带有停止环的无创钻完成，被称为Cosci技术。一项比较两种技术的临床试验表明，15位患者中有13位更倾向于Cosci技术而不是骨挤压器冲击法。Cosci组术后发病率更低，手术时间更短：24分钟：33分钟。如表11-1所示，上颌窦内提升术的创伤明显小于上颌窦外提升术。所有其他与种植体存活和成功相关的参数都是相同的。目前市场上有各种用于Cosci技术的上颌窦内提升工具盒（图11-5），都能用于种植手机上并带有无创钻头。

骨挤压器冲击法中先由金刚砂钻或者尖钻定位，再由先锋钻定深至可以感受到上颌窦底壁。骨挤压器将种植体窝洞扩大至理想的直径（术前CT必须测量牙槽嵴顶至上颌窦底壁或是黏膜的距离）。值得注意的

是，大直径钻针更不易发生黏膜穿孔，因此，CAS工具盒中最接近植入种植体直径的钻针预备至CBCT上测量的低于上颌窦底1mm处。骨挤压器冲击完成后，一种钝头的工具探至上颌窦底壁，如果表面较硬，表明上颌窦底壁没有完全被移除。在这种情况下，同一个CAS钻头预备至CBCT上测量的上颌窦底直到皮质骨被移除并且黏膜没有穿孔。根据笔者的经验，在大多数情况下，钻针需要预备至超出CBCT测量值的1mm甚至2mm。例如，从牙槽嵴顶至上颌窦底测量的距离是5mm，那么通常情况下钻针的止停环位于6mm处。这通常是由于近远中骨嵴靠近邻牙使得停止环套筒无法达到牙槽嵴顶。

确认上颌窦底皮质骨被移除后，做Valsalva动作可以确认黏膜是否完整。用口镜观察有空气流动或者甚至有气泡，表明已经穿孔。有时上颌窦底与牙槽嵴顶很接近，骨高度只有几毫米时，窦底黏膜的完整性可以通过口镜直接进行评估（图11-5c）。如果没有发生窦膜穿孔，医生就可以进行下一步了。如果发生了穿孔，先要进行窦膜修补才能进行下一步。

上颌窦黏膜提升和骨移植

上颌窦黏膜提升可以有以下几种方法：球囊法、水压法和填充骨移植材料法。这一步也很重要，因为填充骨移植材料时仍然有黏膜穿孔的可能。提升黏膜最基础的方法就是填充骨移植材料。将少量的骨移植材料小心地放置于骨挤压器上，用手术锤轻轻敲击，推至上颌窦底处，不要过深。随着每次骨移植材料的增加，目的是为了将黏膜提升至窦底上方约1mm处。这就意味着需要连续3～5次的骨挤压器将骨移植材料小心地推至上颌窦底。需要多少骨移植材料由需要提升的骨量决定。放射X线片有助于判定骨提升的量。大多数情况下，0.5mL足够了。因为种植体会将骨材料往根尖方向推移，所以种植体植入会增加额外的量。

植入种植体

按照厂家的操作流程植入种植体，尽管骨量不足，但经常能取得双皮质骨固位。研究建议，为了获得初期稳定性并避免种植体掉入上颌窦内，同期植入

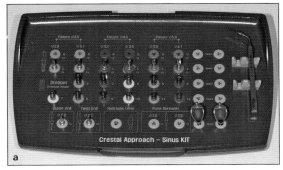

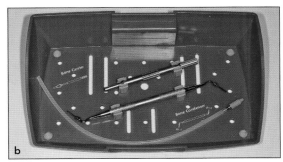

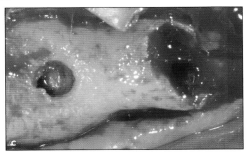

图11-5　（a和b）CAS工具盒中漏斗状装置是为骨颗粒移植所设计。（c）使用完CAS工具盒后术中观察到上颌窦黏膜完整。

种植体时需要有3～5mm的牙槽骨高度（图11-6）。适当的植入扭矩可以允许术者同期放置一个比种植体更宽的愈合基台，防止术后种植体移至上颌窦内（如5mm直径的种植体上放置一个6mm宽的愈合基台）。一期手术中放置愈合基台可以避免进行二期手术。植入扭矩取决于骨高度、骨量、种植体设计和骨挤压器的缩窄设计。

并发症

分为术中并发症和术后并发症。术中并发症包括黏膜穿孔，可以导致早期术后鼻出血。后期术后并发症包括持续性鼻出血、疼痛、肿胀和种植体掉入上颌窦内。

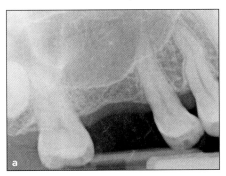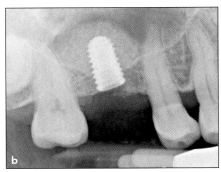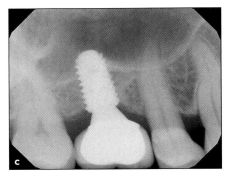

图11-6　（a）术前根尖片显示，上颌第一磨牙缺失，牙槽嵴顶距上颌窦底骨高度约3.5mm。（b）术后根尖片显示，使用CAS工具盒进行上颌窦提升术并植入同种异体骨颗粒后，同期植入1颗8mm×4.5mm的种植体并放置一个5mm×5mm的标准愈合基台（未显示）。界限清楚的圆顶状同种异体骨表明了上颌窦提升后窦底黏膜是完整的。（c）最终修复体戴入1年后的根尖片显示，有显著的骨移植材料的重建，提升后的上颌窦底有新生皮质骨层以及稳定的临床表现（牙周医生：Konstantin Gromov, DDS；修复医生：Ye Wang, DMD）。

黏膜撕裂修复技术

将约15mm×15mm的修复性胶原膜沾湿折叠后，小心地放置于骨挤压器上，放入上颌窦底处。比起骨颗粒材料，此时更推荐骨胶原塞，因为能减少骨移植材料移动的可能性。

超声骨刀在上颌窦内提升术中的应用

超声骨刀是利用高频超声振动来制备种植窝洞。超声骨刀不会切割软组织，无形中减少了对上颌窦黏膜的损伤[18-20]。无论进行上颌窦内提升还是上颌窦外提升，超声骨刀都可以有精确的控制，降低上颌窦黏膜穿孔率[21-23]。另外，在上颌窦底被磨穿时，通过超声振动可以感受到上颌窦黏膜的位置，因此黏膜穿孔发生的可能性大大降低。

PISE技术

超声骨刀上颌窦内提升（PISE）技术在2003年被提出[19-20]。手术入路由超声骨刀手术刀头替代骨挤压器完成，但还是需要通过骨移植挤压来提升上颌窦黏膜，因为超声骨刀的外部冲洗水压无法将黏膜抬起。

在PISE技术中，伴有外部冲洗的超声骨刀圆柱形碳刀头或者任何兼容的刀头，连接在超声骨刀机器上（Surgybone, Silfradent），被用来突破上颌窦底壁。刀头（S028E）的工作端宽2.8mm，高4mm（图11-

7a, b）。

超声骨刀碳刀头在制备种植窝洞时比涂布金刚砂的刀头力量更大，效率更高。当突破上颌窦底壁时，通过骨移植材料挤压来提升上颌窦黏膜。骨移植材料选择骨凝胶或者骨胶原塞更好。

用小牛骨粉（BioCera, Oscotec）和胶样同种异体骨（OrthoBlastⅡ, SeaSpine）混合来制备骨凝胶或骨胶原塞。小牛骨起放射阻射标记作用，胶样同种异体骨在黏膜提升时起缓冲作用。使用骨粉充填器将骨移植材料填充至窝洞内。窄直径的骨挤压器（通常直径2mm）或是超声骨刀刀头将骨移植材料压实。超声骨刀刀头比骨挤压器更有利于骨移植材料的放置，因为它使用振动形成一个柔和的压缩力。上颌窦黏膜提升后，标准直径的种植体（如3.7~4.0mm宽的锥形种植体）无需额外备洞即可植入。若要植入宽径种植体，需要用中间钻制备窝洞才能使种植体获得良好的稳定性（图11-7）。

水压PISE法

水压PISE法（HPISE）是PISE的升级方法。这种方法在2008年提出，使用超声振动来突破上颌窦底壁，与PISE类似[12]。然而，与PISE和其他传统上颌窦内提升法不同的是，HPISE不是依靠挤压骨移植材料来提升上颌窦黏膜，而是利用内部冲洗的水压。内部冲洗的水压可以在植骨前提升上颌窦黏膜多达20mm。在大多数案例中，当上颌窦黏膜被充分抬升起来，

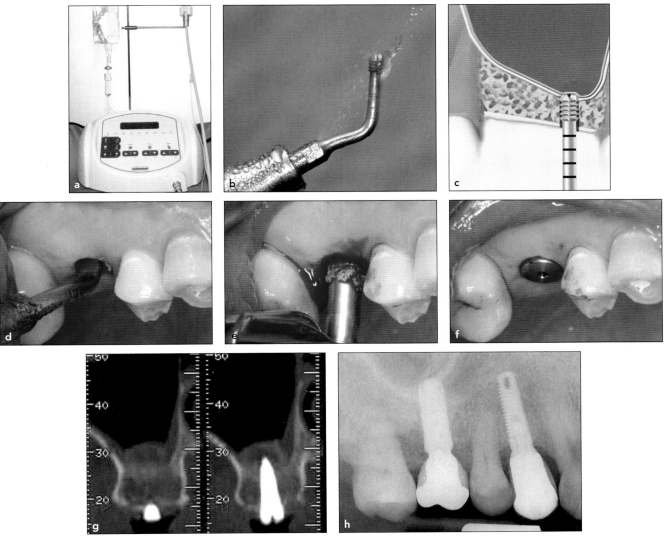

图11-7　（a）超声骨刀设备（Surgybone）。（b）带有外部冲洗的PISE圆柱形碳刀头。（c）上颌窦底被PISE刀头突破。（d）PISE刀头伸入种植窝洞内，直接突破上颌窦底暴露黏膜。（e）将小牛骨粉（BioCera，Oscotec）和胶样同种异体骨（OrthoBlast II, SeaSpine）的混合物放入窝洞内来提升上颌窦黏膜。用骨充填器压实填入窝洞来提升上颌窦黏膜。（f）按简易流程同期植入1颗12mm×4.8mm种植体（EBI Implant）。（g）术后CBCT显示，上颌窦提升垂直向提高了约5mm。（h）最终修复12年后磨牙区后前位片。

同期植入种植体时，上颌窦黏膜下方的空间无需进行植骨[24-26]。根据一份关于不植骨上颌窦内提升术5年的前瞻性研究，上颌窦内会发生骨再生，并有良好的长期效果[25]。除了骨移植材料，明胶海绵、自体静脉血和由浓缩生长因子（CGF）制成的纤维块都能加速上颌窦内骨改建[27-28]。但是，如果不同期植入种植体，上颌窦内必须植入骨移植材料来维持提升的空间。

HPISE外科技术

第一步，用带有内冲洗的直径2.0mm圆形HPISE刀头突破上颌窦底壁，同时抬升上颌窦黏膜。圆形刀头上每隔2mm都有深度指示线，用来精确测量牙槽嵴顶至上颌窦底壁的剩余牙槽骨高度。另外，刀头每隔2mm都有一个止停环（套筒）防止到达上颌窦底时意外穿通上颌窦黏膜（图11-8）。超声骨刀进入上颌窦底后，放置在窝洞中，对上颌窦黏膜进行额外的10～20秒冲洗。大多数情况下，窦底黏膜都能轻易地被抬升起来。接着，直径2.8mm圆柱形的超声骨刀刀头扩大窝洞，此时上颌窦黏膜被水压提升起来。从窝洞中取出超声骨刀后，术者可以观察到上颌窦黏膜随着

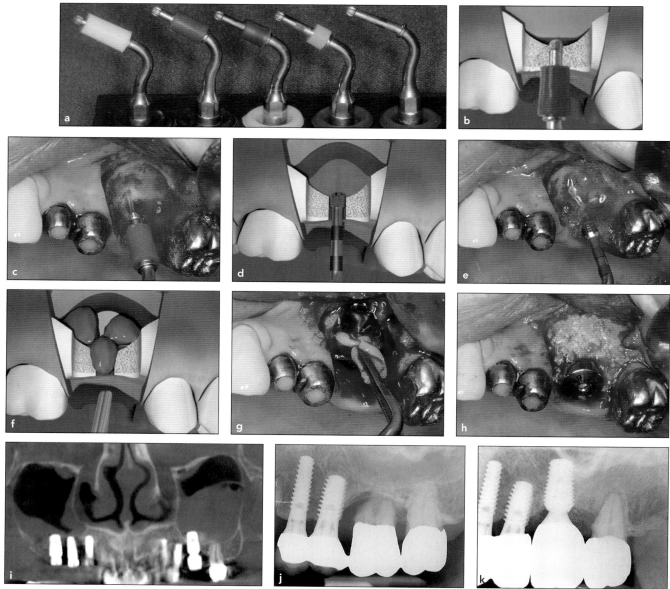

图11-8 （a）直径为2.0mm的圆形HPISE刀头，工作长度为10mm。这些刀头都配有止停环，防止突破上颌窦底壁时黏膜意外穿孔。白色止停环：2mm长；红色止停环：4mm；蓝色止停环：6mm；黄色止停环：8mm。（b）直径2.0mm的圆形HPISE刀头用来突破上颌窦底壁。对上颌窦黏膜进行额外的10～20秒冲洗，利用水压提升黏膜。（c）临床口内观，直径2.0mm的圆形HPISE刀头冲洗水压。（d）直径2.8mm圆柱形的超声骨刀刀头扩大窝洞，此时上颌窦黏膜被水压进一步提升起来。（e）临床口内观，显示直径2.8mm圆柱形的超声骨刀刀头。如果植入1颗直径3.7～4.2mm的锥形种植体，那么圆柱形的HPISE刀头为最终预备钻。（f）CGF或者骨移植材料被放置于上颌窦黏膜提升后的间隔内。（g和h）临床口内观显示上颌窦底只放置了CGF。（i）使用HPISE进行双侧上颌窦提升术后CBCT，显示右侧上颌窦提升了10mm，左侧提升了25mm。（j和k）HPISE手术前根尖片以及行使功能3年后的根尖片。

呼吸上下波动。如果植入1颗直径3.7～4.2mm的锥形种植体并要获得良好的初期稳定性，那么圆柱形的HPISE刀头是最终预备钻。如果要植入宽直径的种植体，需要使用中间钻来扩大种植窝洞。由术者选择骨移植材料。可以将只有CGF的或者混有骨颗粒材料的纤维蛋白凝块植入种植窝内。

笔者更倾向于同期植入种植体时只放置CGF而不放骨移植材料，因为上颌窦内有更多的新生骨改建。

当水压法没有将上颌窦黏膜充分提升起来或者不同期植入种植体时，还是要放置骨移植材料来维持黏膜提升后的空间。

Kim等[129]统计了250个使用HPISE方法进行上颌窦提升，植骨或不植骨的案例。指出平均负重69.3周后，总成功率高达97.2%。根据临床研究，HPISE方法被应用于上颌后牙缺牙区种植可以获得较高的成功率、较小的术后不良反应以及长期可预测性。这是一种微创上颌窦提升方法，不需要手术锤来敲击上颌窦底壁。因此，降低了良性定位性眩晕、黏膜穿孔和术后不良反应。另外，这种方法不依靠旋转器械或者骨挤压器来提升上颌窦黏膜。HPISE也是上颌窦侧壁开窗法的一种可选择的手术方法。另一个优点是可以选择植骨，也可以选择不植骨。

结论

本章基于经牙槽嵴顶上颌窦内提升术的数个概念和方法，笔者建议根据术者的技术、经验和设备对每个临床病例进行折中的选择。虽然微创不是种植手术唯一且最终的目的，但是水压超声骨刀能实现上颌窦提升并植入种植体后产生最小的并发症。

短种植体在上颌窦内、外提升骨移植中的应用

LATERAL AND TRANSCRESTAL BONE GRAFTING WITH SHORT IMPLANTS

Rolf Ewers, MD, DMD, PhD | Mauro Marincola, DDS, MS

部分或全口牙列缺失患者的上颌后牙区常因高度或水平骨量不足而无法植入常规长度的种植体。上颌窦底骨移植常常作为一种治疗方案，但并非总是需要。为避免牙槽嵴植骨，常主张应用上颌窦底黏膜提升术或称之为上颌窦提升术。"上颌窦骨移植"即指应用骨增量材料充填牙槽骨骨量不足的上颌窦腔[1-2]。在本章中，"上颌窦提升"也被用于同样概念。基于可用的剩余牙槽嵴骨量以及选用的种植体长度可采用不同的上颌窦骨移植术。

治疗前需要依据曲面断层影像（图12-1a）、数字化容积断层（DVT）（图12-1b），或CBCT（图12-1c～e）进行仔细的分析。

治疗推荐（建议）

根据骨高度（图12-2），建议采用以下规则系统应用标准长度种植体或短种植体[3-5]。

标准长度种植体选择

• 剩余牙槽嵴高度 < 1mm：水平U形Le Fort I 型截骨术+自体髂骨插入移植术。

• 剩余牙槽嵴1 ~ 5mm：上颌窦底骨移植术及分期种植体植入术。

• 剩余牙槽嵴为5 ~ 8mm：上颌窦底骨移植术+同期种植体植入术。

• 剩余牙槽嵴 > 8mm：上颌窦底微创内提升+同期种植体植入术。

短种植体选择

当使用短种植体（≤8mm）或超短植体（<6mm）时，适应证的选择其变化更明显[4-5]。

• 剩余牙槽嵴高度 < 1mm：水平U形Le Fort I 型截骨术+自体髂骨移植插入术；上颌窦外提升术或应用钛网经牙槽嵴顶上颌窦内提升术。

• 剩余牙槽嵴高度 < 3mm：经牙槽嵴顶上颌窦内提升术或上颌窦外提升术。

• 剩余牙槽嵴高度为3 ~ 7mm：经牙槽嵴顶上颌窦内提升术+同期即刻种植体植入术。

• 剩余牙槽嵴高度≥7mm：可植入短或超短种植体且无需窦底提升。

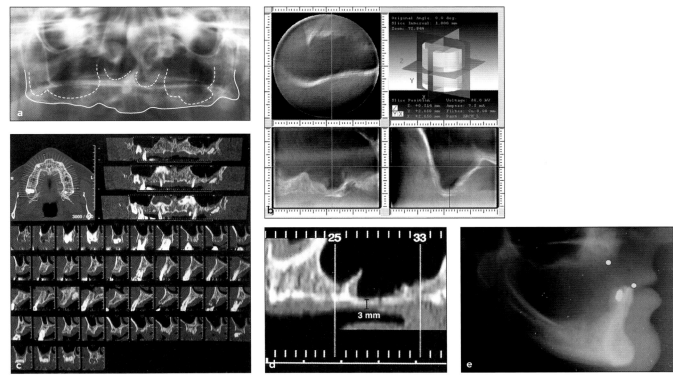

图12-1　（a）曲面断层影像显示该明显萎缩的上颌两侧剩余牙槽骨仅1~3mm。（b）上颌一侧无牙颌数字化容积断层（DVT）。右上图示获取图像的平面视角，左上图示在紫色断层面俯视可见上颌窦腔，左下图示在蓝色断层平面，可见矢状全景重建图像，右下图示在绿色断层平面，可见断层影像。（c）牙CT显示冠状切面，重建全景的三层面及44张重建牙槽骨断层影像。（d）牙CT重建的全景图显示左侧上颌窦及上颌窦间隔。（e）投影测量侧位影像，其中黄色图中点表示上、下颌骨最凸点。由于下颌骨剩余牙列的存在，使得上颌骨萎缩日益加重（重印授权于Ewers[3]）。

图12-2　推荐的操作流程须根据牙槽嵴高度、种植体尺寸以及临床医生的种植外科能力而定。（a）牙槽嵴高度≤1mm，可采用水平U形Le Fort I 型截骨术；（b）牙槽嵴高度1~3mm，可选择上颌窦底内提升术或外提升术；（c）牙槽嵴高度3~7mm，上颌窦底内提升同期种植体植入术；（d）牙槽嵴高度>7mm，可用短种植体而无需行上颌窦底提升术（经Ewers[3]允许的改良方法）。

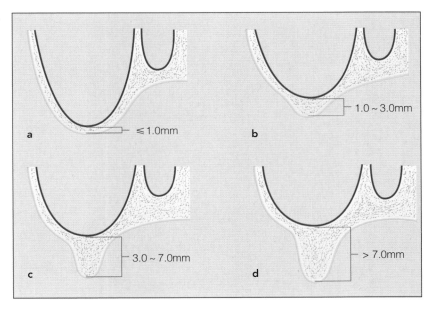

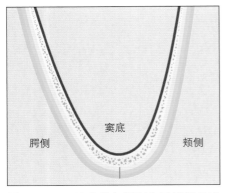

图12-3 图示术前上颌剩余牙槽嵴骨垂直高度1~3mm时，延牙槽嵴顶中线切开黏膜和黏骨膜（经Marincola[4]等许可转载）。

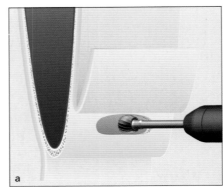

图12-4 距牙槽嵴顶上方4~5mm处预备截骨床。（a）首先应用金属粗纹磨头预备（图片来自Marincola[4]等）。（b）磨头操作术中所见。

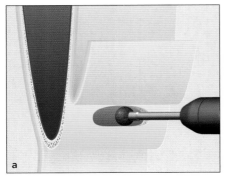

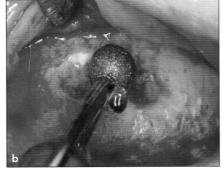

图12-5 （a）由于接近上颌窦黏膜，应用金刚砂球形磨头替代粗纹球形磨头。（b）当骨几乎被磨除时，上颌窦黏膜逐步可见。应用金刚砂球形磨头最终形成窦黏膜之上的方槽状骨缺损（图片来自Marincola[4]等）。

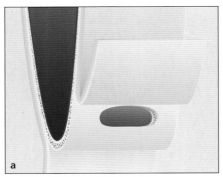

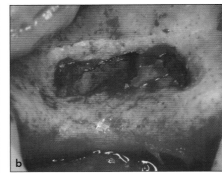

图12-6 （a）方槽状骨缺损窗口最终形成，且窦黏膜无穿孔（图片来自Marincola[4]等）。（b）当去除区域内所有骨质后，上颌窦黏膜可见完整而无穿孔。

上颌窦底外提升骨移植同期即刻种植

自1976年以来就建立了自成一体并成为上颌窦底、牙槽嵴顶骨量不足增量的标准方法[6]。经Defrancq、Vanassche等发表论文开启了经牙槽嵴顶入路的内提升术[7-9]。Engelke等[10]也报告了采用微创手术的外入路方法即窦镜下鼻旁窦底提升术（SALSA）。自此一直存在关于上颌窦底提升术，哪条路径更好的讨论。部分学者确信，上颌窦内提升术的种植体脱落率低，而其他学者则推举上颌窦外提升术，特别当剩余牙槽嵴高度（RBH）不足4mm时[11-13]。

手术操作

图12-3~图12-8显示上颌窦底外提升骨移植术的标准操作方法。操作步骤如下：

1. 切开黏膜和骨膜（图12-3）并预备黏骨膜瓣显露牙槽嵴外侧区[4]。

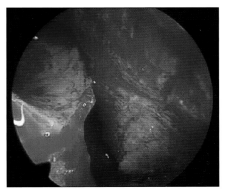
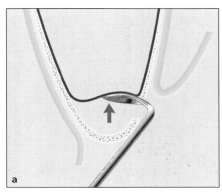
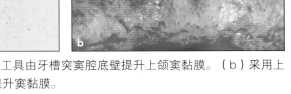

图12-7　内镜观察：经上颌窦中隔分离提升上颌窦黏膜（图片来自Marincola[4]等）。

图12-8　（a）应用专用提升工具由牙槽突窦腔底壁提升上颌窦黏膜。（b）采用上颌窦专用提升工具仔细操作提升窦黏膜。

图12-9　（a）用输送器推压充填骨粉材料于窦腔内。（b）在上颌窦提升的黏膜与底壁间用窦提升工具仔细填压骨增量材料（图片来自Marincola[4]等）。

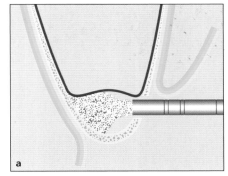
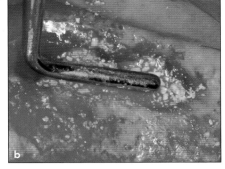

图12-10　（a）上颌窦底植骨材料充填完成后，应用引导钻预备种植窝洞，当上颌窦黏膜由骨粉充填提升后，此时无窦黏膜穿通危险。（b）临床上应用引导钻预备种植窝洞直达窦腔骨材料内（图片来自Marincola[4]等）。

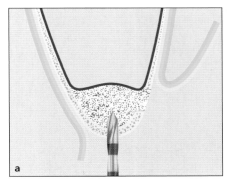
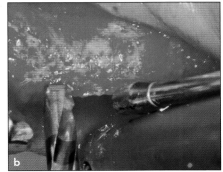

2. 制备宽4～5mm，长10mm；或宽4～5mm，长20mm的矩形骨窗，分别适应1颗或2颗种植体植入。首先使用外科碳制磨头（图12-4），然后改用金刚砂磨头（图12-5）。矩形骨窗直接定位于上颌窦底边缘嵴区（图12-6）。

3. 特别注意有无上颌窦底的中隔存在，此中隔首次由Zuckerkandl[14]于1877年报道。在上颌窦底周围剥离时须十分小心谨慎，以防上颌窦黏膜破损（图12-7）。

4. 使用专门设计的提升工具经方槽提升上颌窦底黏膜[15]（图12-8）。

5. 应用骨增量混合器诸如SynthoGraft（Bicon）或Symbios（Dentsply）经专用输送器推送并用专用充填器械冲压（图12-9a，b）。

6. 使用引导钻制备种植窝。由于上颌窦黏膜已被抬起并有人工骨粉充填保护，故无上颌窦黏膜损伤危险（图12-10）。

7. 继续应用自锁定扩孔钻经皮质骨孔腔扩大至所需直

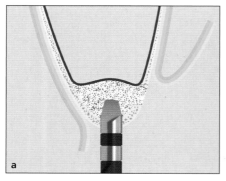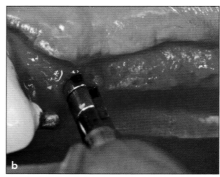

图12-11 （a）应用机用或手用自锁定扩孔钻扩孔种植窝。（b）使用手用4mm自锁定扩孔钻进行种植窝扩大（图片来自Marincola[4]等）。

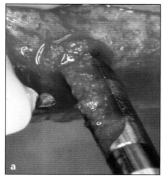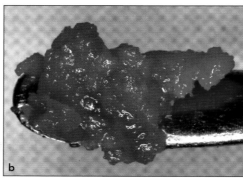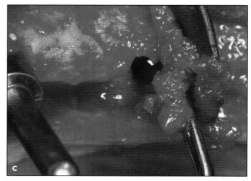

图12-12 （a）手用扩孔钻收集骨屑。（b）用Freer器械收集骨屑。（c）收集骨屑经上颌窦底内提升器械植入种植体预备的窝洞内（图片来自Marincola[4]等）。

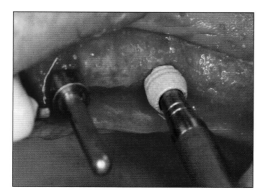

图12-13 应用直径2.5mm的种植体携钉器将5mm×4mm口径为2.5mm的植体植入窝洞内。

径（图12-11）。

8. 用机用或手用扩孔钻携带自体骨屑送入种植窝内。当自体骨被推压进人工骨材料时，种植体的尖端和周围总是覆盖着自体骨（图12-12）。

9. 植入短种植体（图12-13）。

10. 使用机用或手用扩孔钻收集而来的剩余自体骨屑充填在植入后的种植体及愈合基台周缘（图12-14）。

11. 由于上颌窦开窗方槽很小，无需植骨再盖膜。但也可根据临床医生的意愿而定。采用可吸收缝线材料

间断单结缝合（图12-15）。

12. 如果剩余的皮质骨非常薄，担心植体原位初稳不足，可以使用特别设计的上颌窦提升基台用于稳定种植体（图12-16）。

为了预备上颌窦骨方槽，可以使用球形磨头器械或压电手术器械[16]。有必要使用这两种方法以确保采用合适的骨收集器获取所有的骨屑，以便与骨形成材料SynthoGraft或Symbios混合使用。Zuckerandl[14]首先描述了当上颌窦黏膜必须从窦底分隔上分离时，预备小型方槽窗口特别有效。

经牙槽嵴顶内提升术提升窦底黏膜不合适，上颌窦黏膜穿孔往往被疏漏。而外提升时，穿孔易被发现，而且可以用一可吸收胶原膜覆盖漏孔起到保护窦黏膜的作用[17-18]（图12-17）。而且仅仅将少量的骨增量材料置于牙槽嵴上，因为当患者擤鼻子通气时有将移植材料推移至前庭沟的风险。所以，建议叮嘱患者术后勿擤鼻子通气。X线片显示上颌窦提升术后的骨增量影像（图12-18a）及数月后的矿化情况（图12-18b）。

图12-14　（a）植体周缘充填自体骨屑。（b）图解种植体周围完全被获取的自体骨屑包绕。（c）植体完全被收集的自体骨屑包埋（图片来自Marincola[4]等）。

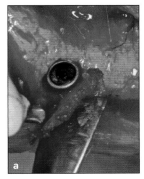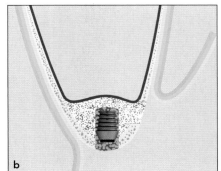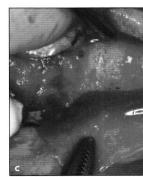

图12-15　（a）完成种植体植入及自体骨屑包绕并缝合的结果。（b）术中见黏骨膜间断缝合的结果（图片来自Marincola[4]等）。

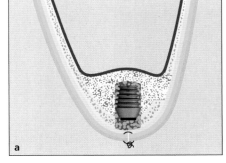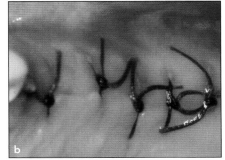

图12-16　（a）应用窦提基台原位固定Bicon种植体。（b）窦提基台固位Biocon种植体后的缝合最终结果（图片来自Marincola[4]等）。

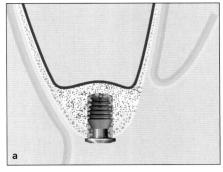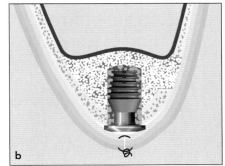

图12-17　（a）经侧壁方槽可窥见穿孔的窦黏膜。（b）用可吸收胶原膜覆盖穿孔的窦黏膜。

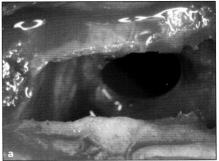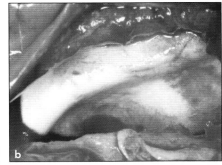

图12-18　（a）上颌窦外提升后放射影像显示窦底嵴顶的种植体上方有一帽状密度增高特征物，表明窦提成功的标志。（b）术后5个月影像显示植体上方的帽状物密度增高，提示新骨形成（图片来自Marincola[4]等）。

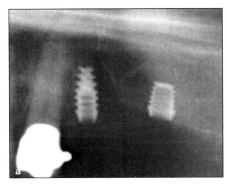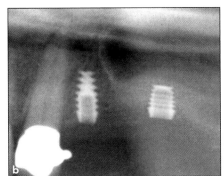

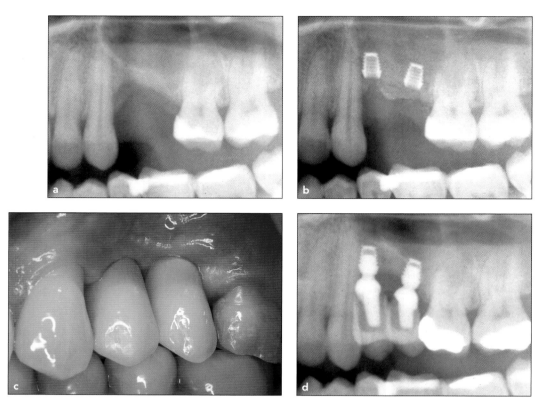

图12-19　（a）36岁男性患者左上前磨牙缺失术前放射影像。可见第一前磨牙区嵴顶牙槽骨不足2mm。（b）窦外提升+骨增量并植入2颗5mm×4mm Bicon种植体后的术后放射影像。（c）2颗基台一体冠修复后的术后照片（Bicon）。（d）术后2年放射影像显示2颗种植体周围获得非常良好的矿化及上颌窦底区的新骨形成，特别是第一前磨牙区种植体上方新骨形成明显（图片来自Marincola[4]等）。

典型病例

图12-19说明一位36岁男性患者的治疗过程。全景放射影像显示上颌窦区牙槽骨厚度不足2mm（图12-19a）。术后全景片（图12-19b）显示2颗种植体位置良好。6个月后完成2颗单冠修复（图12-19c、d）。全景片可见种植体尖部周围矿化，它是骨结合形成的前提条件。

经牙槽嵴底窦提升术+骨移植术+即刻种植

1994年，Summers首先介绍了使用骨挤压器实现上颌窦内提升术（ISL）。过程是：将骨挤压器冲顶推送骨至种植体尖部以增强种植体初期稳定性[19-20]。该技术显示术后比上颌窦外提升路径更微创、更省时、更少痛苦。上颌窦内提升的适应证是牙槽嵴高度

（RBH）在5~7mm，也有学者上颌窦内提升时将骨高度水平降至4mm进行[21]。

存在一种渐多的争议，那就是在提升的窦底黏膜下方空间内是否需要放置骨移植材料以促进新骨形成。Summers的原始报告里强调了这一窦底空间可以放置自体骨、同种异体骨或异种骨移植材料[22]。新近，Nedir等[23]显示他们在上颌窦内提升操作中植骨和不植骨，其结果无统计差异（$P > 0.05$）。然而面对主要临床挑战的是当移植物置入窦底，种植体/基台间骨量需要维持时。2015年，Rammelsberg等[24]进行了一项针对66位患者101颗种植体不植骨的上颌窦内提升术。基于放射影像评估并随时间的骨变化，确定了种植体尖部骨增量分别为0.5mm和0.4mm，表明即使在上颌窦内提升术不植骨的条件下也能获得骨增量。同样的在2013年Nedir等[21,23]比较了上颌窦内提升术加种植体植入同期植骨与不植骨的结果，其结论是尽管观察到植骨侧更多的骨形成（植骨侧5mm），而非植骨侧3mm

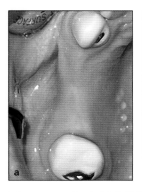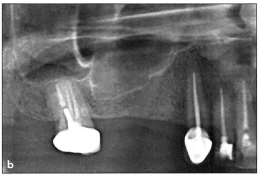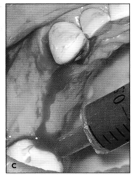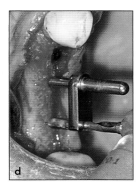

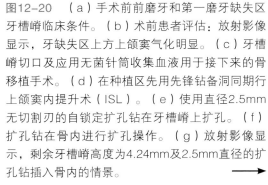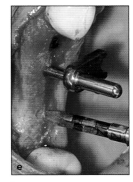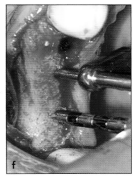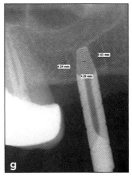

图12-20　（a）手术前前磨牙和第一磨牙缺失区牙槽嵴临床条件。（b）术前患者评估：放射影像显示，牙缺失区上方上颌窦气化明显。（c）牙槽嵴切口及应用无菌针筒收集血液用于接下来的骨移植手术。（d）在种植区先用先锋钻备洞同期行上颌窦内提升术（ISL）。（e）使用直径2.5mm无切割刃的自锁定扩孔钻在牙槽嵴上扩孔。（f）扩孔钻在骨内进行扩孔操作。（g）放射影像显示，剩余牙槽嵴高度为4.24mm及2.5mm直径的扩孔钻插入骨内的情景。

（$P < 0.05$），这并不意味着需要提倡上颌窦内提升植骨。尽管目前上颌窦内提升术+种植体植入对窦底同期植骨或不植骨未能形成共识，但这一选择蕴含着强烈的建议，即需着眼于种植体周骨结合的长期稳定性。

手术过程

基于临床和放射评估后（图12-20a，b），在牙槽嵴顶做一切口，翻起全厚黏骨膜瓣进行上颌窦内提升术（图12-20c）。根据牙槽嵴高度测量值，应用2mm直径先锋钻破皮质骨并深达1~2mm[25]。使用尖部有切割效能的高速钻（如1100转/分钟），外加冷却水冷却（图12-20d）。先锋钻备洞时要低于根尖片测量的骨高度1~2mm。

接下来的步骤应用自锁定扩孔钻以50转/分钟不加水冷却进行。自锁定扩孔钻由2个垂直切刃组成，到达窦底2mm时停止，自锁定扩孔钻尖端呈根形无切削刃以避免上颌窦黏膜穿孔。用2.5mm手用自锁定扩孔钻自牙槽嵴顶皮质骨窝洞插入开始扩孔至上颌窦底皮质骨，全程用手指按压感觉。这种按压使得无切割刃的扩孔钻挤压并顺利通过松质骨止于上颌窦底（图12-20e，f）。2.5mm自锁定扩孔钻接近窦底前同期拍

一张X线片以此确定到达窦底的最终剩余长度（图12-20g）。测量确认牙槽嵴高度后，使用系列自锁定扩孔钻从0.5mm直径扩到最终4.5mm的种植体直径。

紧接着跟随的是上颌窦的微骨裂。使用一个3.5mm手用扩孔钻，该钻体部为单一垂直切刃但在尖端为刀刃状。应用骨锤沿颊腭侧及近远中方向（轴向）的4个不同点以便易于获得窦底微骨裂。第一个折裂点位于剩余骨水平的最低点，可由根尖片确认。折裂始于远中区。第二个和第四个折裂点位于颊侧和腭侧，原因是气腔形成朝向颊侧。在这种情况下，第三个折裂点位于近中（图12-20h~j）。人工合成并具抗菌性的骨移植材料（如SynthoGraft）可以与抽取的血液混合成黏稠糊状，如图12-20k所示。使用4.0mm骨粉注射器将骨移植材料注入窦底的根尖区（图12-20l）。一旦感上颌窦黏膜的阻力，则注射器推注需要持续缓慢。当骨移植物推注完成后，使用一个3.5mm直径的骨挤压器（骨凿）轻轻推压骨粉材料至窦底备洞空间。植入材料放置后，骨挤压器通过轻轻敲击致窦底皮质骨造成完全折裂，此时提升上颌窦底黏膜（图12-20m~o）。首先使用种植体携钉器将6mm×4.5mm种植体植入填有骨粉的种植窝洞内，然后借携钉器头部轻轻旋入（图

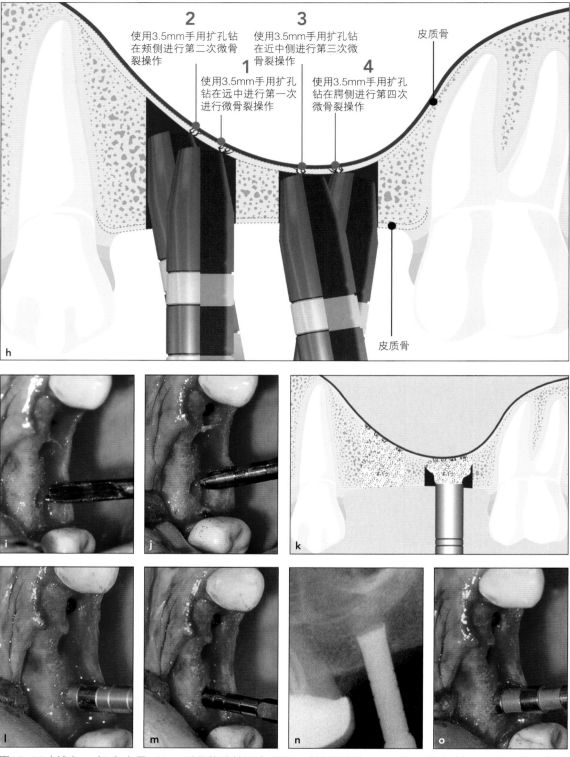

图12-20（续）　（h）应用3.5mm手用扩孔钻延皮质骨区致微骨裂的图解。第一微骨裂位于远中，第二微骨裂位于颊侧，第三微骨裂位于近中，第四微骨裂位于腭侧（图片来自Marincola[4]等）。（i和j）临床照片显示应用扩孔钻操作微骨裂的情形。（k）图解骨移植材料植入窦底腔隙（图片来自Marincola[4]等）。（l）推注骨移植材料。（m）插入3.5mm骨挤压器推压骨移植材料至窦底黏膜下方。（n）X线片示，骨挤压器的位置与植入的骨材料。（o）4.0mm骨挤压器致窦底青枝骨折。

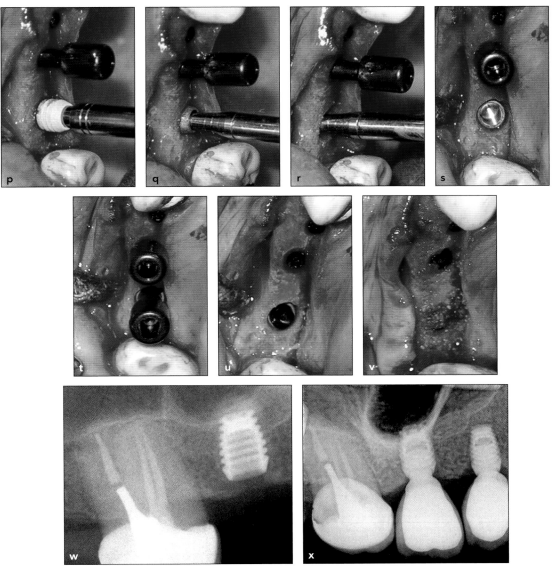

图12-20（续）（p~r）使用3.0mm携钉器端口通过直柄将种植体植入受植窝内。（s）临床照片显示通过轻轻旋入后的植体位置。（t）种植体接入愈合塞。（u）愈合塞截断后的情景。（v）将预备种植窝孔时收集的自体骨屑堆积在种植体肩台上。（w）内提升同期种植体植入后立刻拍摄X线片，明显可见骨移植材料位于种植体的尖部。（x）4.5年后随访见最终的修复效果。

12-20p~s）。

如果剩余骨量超过3mm，种植体肩台下的第一螺纹将植入种植窝洞的内壁上。由于获得了初期稳定性，故在愈合期，这种挤压就位的种植体就不会松动。当骨水平≤3mm时，则需要使用上颌窦提升基台以避免种植体误入上颌窦底（图12-20t，u）。如果不需要使用专用基台，则可使用植体愈合帽。这种种植体的设计并不能在洞壁上获得初稳，原因是仅在嵴顶下方植入了2mm，种植体体部完全埋入在骨移植材料上。碟状根形种植体如Bicon并不需要初期稳定性，而是依靠内连接的上颌窦基台以稳定种植体并达到最终修复的位置。图12-20v显示更多的骨移植材料的应用。关闭近远中切口采用聚乙醇酸线间断缝合。植体植入后即刻拍摄X线片（图12-20w）。图12-20x显示该患者最终种植修复后的影像。患者须被告知术后及在家自我维护知识，需服用抗生素（如阿莫西林）及止痛药，以免感染、疼痛或肿胀。

讨论

基于长期留存率的观察，牙种植术仍然是替代缺失牙最有效的途径。然而，由于解剖条件的限制，有时很难将种植体植入理想的位置，进而影响修复选择[26]。发生上颌窦气化导致上颌后牙区牙齿的丧失。因此，上颌窦内提升术作为一种同期植入种植体的外科途径已经积累了丰富的病例[27]。这一案例的结果说明，上颌窦内提升术及同期植入种植体可以成功实施，且无术中或术后早期并发症。上颌窦底植骨内提升术仍然需要公开争辩。根据Summer的建议，自体骨、同种异体骨或异种骨移植材料将可维持新骨形成的空间。然而，有些研究已经表明，上颌窦黏膜提升本身就可以通过提升空间内的纤维蛋白凝块促进骨形成。这种稳定并保护来自备洞创伤和窦内压的血凝块具有促进骨形成的潜能（见第7章）[28-29]。特别需要注意的是，这一选择具有超高技术敏感性，操作不当可造成种植体尖端膜穿孔、膜折叠，并随时间引发周围骨量的丧失。放置合成的植骨材料，如纯三磷酸钙，用于提升的窦底空间，可以避免外露植体周围膜的萎陷。这样在种植体尖部骨结合期可促进骨形成。上颌窦底骨增量手术的相关并发症已在文献中描述。最常见的并发症是窦膜穿孔，发生率为7%～44%。此外文献还提到了可能并发症有出血、感染、鼻窦炎[30]。然而在本病例研究中，没有上述任何提及的并发症，表明在上颌窦提升术中，成功的外科操作依赖于对没有或几乎没有经验的初学者的专业培训。

而且文献也屡屡报道了上颌窦内提种植体同期植入的留存率为94%~100%[31-32]。不过最严峻的是牙槽嵴骨水平随时间的维护问题。这项技术得益于植体植入牙槽嵴下方（或埋置）以及使用一个适应于牙槽嵴倾斜肩台几何设计的种植体，可以提升平台转移的效用。平台转移使得围绕种植体颈部的余留牙槽嵴骨有一个增量，可重新调整龈乳头位置达到与对侧同名牙龈乳头更好的关系效果。同时可以减少边缘牙槽骨的机械压力，一旦在两牙空间减少的情况下，更有助于促进软硬组织的血管血运的供给[33]。

当遵循合适的治疗流程，上颌窦内提升术是一个可靠的应用方法。该方法省时低并发症，因而可被用于上颌后牙区骨量不足。总体而言，该上颌窦内提升术以微创方式植入种植体且在术中或术后没有并发症。

结论

自Tatum1976年发明内提升术以来，已有许多文献报道了多个改良手术。证实了上颌窦骨移植患者尚不止一种方法[3]。要依据骨量不足的严重性、患者的年龄、全身系统条件以及手术医生的能力来做出最佳选择。通过应用与缺失牙槽骨一致高度的短或超短种植体，尽可能减少手术干预应该作为一种基于上颌后牙区选择短或超短种植体成功的考量与选择。

第13章

经上颌窦种植术
TRANSSINUS IMPLANTS

Tiziano Testori, MD, DDS | Gabriele Rosano, DDS, PhD | Alessandro Lozza, MD | Stephen S. Wallace, DDS

无牙颌上颌的种植修复可采用固定或活动修复方式。在全口无牙颌患者中，固定种植修复的成功率高于活动修复[1]。利用固定义齿恢复牙弓并获得可预测的长期成功已成为牙科学的一个重要目标[2]。然而，修复上颌无牙颌往往有骨量不足导致的解剖学限制，特别是在前磨牙和磨牙区。在牙齿缺失后的第一年，牙槽骨吸收进展迅速并持续进行，并受到长期使用活动义齿和上颌窦气化的相关影响[3]。在20～30岁时，上颌窦最大，并在拔牙后因牙槽骨改建而变化[4]。

患者问卷收集的主观数据并不能确定所谓"正常"行使功能所需的单位数量[5-7]。正常行使功能单位的减少并不是老年患者功能缺陷的原因，也不会导致颞下颌关节紊乱发病率的增加[8-9]。口颌器官的功能与患者的年龄范围有关，它与目前被称为最佳、次佳或最小功能的牙齿数量相关。在20～50岁时，有12对功能正常的咬合单位，被认为是最佳水平。在40～80岁时，有10对咬合单位，被认为是次优水平。在70～100岁时，有8对咬合单位，是最低水平。

侧壁开窗术的替代方案

在重建上颌骨时，侧后方区域的骨量不足本身并不是行上颌窦侧壁开窗植骨术的适应证。在有全身性疾病、上颌窦病变、高龄或心理因素的情况下，应考虑侵入性手术的替代方案。当骨容量不足以放置种植体时，可以考虑使用骨再生技术或替代治疗，如穿上颌结节种植体、穿翼种植体、穿颧种植体、倾斜种植体和短种植体[10-20]。这些替代治疗方案可用于因各种心理或临床原因而无法承受复杂手术的患者。All-on-4方案便是其中一种替代方案。在这种方案中，上颌后牙种植体的根尖往前倾斜30°，刚好与上颌窦前壁错开。这增加了长度和更大的前后（AP）向扩展，通常不需要进行上颌窦底骨移植[21-23]。对于中重度上颌骨萎缩，在手术困难的上颌窦解剖情况下，后侧种植体的根尖可向前倾斜，经上颌窦后，根尖固定于鼻外侧壁梨状缘外侧。在这种情况下，种植体根尖固位最重要的骨是鼻骨侧壁骨块，在鼻窝上方梨状缘处可找到大量可使用的骨组织[24-26]。这个区域，也就是M点，通常可以30°角植入2颗种植体。然后，对经上颌窦的植体进行植骨，或可能根据届时牙槽嵴顶的稳定性，进行即刻行使功能。

在上颌严重萎缩，伴有鼻侧骨壁厚度减少甚至缺失的患者，没有足够的骨来使用经上颌窦的入路。在这种情况下，可以考虑颧骨种植体[27-28]。然而，在绝大多数患者中，鼻腔外侧壁将有2mm或更厚，足以进行经上颌窦种植术。注意，这种方法只有在牙槽嵴有足够的骨来稳定种植体时才可行。本章的目的是介绍上颌窦前壁植骨术联合经上颌窦种植术的替代方案。

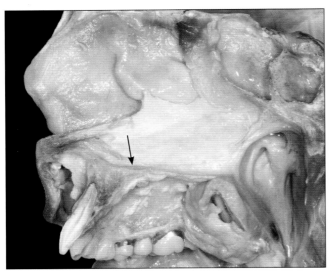

图13-1　鼻腔外侧壁，此处为经上颌窦种植体的根尖固定处（箭头）。

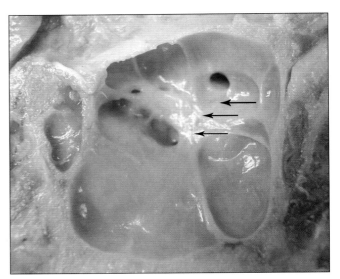

图13-2　上颌窦内侧壁。从鼻后外侧动脉分出的小分支在鼻壁外侧穿过并到达上颌窦黏膜。鼻后外侧动脉的走行如图所示。

鼻解剖

鼻腔外侧壁血管由鼻后外侧动脉的分支供血，在解剖学上与鼻泪管（NLD）和鼻窦管（CS）有关[29]。鼻黏膜厚度为0.3~5.0mm，这取决于海绵窦丛和黏膜腺体的发育情况。中鼻甲和下鼻甲的内表面最厚[30]。理想情况下，经上颌窦种植体的根尖固定应局限于鼻腔外侧壁骨壁内（图13-1），且不突出于鼻腔内。然而，临床经验表明，在鼻中隔前部轻微突出1.0~1.5mm是可以接受的。这是可能的，因为前鼻中隔的上皮下血管组织有1.5mm厚，这可能包含种植体，并作为进一步的屏障，防止种植体突入气道。延伸到鼻腔的牙种植体可能没有症状，但会增加气道和种植体健康的风险。

当并发症发生时，最普遍的症状是血肿和单侧黏脓性鼻涕。受累侧可能出现疼痛、不适、头痛或充血[31]。经上颌窦种植体植入后主诉有鼻分泌物的患者，应彻底检查种植体是否穿入鼻腔。

在一份尸体研究报告中，发现来自后外侧鼻动脉的小分支在鼻腔外侧壁穿孔后到达上颌窦黏膜[29]（图13-2）。因此，上颌骨窦内侧壁有血管吻合，并由鼻后外侧动脉支配，鼻后外侧动脉沿前后方向穿过鼻腔内侧壁，支配鼻窦黏膜。鼻后外侧动脉靠近蝶腭动脉，可与面动脉或其他鼻动脉吻合。它的走向接近或在上颌窦的内侧壁内。这种分布表明在上颌窦外提升手术中同期植入经上颌窦种植体时有出血的可能，因为这些分支可能是骨内的，也可能在行刮除或截骨术被触及。出血可通过抬高头部和填塞或（偶尔）电灼来控制[32-33]。

鼻泪管

另一个可能在经上颌窦种植体植入时被破坏的解剖结构是鼻泪管。泪囊和鼻泪管的上部位于骨性泪囊窝或泪沟，其前后分别由各自的泪峰连接（图13-3）。骨性泪囊窝继续向下作为鼻泪管，它由上颌骨、泪骨和下鼻甲形成。它穿过鼻泪管，开口于下鼻道。

在最近的一项尸体研究中，骨性鼻泪管入口的平均前后和横向直径分别为5.7mm和4.7mm，鼻泪管开口距离鼻前棘和鼻内缘（鼻前庭与鼻腔固有边界的嵴

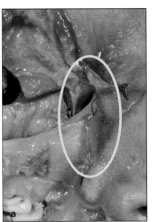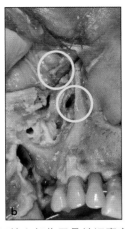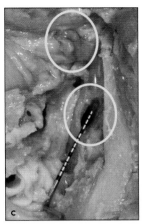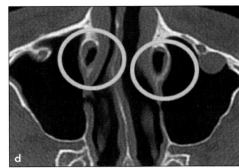

图13-3　（a~d）泪囊及鼻泪管上部位于骨性泪囊窝或泪沟内，泪沟继续向下并穿通鼻泪管，进入下鼻道。

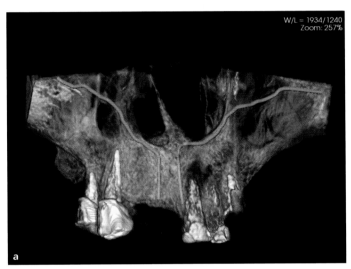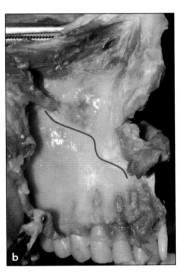

图13-4　（a和b）双侧鼻窦管离开双侧眶下管。

线）的平均距离分别为22.2mm和18.9mm[34]。泪道引流系统的尸体研究为理解骨性泪腺标志的解剖提供了有用的见解。损伤鼻泪管在下鼻道附近的开口会导致阻塞，经上颌窦种植体的植入可能出现这种情况并导致溢泪。

鼻窦管

最近的文献已经注意到放射学上可见的副管，可能携带神经血管结构至上颌骨前牙区[35]。一半以上的副骨管与鼻窦管相连[36]。鼻窦管是一条弯曲的骨通道，起源于眶下孔稍后的眶下管，沿前外侧方向走行至眶缘下的鼻窦前壁[37]。鼻窦管沿眶下孔下向鼻窝外侧壁方向旋转，并沿梨状孔急剧向下弯曲（图13-4），在此处可以实现经上颌窦种植体的根尖固定。鼻窦管呈双曲线状，长约55mm，特征是由一层薄骨覆盖，在外伤时更容易受伤。鼻窦管内包含眶下神经的一个主要分支、上牙槽前神经（ASAN）和相应的动脉[38]。上牙槽前神经沿着骨内路径穿过上颌骨前部，支配切牙和尖牙。

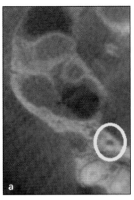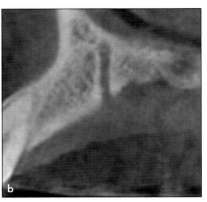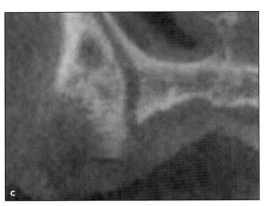

图13-5　（a~c）CBCT重建图像的冠状面显示副管从鼻窦管向下弯曲进入牙槽嵴。

上牙槽前神经

术中损伤支配尖牙支柱的神经丛可能导致术后感觉异常。虽然少见，但经上颌窦种植体的植入有可能因为横断或压迫而损伤神经束，进而造成感觉障碍。适当的外科干预处理，需要准确且精确地了解上牙槽前神经通过面中部的解剖路径。

根据Olenczak等[39]的研究，从上牙槽前神经距眶下缘内侧缘25mm处开始，上牙槽前神经在梨状孔外侧3.4mm（标准偏差0.5mm）。从这一点开始，上牙槽前神经维持着与梨状孔轮廓对称的曲线路线。在鼻窦管的下端，上牙槽前神经终止于支配前牙的分支。为了避免上牙槽前神经的医源性损伤，获取尽可能多的信息是必要的，尤其是CBCT和X线片（图13-5）。

手术时的解剖学考量

颅面外伤后，上牙槽前神经比牙槽手术后更容易引起面中部疼痛。Olenczak等[39]认为这是一种情况，因为常见的颌面部和牙槽嵴手术会导致上牙槽嵴前神经的手术横断，而颌面部创伤导致粉碎性面中部骨折，使神经容易发生挤压和撕脱伤。复杂的损伤成为愈合的主要障碍之一，并造成一个更容易形成神经瘤和感觉障碍的环境。

尽管解剖上靠近上牙槽前神经，经上颌窦种植术后持续的感觉障碍未见报道。神经失用症通常在手术后3个月内恢复，可能是因为梨状缘下1/3处有多个神经连接，此处的神经可能被经上颌窦种植体损伤。这导致在受伤时，会出现皮肤和前牙的持续感觉迟钝。

经上颌窦种植体的应用

患者选择

现代牙科，特别是在种植修复重建领域，采用了数字化诊断、治疗计划、引导式手术和修复体的最终完成。CBCT是诊断阶段的影像学选择。在所有的上颌窦手术中，这种检查必须扩展到包括窦口鼻道复合体（OMC）。CBCT提供了上颌窦的解剖学和生理学信息，且必须特别注意确保窦口鼻道复合体的通畅，上颌窦黏膜无炎症，无任何属于上颌窦手术的禁忌证的解剖学变异，可见的牙槽上颌窦动脉路径，上颌窦底部间隔的存在。在检查过程中遇到上颌窦疾病，在计划手术前，应立即咨询耳鼻喉专科医生[40]。然而，由于经上颌窦种植入路只需要轻微地移动上颌窦黏膜（干预产生的平均容积＜1mL），因此在存在上颌窦慢性疾病的情况下仍可采用该入路。

选择进行经上颌窦种植术的临床医生既需要有倾斜种植的经历，又要有上颌窦提升术的经验。这必须被认为是一个高级术式，需要丰富的临床经验。采用导板引导手术可以提高种植体放置的准确性，缩短手术时间，减少术后并发症。建议对无牙患者使用骨支

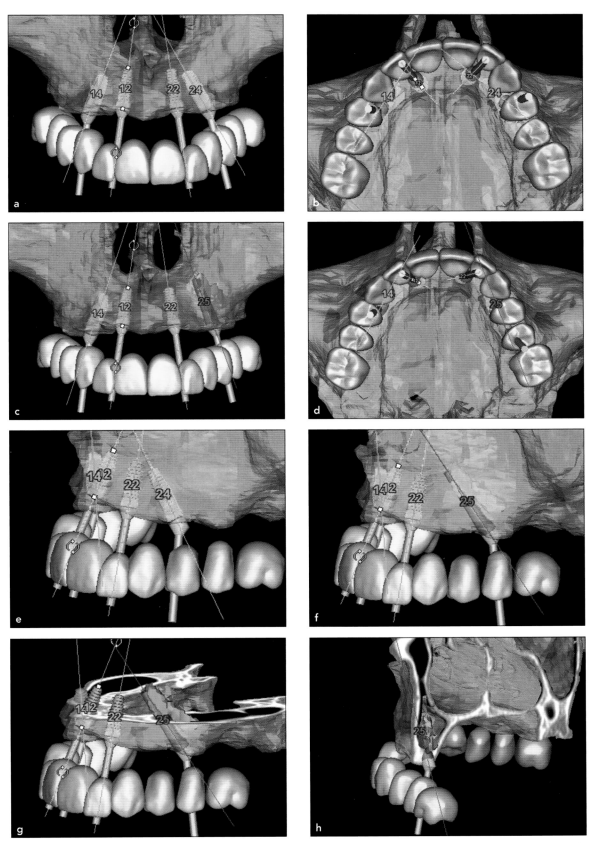

图13-6　（a~e）同一患者两种不同手术的示意图。标准的4颗种植体方法要求每侧有2颗悬臂牙。（f~h）
经上颌窦种植术只允许在两侧有单颗悬臂牙，上颌窦前隐窝移植区容量不超过1mL。

持导板，对部分无牙患者使用牙支持导板。

经上颌窦入路的临床适应证包括：

• 在第一前磨牙位置上颌窦窦气化严重，残留牙槽嵴高度≤4mm。

• 传统意义上需要放置的种植体倾斜＞30°，以获得足够的AP伸展。

• 无牙颌牙槽嵴在第二前磨牙和磨牙区有骨开裂，并被纤维瘢痕组织取代，从而无法在这些部位植入种植体。

• 此外，如果牙弓长度较短，标准种植时AP伸展＜10mm，应考虑采用经上颌窦的方法。

禁忌证包括：

• 存在无法控制的全身性疾病，可能是种植手术的普遍禁忌证。

• 过去12个月内有头颈部放疗史。

• 严重的磨牙症或紧咬牙习惯。

• 怀孕。

• 口腔卫生意识差。

准备

根据笔者的观点，经上颌窦种植术可被归类为1型，获得三层皮质骨固定：牙槽嵴顶的皮质层，上颌窦底壁和前壁以及鼻壁；或2型，指种植体不需要鼻壁固定的双皮质骨固定。当CBCT扫描发现鼻与上颌窦前壁之间有一薄层皮质骨，种植体有突出到鼻腔气道的明显风险时，可考虑使用2型经上颌窦种植体。

通过放置穿上颌窦种植体，使窦膜远端偏转，可以实现12个单位带单牙悬臂的种植固定修复。这在生物力学上比10个单位或12个单位带2颗悬臂牙的修复更有利（图13-6）。

手术干预从术前一天开始，每12小时使用1g阿莫西林和克拉维酸（Augmentin, GlaxoSmith-Kline）进行抗生素预防。手术是在1：100000阿替卡因（Ultracaine D-S Forte, Sanofi-Aventis）的局部麻醉下进行。

流程

沿牙槽嵴做一切口并同时做牙槽嵴水平的垂直松弛切口，抵达上颌窦的侧壁和前壁。瓣的扩张范围比传统的上颌窦提升术小。一旦全层瓣被翻开，可形成一个平行于上颌窦前壁的小窗，从其远中端3mm开始，向前延伸到达上颌窦前壁。上颌窦开窗通常为近远中向4～6mm，冠根向7～8mm。这种简化的开窗设计是首选，因为上颌窦开窗延伸到前壁使黏膜抬高过程更简单和更安全，且它提供了对上颌窦狭窄前部的直接视野，从而降低了黏膜穿孔率（图13-7）。

该方法是通过使用以下三步流程来实现的：

1. 根据CBCT扫描，在上颌窦前壁远中端开一个宽3mm，长6mm的小窗。

2. 朝前牙方向扩大窗口，找到上颌窦前壁。

3. 将窦膜与前壁分离，始终保持器械与骨接触，向远中端推窦膜。

窦膜的远中向抬升移位，允许种植体远端倾斜30°植入（图13-8）。通过窗口可以观察第一根种植钻针的方向。种植位点的预备通过上颌窦前壁向根尖延伸至毗邻的鼻腔外壁的皮质骨层。使用方向指示器确认种植体轴向后，确定备洞顺序，并植入骨替代材料（平均需要1mL植骨材料）。然后将种植体通过残余牙槽嵴顶植入已植骨的上颌窦，此时上颌窦黏膜已向远端抬升移位。种植体根尖定位在M点，即3个皮质骨壁汇合处（图13-9）。在某些情况下，种植体在不接触鼻腔外壁皮质骨的情况下也能获得满意的稳定性。这种手术方法进一步简化了手术过程。

若计划植入4颗种植体，则将前端的种植体放置在侧切牙处。若计划种植6颗，则首选中切牙和侧切牙处。决定放置4颗还是6颗种植体是基于第一磨牙区牙槽骨的可用程度。种植体置于骨下1mm并被埋入。之后患者可以使用经软衬材料重衬的总义齿。6个月后，暴露种植体，制取印模，并在软组织成型后，完成修复体制作。对部分无牙颌患者采用类似的治疗方案。

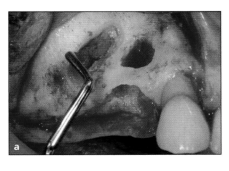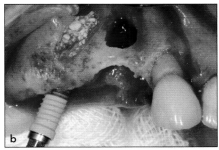

图13-7　（a和b）在靠近上颌窦中壁处进行小开窗，分离黏膜，放置少量异种移植材料，穿上颌窦植入种植体。

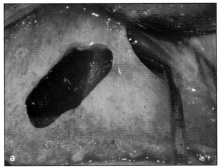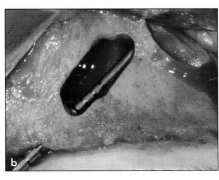

图13-8　（a和b）上颌窦窗口平行于上颌窦前壁。黏膜被远端移位，鼻黏膜被轻轻抬高以允许种植位点的预备。种植体探针用于观察未来种植体的轴向。

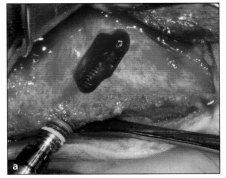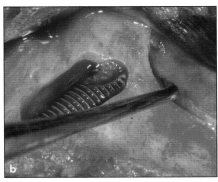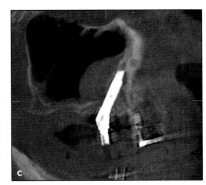

图13-9　（a）以30°角植入种植体。（b）使用上颌窦提升工具检查种植体根尖最终位置的水平。为了获得良好的初期稳定性，种植体轻微突出并有黏膜覆盖是一个临床可接受的解决方案。（c）CT影像显示经上颌窦种植体及其与鼻子的关系。

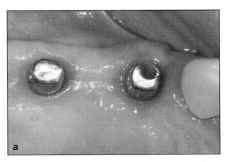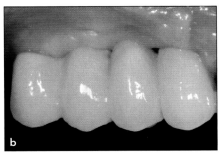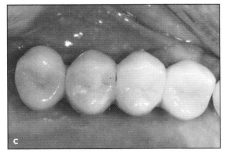

图13-10　（a～c）基台通过螺丝固位在种植体上，最终修复体则通过粘接。

图13-11 （a）术前CBCT扫描矢状面。（b）术后CBCT扫描矢状面。（c和d）CBCT扫描矢状面和根尖周X线片确定修复体就位。

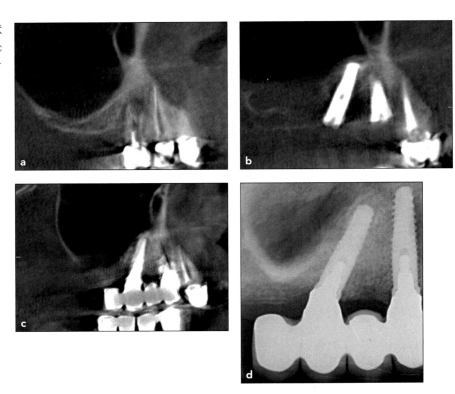

无牙颌组是使用钛支架和丙烯酸树脂牙制作螺丝固位最终修复体。部分无牙颌患者的最终修复通常是3个或4个单位的局部固定修复（图13-10和图13-11）。

结果评估

以下是本操作流程的结果评估：

• 当修复体按计划完成且能保持其功能，即使有种植体失败，也被认为修复体是成功的。

• 种植体的成功是建立在种植体周围无透视影，没有复发或持续的种植体周感染、疼痛、神经病变或感觉异常的基础上。在负重的第一年，牙槽嵴顶骨丧失不应超过1.5mm，在随后每年不应超过0.2mm。

• 修复体并发症包括基台螺丝折断、支架或咬合材料断裂。

• 患者功能恢复1年后通过问卷调查评估满意度。对包括美学、语音、维护的难易和功能效率在内的质量进行评分，每一项被评分为优秀、良好、满意或差。

• 使用图像分析软件（Scion image, Scion Corporation）进行影像学评估，可以计算出边缘骨水平的变化。所有测量均由不参与临床操作程序的独立评估人员

进行。

经上颌窦入路的循证支持

表13-1部分报告了51位患者的治疗情况［21位男性，30位女性；平均手术年龄（59.2±9.5）岁］，术后接受修复治疗。共有251颗种植体植入到接受全牙弓固定修复的患者中，这些修复体由轴向和经上颌窦的倾斜种植体支持。经上颌窦种植体直径均为4mm，其中有95.3%长15mm，4.7%长为13mm。植入4颗或6颗种植体的决定是基于牙槽骨的可利用情况。如果能达到最小的种植间距离为3mm，则放置6颗种植体。3位患者分别接受2颗种植体进行3个或4个单位的固定修复。

11位患者是吸烟者，9位轻吸烟者（≤10支/天）和2位重度吸烟者（＞10支/天）。16位患者有轻度全身性疾病，经药物治疗得到控制。仅计算全牙弓固定修复体组的累积种植体留存率为98.41%（表13-1）。目前的数据与有关吸烟作为种植治疗危险因素的文献一致[41-43]。失败分析中，4颗种植体在负重前失败。所有失败种植体均为轴向植入的种植体。失败植体没有被替换，最终修复体在剩下的5颗种植体上完成。

表13-1 51位患者251颗种植体的留存率分析表

时间间隔 （年）	患者 （位）	种植体 （颗）	脱落 （颗）	间隔期间失败 （颗）	间隔期间 留存率	累计 留存率
0～1	51	251	0	4	98.41%	98.41%
1～2	49	247	0	0	100%	98.41%
2～3	46	236	0	0	100%	98.41%
3～4	41	218	0	0	100%	98.41%
4～5	37	203	0	0	100%	98.41%
5～6	34	192	0	0	100%	98.41%
6～7	32	184	2	0	100%	98.41%
7～8	27	154	0	0	100%	98.41%
8～9	22	122	0	0	100%	98.41%
9～10	20	108	2	0	100%	98.41%
10～11	17	90	0	0	100%	98.41%
11～12	14	72	0	0	100%	98.41%
12～13	10	50	0	0	100%	98.41%
13～14	5	20	0	0	100%	98.41%

表13-2 1年随访满意度评价问卷

	优秀	良好	满意	差
美观度（牙齿和微笑）	75%	21.4%	3.6%	—
功能	69.2%	30.8%	—	—
维护难易	35.7%	42.9%	14.3%	7.1%
发音	70%	15.7%	14.3%	—

注：—，表示无。

在12个月的评估中，轴向种植体和倾斜种植体的牙槽嵴顶骨丧失分别为（0.9±0.4）mm和（0.8±0.5）mm。两组间骨水平变化无显著差异。术后对10位患者进行扫描，以评估使用经上颌窦技术放置倾斜种植体所需的体积，平均所需植骨量为（0.7±0.2）mL，悬臂牙的平均长度为7.2mm，这取决于对颌牙列和患者的美学需求。

所有患者均证实治疗后总体生活质量有所改善（表13-2）。种植体水平的生物学并发症包括1颗种植体出现种植体周围炎和3颗种植体出现黏膜炎。没有患者出现上颌窦感染。修复体并发症主要为螺丝松动（17.5%）和修复体崩裂（30%）。这些并发症在椅旁很容易解决，也不会导致修复失败。

术后出现肿胀和淤血的病例较少。这一发现可能是由于与传统的上颌窦手术相比，黏骨膜瓣的抬高面减小。与传统的上颌窦外提升术相比，只需要进行小开窗暴露上颌窦前壁以及减少整体手术时间，有助于降低发病率。

研究发现，倾斜种植体的15mm悬臂与5mm悬臂产生的应力有显著差异[44]。在目前的无牙颌研究人群中，修复体的远中悬臂平均为7.2mm。正如Kanno和Carlsson所建议的那样，减少修复体上的固定牙齿数量，可以减少悬臂梁[45]。在该研究中，牙列限制为10颗牙齿，然而，并不是所有患者都会接受短牙弓。对露龈笑和高美学期望的患者，短牙弓修复可能是禁忌证。此外，若下颌磨牙存在且无对颌牙，仅10个单位的牙弓可能导致其伸长。

最近的一项临床研究提出了一种类似的经上颌窦手术技术，具有非常好的短期效果[25]。建议进行更大样本量的进一步临床研究，以确认所提出方案的结果。

总结

倾斜种植方案的基本原理是同期进行种植体植入与上颌窦黏膜提升。许多研究强调，骨密度是影响种植成功的重要因素[46-47]。在这项技术中，倾斜的种植体跨越3层皮质骨。研究显示，因为大部分的功能负重是施加在种植体的颈圈，所以在倾斜种植体，负重向远端转移[48]。在前面描述的研究人群中，倾斜种植体及其平台植入在骨内，完全被骨包绕。在倾斜种植方案中，同样需重点考量的是减少远端悬臂带来的积极影响。

引导式上颌窦外穿颧、穿翼种植术
GUIDED EXTRASINUS ZYGOMATIC AND PTERYGOID IMPLANTS

Nardy Casap, DMD, MD | Michael Alterman, DMD

颧种植体首次由布伦马克（Brånemark）于1988年提出，作为治疗因肿瘤切除、创伤和先天性缺陷引起的上颌骨广泛缺损患者的一种替代方案[1]。颧种植体已经被广泛地用于其他适应证，包括严重上颌骨萎缩的无牙颌患者，上颌窦过度气化，以及在上颌窦提升手术失败的情况下[2-3]。颧骨基骨用于固定种植体，这类患者无需进行骨增量或植骨[4]。不同的种植体植入技术和结构外形已经被提出，所有的目标都是全牙弓上颌修复，报道的留存率为95.8%~99.9%[5-9]。

颧种植体的禁忌证包括：急性上颌窦感染，以及颧骨或上颌骨病变。相对禁忌证包括：慢性上颌窦炎、重度吸烟、双膦酸盐或其他已知可导致药物相关颌骨坏死的骨吸收抑制药物治疗[10]。

穿颧与穿翼种植治疗选择

最初的Brånemark技术，即上颌窦内技术，其设计是为颧种植体提供4个皮质骨锚定点。颧种植体从前磨牙区腭侧向颧骨方向植入，并穿过上颌窦。由于种植体的较长长度和颧支抗的弹性特性，这被认为能给予种植体最大的稳定性。原Brånemark布局的缺点是修复体的穿龈轮廓往往过于偏腭侧，这导致了较大的腭部修复体和患者随后的不适（图14-1）[11]。

为了克服原Brånemark方法在修复上的挑战，上颌窦内技术经改良，为颧种植体植入提供上颌窦外路径[12]。这种以修复和解剖为导向的方法，旨在将颧种植体的修复穿龈轮廓定位在牙槽嵴顶的理想咬合位置，并避免需穿过上颌窦的植入路径（图14-2）。这使得修复重建更容易、更完善、更可持续，并最大限度地降低术后上颌窦炎的风险[13]。

使用颧种植体完成上颌修复的经典种植体布局包括，在上颌前牙区放置2~4颗标准种植体以支持前牙修复体，以及在前磨牙区穿出2颗颧种植体（两边各一颗）以支持后牙修复体（图14-3）。在上颌骨前牙区严重萎缩的情况下，可以通过在两侧无牙颌牙槽嵴顶的尖牙区穿出第二颗颧种植体来实现修复体支持（图14-4）[14]。

穿翼种植术最早于1989年由Tulasne介绍，他认为是Tessier早先提出了在该区域放置种植体的想法[15-16]。在上颌窦严重气化的情况下，作为获得无牙颌或上颌部分牙列缺失的后牙区修复支持的一种方法，或避免上颌窦植骨。在某些情况下，与前牙常规种植体和/或颧种植体联合使用，穿翼种植体可用于支持即刻负重修复体[17]。穿翼种植体的加权平均长期留存率为90.7%[18]。穿翼种植体位于第二磨牙或第三磨牙区，指向蝶骨翼状突，穿过上颌结节和腭骨锥体突。穿翼种植区的解剖结构包括上颌动脉、翼状静脉丛、颅底等各种邻近结构。因此，掌握解剖知识和全面的三维（3D）定位是植入这些种植体时的必要条件。

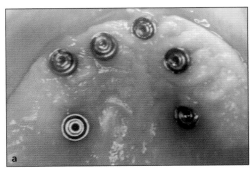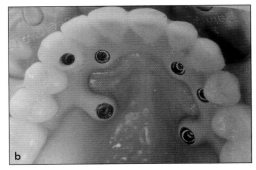

图14-1　经典的Brånemark颧骨种植方案。（a）经典方案中种植体的位置。注意双侧远端颧种植体明显偏腭侧。（b）螺丝固位修复体显示局部义齿向腭部延伸以满足颧种植体的腭侧位置。

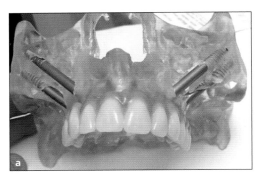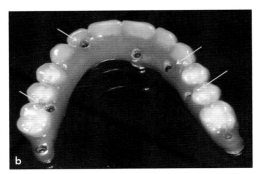

图14-2　上颌窦外穿颧种植方案。（a）在光固化模型里的4颗颧种植体。（b）螺丝固位义齿显示颧种植体的连接处在牙槽嵴顶区（箭头）。

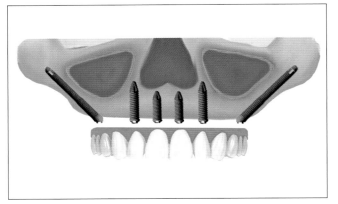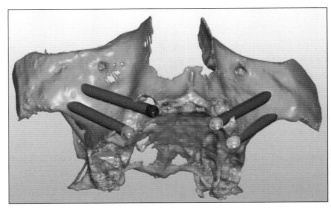

图14-3　上颌修复的经典布局是使用4颗常规种植体作为修复体前牙区支持，每侧1颗颧种植体作为后牙区支持。

图14-4　计算机辅助设计4颗颧种植体支持的全上颌修复。

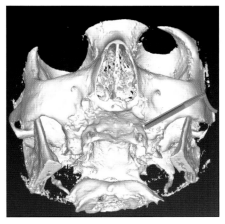 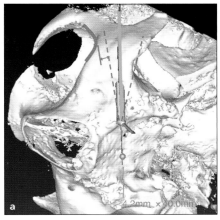 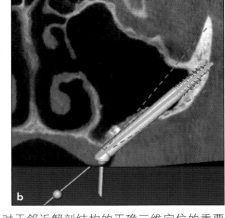

图14-5 经典布局中单颗颧种植体的走向为从牙槽嵴顶第二前磨牙表面到颧切迹。 图14-6 颧种植体平面显示了种植体相对于邻近解剖结构的正确三维定位的重要性。（a）垂直角度。（b）内/外角度。

种植体定位

将颧种植体植入在正确的空间位置要求对解剖有深刻的三维理解及可视化。未能正确放置颧种植体可导致严重的并发症，包括无法控制的出血、眼眶及其肌肉组织的损伤、上颌窦的损伤以及眼眶和颧骨的创伤性骨折[8,19]。

在经典的种植体布局中，单颗颧种植体的向量应从牙槽嵴第二前磨牙区朝向颧切迹，定位于眶侧壁和颧弓的交汇处（图14-5）。种植体的植入向量由两个平面定义。第一个平面是种植体的垂直轴向。该平面确定了种植体的根尖位置，顶端在眼眶的下外侧边界而底部在颧复合体的下外侧边界。这个手术轴是可见的，因此一位熟练的外科医生可以将种植体植入在一个相对正确的位置。在这个垂直面上种植体的错位可能导致眼眶损伤或颧复合体骨折。第二个平面确定种植体向量的水平轴。该平面规定了种植体的根尖，位于颧复合体前部颊面与颧复合体后部表面之间。这个平面必须由外科医生的经验而不是客观的标志来评估。颧种植体在水平面的错位可能导致种植体穿透颞下窝、侵犯上颌窦、穿透眶底或颧复合体骨折（图14-6）。

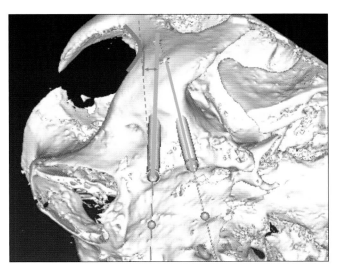

图14-7 双穿颧种植体设计。注意近中种植体临近眼眶。

当计划在每一侧放置多颗颧种植体时，种植体植入路径会受挑战，主要有两个原因。第一个是手术的安全边界变得狭窄，因为种植体尖端被放置在更靠近颧骨复合体的边缘。第二个原因是并行种植体应该在不接触的情况下相互绕过（图14-7）。自由手操作时即使有丰富的技巧和经验，三维植入路径错误和并发症仍可能发生。

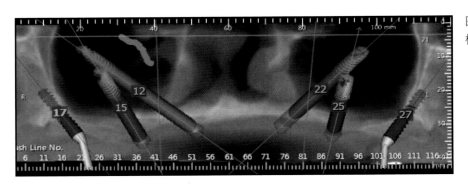

图14-8　全景视角三维设计的4颗颧种植体和2颗穿翼种植体用于全上颌修复。

虚拟设计

为了使颧种植体的植入更加安全和可预测，术前虚拟设计可能是有益的。有多种3D软件可供选择，以协助这个过程。患者应使用高分辨率计算机断层扫描（CT）上颌。扫描方案应包括眶侧壁的全部范围和颧骨的颞突。将CT的医学数字成像与通信格式（DICOM）上传到3D虚拟设计软件中，转换成立体光刻/光固化文件（图14-8）。

设计植入和穿出位点

虚拟设计的第一步是颧种植体在牙槽嵴顶穿出点的定位。这将有助于正确的修复体分布，以实现全上颌的修复重建。在上颌骨两侧各有1颗颧种植体的情况下，首选的牙槽嵴顶穿出点应在第二前磨牙的位置，因为它将支持修复体后牙区。当计划植入2颗颧种植体时，前种植体的牙槽嵴顶穿出点应在尖牙的位置，以支持前牙区修复体。

在过大上颌骨或严重磨牙症的情况下，可能需要额外的后牙支持。这可以通过在治疗计划中加入穿翼种植体来实现。穿翼种植体的牙槽嵴顶穿出点应位于第二磨牙区，在上颌结节前10～12mm处。在确定牙槽嵴顶穿出位置后，设计虚拟种植体的根尖位置。因为牙槽嵴顶只用于支撑，所以这将是上颌外种植体唯一真正的支抗。因此，根尖部分应指向颧复合体中最大的骨块，并应注意不要危及邻近的解剖结构，特别是眼眶和颞下窝。在上颌骨两侧均有单一颧种植体的情况下，首选的颧支抗点是颧复合体在颧骨切迹方向的中心。

如果每侧有2颗颧种植体，则先计划前种植体，以确保根尖颧支抗相对眼眶的安全位置。根尖颧支抗距眼眶下侧边界至少5mm。垂直面的角度相对容易确定，但应注意在水平面正确定位根尖颧支抗。一些眶底凹陷更多，而水平面上的根尖颧支抗定位错误可能导致穿透眶底。

在计划放置前种植体后，后种植体的根尖颧支抗放置应确保两颗种植体之间留有空隙。这可通过将后植体的根尖颧支抗定位在相对于前植体的根尖颧支抗的较低和较后的位置来实现。根尖翼支抗与翼板内侧接合。上颌结节骨相对疏松，故翼板内侧致密骨提供了主要的支抗来源。穿翼种植体的角度轨迹应谨慎选择，应避开相邻的解剖结构，特别是颅底和翼丛。

外科导板

根据术前虚拟设计并制作了手术导板。各种各样的导板系统已经被引入，其中大多数都使用与常规种植体相同的软件平台。

Noris手术导板系统是第一个上颌外颧种植导板系统，该系统将导板分割成独立的单元，服务于每个手术侧。

该系统分为分段备洞导板系统。

第一钻导板被设计用于标记牙槽嵴顶部沟槽，即种植体冠向侧在牙槽嵴顶的穿出位置。第一钻导板也标记了颧骨的准确种植穿透点（图14-9）。

第二钻导板包括一个细长的钻针导环，该导环容纳钻针，并为整个长距备洞的路径提供支撑。与使用常规种植体导环的旧导板不同，长导环有助于提高备洞系统的稳定性和准确性，并防止钻头在颧骨表面的

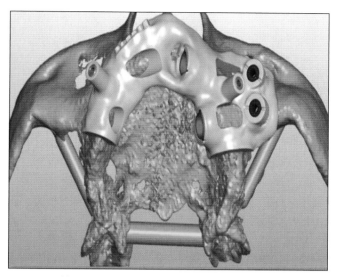

图14-9　第一个Noris备洞导板。粉红色的导环标志着牙槽嵴处的钻针穿出位置。蓝色的导环标志着颧骨的穿入点。

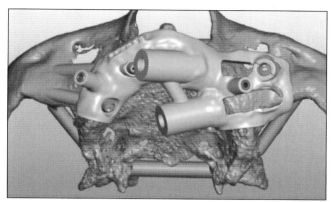

图14-10　第二牙槽嵴处的钻针穿出位置Noris备洞导板。通过穿入点至颧骨完成备洞。

穿入点打滑（图14-10）。当放置穿翼种植体时，使用一个单独的导板（图14-11）。

外科流程

　　颧种植手术可以在全身麻醉或局部麻醉和静脉镇静下进行。应根据外科医生的经验，以及患者的偏好与适应性做出选择。

　　上颌骨的充分暴露是手术成功的关键。这包括牙槽嵴、眶下神经、上颌窦外侧壁、眶下缘和眶外侧缘，以及整个颧上颌复合体。

　　患者麻醉或镇静后，应放置咽部填塞物以避免异物吸入。为了控制疼痛和最大限度地止血，手术过程中应使用局部麻醉和止血剂（如肾上腺素）。继嵴顶中线切口后沿颧支托的后部再做附加双侧垂直松弛切口，并翻起黏骨膜瓣以暴露术区。

　　应特别注意识别颧骨弓的前缘、眶下缘和侧缘以及眶下神经，此为颧骨的解剖边界标志。

外科导板备洞

　　使用固定针安装和固定第一个外科导板。用2.0mm

钻针标记颧骨插入点，用4.2mm钻针在皮质骨穿出位置预备凹槽（图14-11）。接下来，移除初始导板，用金刚砂车针形成钻道。这种4.2mm的钻头在其边缘有一个5.0mm长的钉，可穿入预先标记的插入点。以循序渐进的方式，在控制动力和冲洗的情况下，钻头应该对准皮质骨凹槽。在上颌骨的外表面和上颌窦侧壁形成一个骨隧道，允许最后备洞和植入颧种植体。如果上颌窦侧壁被完全钻通，则应小心抬高窦膜，以避免颧种植体进入上颌窦内（图14-12）。

　　然后，在第一外科导板的相同位置安装和固定第二外科导板。这对于确保第二外科导板处于正确的位置很重要（图14-13）。通过长导环使用钻针。最后根据颧骨的密度选择最终钻。钻针应突破颧骨皮质骨面，以提供双皮质骨固位。可以用手指在颧骨上触诊（图14-14）。

　　备洞完成后，利用深度探针选择正确的种植体长度。测量探针的边缘在穿出点检测颧皮质骨。测量这一点与牙槽嵴凹槽之间的长度，从这一长度减去2.5mm，以允许成角度修复体连接到种植体并在计划好的修复体位置穿出（图14-15）。与修复复合基台连接后，缝合软组织。

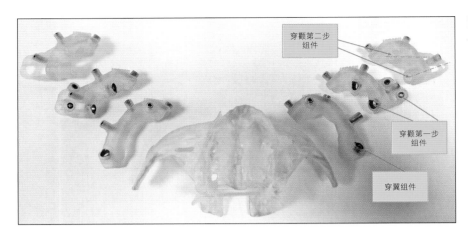

穿颧第二步
组件

穿颧第一步
组件

穿翼组件

图14-11　双侧全套的Noris备洞导板，
包括第一和第二穿颧导板和穿翼导板。

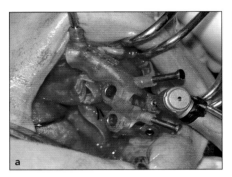

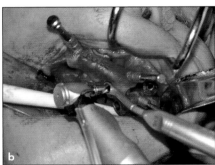

图14-12　手术中使用的Noris备洞导板。
（a）第一个导板；（b）第二个导板。

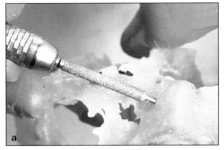

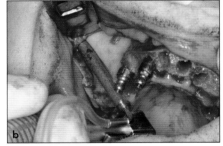

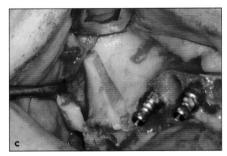

图14-13　使用金刚砂车针创建备洞通道。（a）金刚砂车针在入口处；（b）在皮质骨沟槽处完成备洞通道；（c）为第二个
穿颧备洞导板预备好上颌窦外备洞通道。

并发症

　　最常见的并发症是上颌窦并发症。几位笔者讨论了分析穿颧种植术后上颌窦并发症发生率的挑战，因为在牙科文献中上颌窦感染的定义还没有统一。许多研究报道了颧种植体相关性上颌窦炎，但没有明确上颌窦炎的性质、类型、相关的体征和症状、治疗方法，或是否进行CT或内镜检查[19]。另一个关于导致上

颌窦感染率的争议点是，许多讨论颧种植体并发症的报告没有论及随访周期。慢性上颌窦炎可能在病因发生数年后出现，导致短期随访队列和报道不足以确定颧种植术后真正的上颌窦并发症发生率。

　　研究表明，穿颧种植术相关的鼻窦炎与术前上颌窦疾病之间存在一定的关系。因此，在穿颧种植手术前应进行上颌窦疾病的术前检查。这也表明，对于有术后上颌窦炎风险的患者来说，上颌窦外穿颧种植术可能是一种更适合的解决方案[21]。穿颧种植术引起的

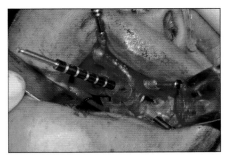

图14-14 钻针置于第二颧骨备洞导板的工作导环内。

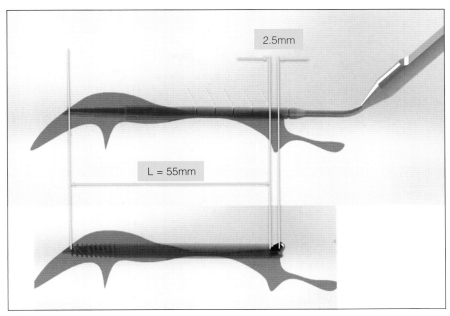

图14-15 （右）为获得角度复合修复基台的穿龈高度，利用探针测量中减去2.5 mm来确定颧种植体长度。

上颌窦感染应首先采用抗生素非手术治疗。如果不能通过非手术解决，建议进行鼻内镜鼻窦手术。在没有治疗方法可解决的顽固难处理的鼻窦感染的情况下，应取出颧种植体。

其他手术并发症包括即刻或迟发性种植体脱落、种植体周围软组织感染、眶下或颧面神经感觉异常、持续性上颌窦瘘和术后慢性疼痛。除了手术或生物并发症外，与修复体相关的功能和机械并发症也已被描述。其中包括修复体部分折断、美学效果不满意、机械和修复部件松动、难以保持良好的口腔卫生以及患者的发音、咀嚼和不适。

穿翼种植术的一个并发症是出血，尤其是上颌动脉和翼状静脉丛的出血[22-23]。植入种植体时应注意局部止血，因为该区域术后出血可能引起高压，可能危及重要器官。穿翼种植术的另一个并发症就是种植体初稳不足。这可能是由于上颌结节骨质疏松，种植体在翼状窝致密骨支持不足。这可能导致术后即刻种植体脱落。

结论

无论是否结合常规种植体，穿颧和穿翼种植术已被证明是重建萎缩性上颌骨的一种可行的替代治疗方案。它们使得不植骨治疗方法成为可能，甚至可以在允许的情况下进行即刻负重。

与原有的上颌窦内技术相比，上颌骨外穿颧种植术在外科和修复方面具有一定优势。一是优化种植体在牙槽嵴顶穿出位置的布局，允许修复医生使用标准的修复方案进行种植体支持的上颌修复。此外，上颌外种植体在牙槽嵴穿出而不是在上腭穿出，这通常是上颌窦颧种植体的穿出位置。此外，种植体的上颌窦外路径使外科医生更容易看到植入过程。上颌外技术的另一个重要优点是保护完整的上颌窦膜，降低上颌窦穿孔导致的术后上颌窦炎的风险。

穿颧和穿翼种植术的成功在很大程度上取决于植入精度。与标准的种植手术不同，种植的解剖位点距离较远，且有些隐蔽，这意味着3D可视化可能具有挑战性。这可以通过术前虚拟设计和使用计算机辅助设计/计算机辅助制作的外科导板来解决。导板系统，如Noris导板系统，可以精确实施术前手术计划，并为穿颧和穿翼种植术提供良好的视野和易于使用的外科备洞导板。

致谢

我们要感谢Noris Medical（Nesher, Israel）的首席执行官兼Noris Medical上颌外导板系统的开发人员Rami Siev先生，与我们分享他的知识、智慧和丰富的经验，并感谢他在撰写本章的过程中给予的支持。我们还要感谢Igal Balan博士为本章做出的贡献。

第15章

导航系统下经上颌窦穿颧种植术
NAVIGATION FOR TRANSSINUS PLACEMENT OF ZYGOMATIC IMPLANTS

Yiqun Wu, DDS, MD | Feng Wang, DDS, MD | Wei Huang, DDS, MS | Kuofeng Hung, DDS, MS

在严重萎缩的上颌中使用牙种植体进行口腔修复通常是一个挑战。为了克服这一困难，骨增量术如上颌窦提升、引导骨再生和牵张成骨等已被用于获得合适的骨高度和骨宽度，以期合理进行三维（3D）位点的植入[1-2]。为了缩短治疗时间和避免手术并发症，颧种植体被研究者提出，可以作为一种替代方法，并显示出良好的效果[3]。

颧种植支持修复体的概念最初得到发展，是为了通过增加种植体的长度来获得颧骨中种植体支抗和稳定性[4]。在过去的20年里，这种治疗方式显示出可预测性，并且在中长期随访中有很高的留存率（>95%）[3]。此外，与先进的骨增量方法相比，颧种植支持修复体几乎没有机械和生物学的并发症[4]。

颧种植体植入的挑战

在基于Cawood和Howell的Ⅵ型分类的情况下，研究者提出一种使用多颗颧种植体的技术，以期在上颌骨前部避免骨移植的情况下，最大限度地降低标准种植体失败的风险[5-6]。最新的系统综述分析了3项研究，共在49位患者中植入了196颗种植体。其分析结果表明，采用4颗不带前部支持的颧种植体进行上颌修复是一种可靠的方法[7]。然而，由于颧骨宽度有限、术中视野差、弯曲的颧骨解剖复杂，这增加了发生并发症的

潜在风险。此外，为了充分利用有效的颧骨体积会使颧植入位点的选择更加困难。

为了促进手术的微创性和颧骨定向种植体植入位点的准确性，研究者提出使用计算机辅助外科手术（CAS）将术前信息传输到手术部位。最近已经提出了几种用于口腔种植的计算机辅助导航系统。与此同时，一些模型和人体研究表明，采用这种方法来将种植体放置到植入位点可提高种植质量并最大限度地降低风险[8-9]。

一个微小的角度或位置的进入误差，可能导致钻头尖端处出现显著的位置误差，尤其是在放置颧种植体超过35mm时。基于计算机辅助计划，骨或者黏膜支持式的立体光刻打印导板，将颧骨种植体放置在计划位置。然而，目前还没有有效的机制来从根本上控制颧种植体的钻入轨迹。

另一个可以考虑的方法是动态导航，它可以在种植体植入期间提供交互式控制。2000年，Schramm等[10]首次报道使用计算机辅助导航系统来放置颧种植体。自从最初报告以来，已经出现多次尝试使用动态引导手术来进行颧种植体植入位点的确定。对于颧种植床的准备，当钻孔达到50mm时，在种植过程中根据术前影像进行修改是很重要的。借助动态引导手术，可以实现三维影像数据的术中应用，从而可以将在计划阶段达到的精度传输给患者。

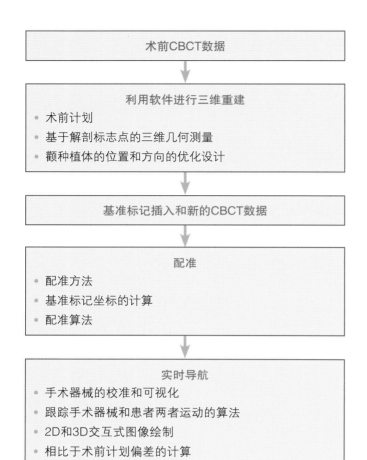

图15-1　实时导航下行颧种植体植入的时间线。

手术导航

从CBCT（Cone Beam Computed Tomography）开始的实时导航框架如图15-1所示[11]。

术前计划

必须为患者完成常规的医学和牙科检查。患者必须接受口外和口内检查，并通过术前曲面断层影像和CBCT检查来评估骨吸收的程度。从CBCT扫描中提取的医学数字成像和通信数据（DICOM）被导入到软件中以进行初步规划。借助于此软件，可以显示预成上颌义齿，并根据Aparicio所提出的颧解剖引导入路（ZAGA）[1-2]，在预成义齿的引导下，将颧种植体的口

内冠方进入点设计在牙槽嵴顶部或靠近牙槽嵴的位置（图15-2）。

面临上颌骨严重吸收的患者，在上颌窦壁前部、梨状缘区域和/或鼻嵴区域骨量不足。这类患者是颧种植体入路的候选者。经典颧种植体入路即颧骨两侧各1颗种植体，上颌前牙区2～4颗标准种植体的纳入标准如下：

- 在前磨牙和磨牙区存在1～3mm的上颌后区骨高度（Cawood和Howell Ⅵ类）[5]。
- 上颌前份的高度至少10mm，以允许在无需额外植骨的情况下放置至少2颗标准种植体。

4颗种植体入路即颧骨两侧各植入2颗颧种植体，无标准种植体的纳入标准如下：

- 在前磨牙和磨牙区存在1～3mm的上颌后区骨高度（Cawood和Howell Ⅵ类及更差）[5]。
- 在不需要进行额外植骨的情况下，上颌前部的宽度不足以放置直径至少为3.75mm的常规种植体，或者即使采用倾斜植入种植体的方式，高度也不足以放置<10mm的种植体。

如果患者有局部或系统性的种植禁忌证、未经治疗的上颌窦炎或上颌窦囊肿、不良的口腔卫生、严重的吸烟习惯（如每天吸烟超过20支）、怀孕、任何化疗或放疗史，则应被排除在外。

对于单一颧种植体入路，颧种植体的入口点在第二前磨牙或第一磨牙处。如果选择4颗种植体入路，前颧种植体位于侧切牙至尖牙区域，后颧种植体位于第二前磨牙至第一磨牙区域。颧种植体的口外尖端穿出点在颧骨外表面。对于4颗种植体入路，当将颧种植体放置在颧骨外表面的尖端穿出点时，要保持至少3mm的距离，以确保每颗颧种植体周围有足够的骨。颧种植体的路径应确保不经过关键的解剖结构，颧种植体的长度是根据入口点、出口点间的距离，通过术前数字化设计来确定的。治疗方案的设计是为了在保护关键解剖结构的同时，最大限度地利用可用骨容量。

图15-2　（a）借助NobleClinician软件（Nobel Biocare），对于4颗种植体入路的患者而言，可能的颧种植体长度和位置可以根据ZAGA入路进行挑选和摆放。（b）颧种植体的角度和合适的基台都可以在术前预摆位。

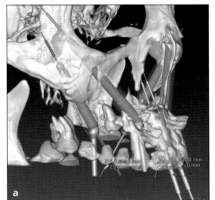
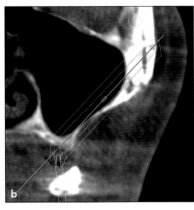

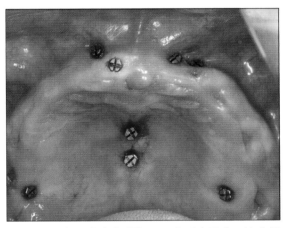

图15-3　总共8枚定位螺钉用于点对点配准。这些螺钉成多边形分布。

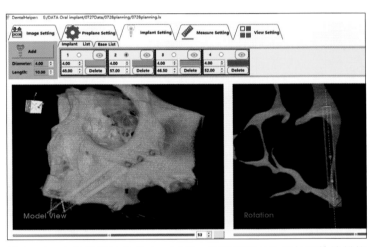

图15-4　在导航设计软件中，可用一种不同颜色的圆柱形轨线模拟颧种植体备孔路径。这样，设计的颧种植体的长度和位置就可以确定下来，同时颧种植体和上颌窦的位置关系也可以显示出来。

配准

作为导航手术的关键部分，配准被定义为虚拟坐标系与术中患者坐标系之间空间关系的量度，其精确度对于实际导航手术至关重要。配准方法可分为两组：有创骨固定螺钉标记和无创黏附标记（牙夹板）。与无创技术相比，有创技术的优势在于其精确性[13]。

在颧种植体植入的初步计划完成后，在局部麻醉下将定位钛螺钉插入上颌骨中作为基准，并至少植入6枚定位螺钉，用于点对点配准。这些微型螺钉的分布必须在能够提供骨固定、且不妨碍种植体植入的非关键区域。从几何角度考虑，由螺钉跨越的多边形应尽可能大，以实现更宽的视野，从而最大限度地提高精度（图15-3）。在放置固定螺钉后，通过CBCT检查获得第二个3D数据。然后将数据导入术前规划导航软件中。软件可模拟颧种植体备孔路径，并且将所有微型螺钉都标记为配准点，以用于术中影像配准（图15-4）。

外科技术

全身麻醉后，参考底座要牢固地固定在颅骨上。然后将参考阵列通过3个带有反射标记球固定到底座组件上（图15-5）。反射标记球是一种参考设备，可以在导航过程中通过摄像头灵活而准确地实现患者跟踪。使用定位探针收集基准钛螺钉标记的坐标，以便自动完成配准（图15-6）。配准后，屏幕上显示有效的矢状、冠状、轴向和三维重建图像。然后，将集成

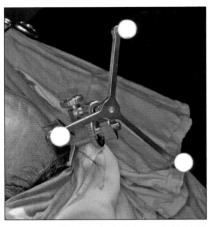

图15-5　颅骨参考底座是一个骨性锚定的装置，并且由3个反射标记球组装而成。

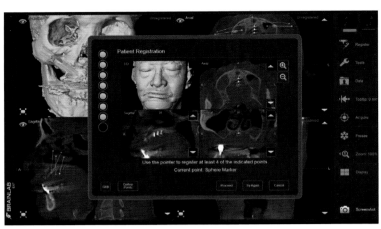

图15-6　完成8枚基准钛钉的位置采集后，软件可以实现自动配准。

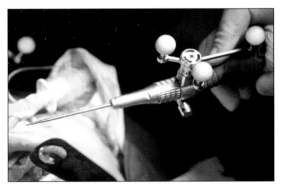

图15-7　集成有参考阵列的定制刚性支架固定在颧骨钻孔机头上。

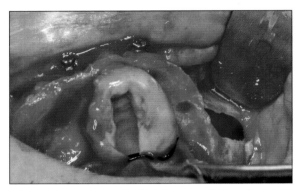

图15-8　对于穿黏膜颧种植体，需要制备一个垂直骨窗，并且提升上颌窦黏膜。然而，在实时导航的辅助下，并不总是需要在钻孔前暴露颧骨的下缘。

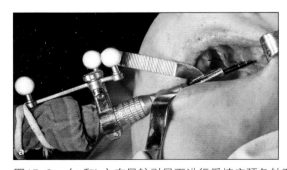

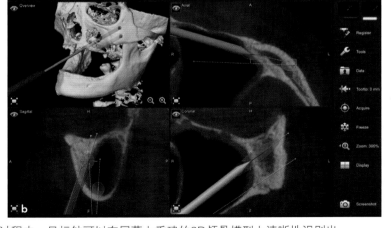

图15-9　（a和b）在导航引导下进行受植床预备钻孔过程中，目标钻可以在屏幕上重建的3D颅骨模型上清晰地识别出。

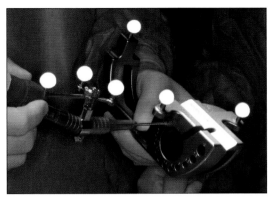

图15-10　在初始钻完成后，通过校准软件（iPlan Navigator, Brainlab）重新校准机头和3个反射标记球。

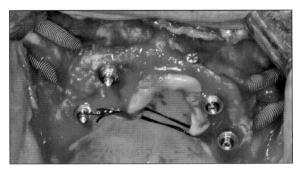

图15-11　4颗颧种植体已被植入。注意前鼻嵴处的2枚基准螺钉。在伤口缝合前，它们会被取出。

有参考阵列的定制刚性支架固定在颧骨钻孔机头上，以便钻孔轨迹可以实时显示，实现持续可视化（图15-7）。

在中线和上颌结节区做嵴顶中切口和垂直松弛切口。掀起黏骨膜瓣，暴露窦侧壁及部分颧骨复合体。如果按照术前计划设计种植体的跨窦路径，则在窦壁外侧制作一个约5mm×10mm的窗口。窦黏膜被暴露出来，无需费力便可维持其完整性。该窗口不用于提供窦顶的直接视野，也不用于确定钻头进入颧骨的最佳位置，而仅用于钻削过程中的冷却（图15-8）。

在屏幕上重建的3D颅骨模型上可以清晰地识别出目标钻（图15-9）。在钻入过程中，经过机头校准后，计划的轨迹和钻机两者的空间位置都会显示在屏幕上。根据实时图像显示的指示，定位入口点，并确定钻入方向。此外，出口点和钻头之间的距离会持续显示在屏幕上，以提醒操作者何时钻头接近出口点。对于种植床准备过程中的下一次钻头更换，使用校准工具重新校准机头，以减少工具校准误差（图15-10）。整个钻削过程按照计划中的轨迹，从入口点到出口点依次进行。在种植床准备完成后，植入颧种植体（Brånemark system，Nobel Biocare）（图15-11）。

将复合基台和愈合帽放置在种植体上。如果每颗种植体的植入扭矩＞35N·cm，则在72小时内要立即负载。如果在手术时无法达到足够水平的种植体稳定性，则应采用延迟负载。当患者表现出明显的副功能活动或不易控制的咬合因素时，也应使用延迟负载。

黏骨膜瓣用可吸收缝线缝合。所有患者均给予5天的抗生素、止痛药和0.12%的氯己定漱口液。术后72小时内进行CBCT检查，以评估种植体的位置。如果即刻负载，则将预制金属增强丙烯酸树脂临时义齿固定在种植体上，并将修复螺丝拧紧至15N·cm。

精度分析

手术导板

手术导板被认为是指导标准种植牙放置的可靠方法。但是，对于上颌骨严重萎缩的患者，很难在整个植入过程中保持手术导板的稳定。Chrcanovic等[14]报道在立体光刻手术导板的指导下，在人类尸体上放置16颗颧种植体，在计划植入和实际放置的种植体之间，长轴角度偏差为8.06°±6.40°（前-后视图）和11.20°±9.75°（尾-颅视角），其中一颗出现在颞下窝，一颗出现在眼眶内。另一项研究报道，在手术导板的指导下，患者颧种植体的植入位置，其入口点偏差和种植体尖端穿出分别为2.77mm（1.0～7.4mm）和4.46mm（0.3～9.7mm）。此外，其中两颗种植体失败，这归因于种植体尖端的过度穿出[15]。因此，对于长度＞35mm的种植体，在入口点或初始方向上的轻微偏差可能导致在出口点处偏差放大。应该使用手术导板来定位颧种植体的入口点，但是当对颧种植体进行操作时，同样的导板可能不再适用于指导钻孔过程。

导航系统

就CAS的可靠性而言，术中导航的准确性非常重要。导航系统的精度取决于诸如CT层厚、像素大小、CT图像分辨率、配准精度、光学跟踪系统的精度，以及刚性支架的制造和校准精度并配备了用于跟踪的反向反射球[16]。配准程序完成后，可以提供有关目标配准误差（Target Registration Error，TRE）的信息。该值表示配准后除基准点外对应点之间的误差，它是配准精度的最有代表性的指标[17]。

基准标记

在以前的研究中，已经证明基准点构型的形状，是控制基于点的刚性配准中TRE的重要因素。并且可以通过使用广泛分布的基准标记，和/或将标记的质心放置在目标附近来实现相对较小的TRE值[18]。在临床环境中，颧种植体的入口在牙槽嵴位置处，钻针的末端在颧骨表面。这意味着理想的基准标记扩展区域将是在上颌牙槽嵴和周围的眶周区域，以达到全视野覆盖的目的。由于全口义齿的稳定性差，在严重萎缩的上颌中对于基准点来说，咬合夹板是不可行的。经皮植入的骨固定基准种植体，通常是自攻钉，已被证明是一种可行的参考方法。但是，在严重上颌骨萎缩的患者中，基准的类型和位置，以及定位的方式，受到可提供骨稳固的剩余骨体积的限制。因此，这些基准的分布必须充分利用一些非关键区域。出于几何考虑，螺钉所跨的多边形应尽可能大，以获得最大精度的宽视野。

笔者在一项体外研究中，颧种植体治疗的基准配准的准确性以及最可靠的配置配准，包括口内的数量和位置，都得到了检测[19]。在无牙上颌骨中，至少有5个基准标记物，呈多边形分散布局。在配准方面，该布局在颧种植体植入中可以获得一个可接受的TRE值，并具有较高的导航精度。然而，在临床过程中，骨螺钉的稳定性始终受到剩余骨量和骨质量（稳定性）的限制。一些基准标记可能会在开放翻瓣手术中移位或脱落。因此，建议在放置后检查骨螺钉的刚性稳固，或在骨量足够的区域中再插入2枚骨螺钉，以确保必要时具有较高的配准精度。

体外和体内条件

使用导航系统在体外植入种植体时，种植体在模型上的进、出偏差分别为（1.36±0.59）mm和（1.57±0.59）mm，在尸体上的进、出偏差分别为（1.30±0.8）mm和（1.7±1.3）mm[11]。但是，与临床病例报告中得到的数据相比，在体外实验中的精度理论上应更高。这是因为在体内条件下不可能模拟钻削的难度。在实际手术中，有若干因素可能会影响到外科医生将计划中的位置准确地转换为实际手术位置的能力。这些因素包括：不规则和多孔的骨结构、骨表面形态的固有复杂性、种植窝骨密度的变化、术中有限的可见度以及支架可能的移位。但是，这些因素中的大多数都属于非系统性误差，并且在不同的体内条件下，每次的偏差都可能显著不同。在临床实践中，笔者对颧种植体植入的改进是一种定制的刚性支架，将固定的参考阵列与颧骨钻孔手机相结合，这使得手术成为可能，并有利于指导钻针轨迹。

在最近的一项前瞻性研究中，有10名患者利用外科导航辅助的4颗植体入路手术接受了40颗颧种植体。入口偏差为（1.35±0.75）mm，出口偏差为（2.15±0.95）mm，角度偏差为2.05°±1.02°[19]。无论种植体的长度或位置如何，所有偏差之间的差异均不显著。它们也类似于在模型和尸体中植入所获得的偏差[19]。尽管前、后牙种植体之间没有发现显著差异，但后牙种植体的尖端偏差略大于前牙种植体[19]。这一现象可能是由于钻头的长度、在执行过程中钻头的变形、患者张口受限以及下颌牙列影响了后牙种植体的钻针进入。

由于颧骨宽度有限以及个体之间的解剖学差异，在颧种植体手术中，1mm或1mm以下的导航精度虽然是一个标准，但仍然具有挑战性。可以进行一些修改以提高配准精度，包括建立足够的层厚度、像素大小、CBCT图像分辨率，以及修改骨锚定配准螺钉以减小基准定位误差，这是使用指针定位基准时真实值与显示值之间的区别。

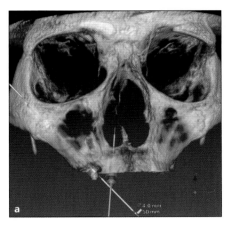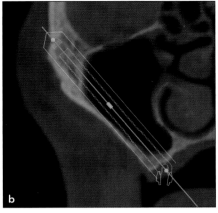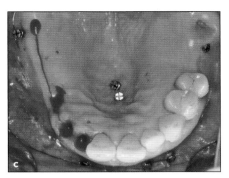

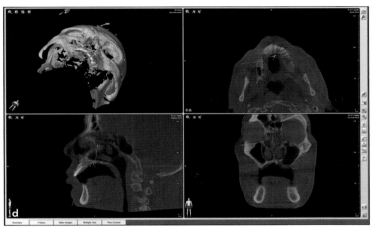

图15-12　（a）根据ZAGA入路，颧种植体的入路点设计于第一磨牙牙槽嵴处。（b）颧种植体的长度及其与上颌窦的位置关系很轻易地通过软件确定。（c）植入7枚迷你螺钉作为导航的基准点。在翻瓣前，上颌右侧侧切牙和尖牙被拔除。（d）在导航软件中设计颧种植体。圆柱形的轨线指示了颧种植体的钻孔路径。

病例1：手术导航系统下颧种植体经典入路

50岁男性患者，被转诊进行牙列修复。他被诊断出患有严重的慢性牙周炎，并且在5年多以前就失去了牙齿。他一直戴着局部活动义齿，其主诉是上颌义齿带来的不适。全身条件和基础性疾病均得到医学控制，情况稳定。

口内临床检查发现上颌右侧前磨牙、磨牙以及上颌左侧磨牙缺失。牙周检查发现右侧尖牙和侧切牙的探诊深度为5~6mm。

该患者接受了首次术前CBCT（iCAT，Imaging Sciences International）扫描，分辨率为0.39mm/像素，层厚为0.2mm。将DICOM数据导入NobelClinician（Nobel Biocare）进行初步规划（图15-12a，b）。如CBCT中所示，右前磨牙和磨牙区的上颌后骨高度为1~2mm。为避免一侧上颌窦植骨，从而减少治疗时间，

本研究计划为患者进行颧骨植入。拔除右侧切牙和尖牙，并用一颗标准种植体代替。

颧种植体的入口点在第一磨牙位置，出口点在颧骨外表面。当颧种植体的路径确定之后，通过常规穿窦路径确定种植体的长度为50mm。同时，还通过软件确认了在中切牙区域中标准种植体的位置、长度和直径。

在手术当天，在局部麻醉下将钛制定位螺钉（长度：9.0mm；直径：1.6mm）经口内植入，以作为基准。总共插入了7枚定位螺钉，其中2枚位于双侧上颌结节，2枚位于腭缝中，3枚位于前基骨（图15-12c）。使用定位螺钉进行第二次术前CBCT扫描（i-CAT），扫描分辨率为0.39mm/像素，层厚为0.2mm。然后将CBCT数据导入术前计划导航软件（preoperation planning navigation software，iPlan Navigator）。该软件提供了圆柱状轨迹，可以模拟颧种植体的钻孔路径（图15-12d）。

当天，在全身麻醉后，使用直径为1.5mm的自攻微型螺钉将带有3个反射标记球的颅骨参考基座组件牢

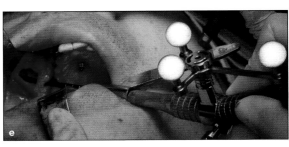
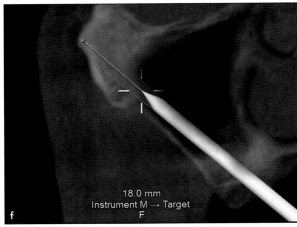
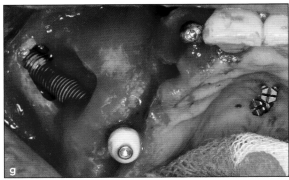
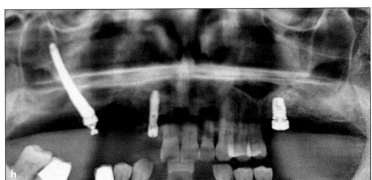

图15-12（续） （e和f）在钻孔过程中，参考阵列固定于机头，钻孔轨线的实时可视化可以在屏幕上显示，这可以帮助术者按照规划好的路径和方向制备种植床。（g）颧种植体通过穿黏膜路径植入，标准种植体被置于侧切牙位点。在上颌骨左后方，采用侧壁开窗入路。（h）术后曲面断层影像。

固地固定在颅骨上（iPlan Navigator软件）。使用定位探针收集所有7枚基准螺钉标记，以便自动完成配准。配准后，重建成像显示在屏幕上。集成有参考阵列的支架用颧骨备孔机头固定，以便可以在屏幕上实时实现钻削轨迹的持续可视化。在备孔过程中，钻头的任何偏差都可以用红线显示，这有助于外科医生矫正偏差。当每个钻头到达计划的出口点时，钻针轨迹显示为绿色，这表示计划的常规程序已完成（图15-12e，f）。然后，放置对应计划长度的颧种植体。将标准种植体自由手植入（图15-12g，h）。

病例2：手术导航系统下4颗颧种植体手术入路

50岁女性患者，主诉她上颌全口义齿不稳定。她曾被诊断出患有侵袭性牙周炎，并定期接受牙周治疗

和维护。但是，由于疾病的发展，她在过去10年中失去了大部分牙齿。患者健康状况良好，不吸烟。

进行临床检查之后发现上颌全口义齿。摘下义齿显示上颌后牙槽嵴形态不明显，前庭很浅。得到全景片以进行初步评估，显示出水平和垂直的骨吸收。在上颌前磨牙和磨牙区中进行标准种植体植入时，骨高度非常有限。

制作上颌义齿作为影像学引导。牙位填充有含硫酸钡的树脂（70%牙齿色的光固化树脂与30%的硫酸钡）。患者接受了戴有放射导板下的第一次术前CBCT检查。然后对放射导板分别进行扫描。使用NobelClinician软件，潜在的颧种植位置可以相对于建议的牙位显示出来。4颗植体入路是为患者以期望的修复体位置为导向，将前颧（种植体）置于尖牙水平，后颧（种植体）置于第二前磨牙至第一磨牙区域的设计（图15-13a，b）。

图15-13 （a和b）在预成义齿的引导下，采用4颗植体入路，口内冠方的颧种植体前方和后方的入路点分别设计在尖牙、第二前磨牙到第一磨牙的位置。（c）iPlan Navigator进行种植规划的软件界面。上颌窦和设计的颧种植体关系可以在该界面上显示。在填充硫酸钡的预制义齿的辅助下，颧种植体在牙槽嵴上的进入点可以容易地确定。（d）该患者采用了4颗种植体入路。翻瓣后显露上颌窦外侧壁，然后侧壁开窗。有了导航的辅助，可以不必显露颧骨基底部和颧骨下界以增加手术视野。前部颧种植体的头部位于尖牙区的腭侧。（e）4颗颧种植体全部获得了良好的初期稳定性，因而4颗颧种植体通过刚性连接行使即刻负重。

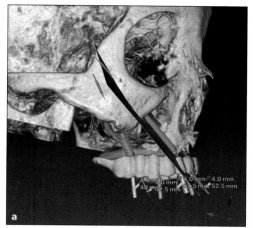
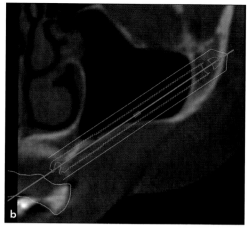
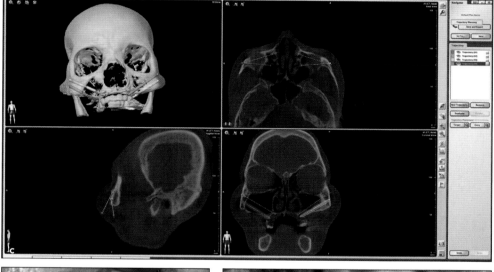
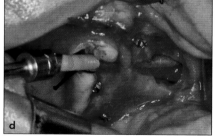
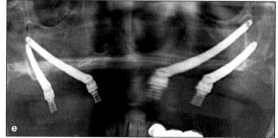

　　手术当天，在上颌局部麻醉下将基准螺钉植入口腔内。患者戴着手术导板进行第二次CBCT检查。之后，将数据导入iPlan Navigator软件中。在软件中，以不同的颜色显示圆柱状轨迹，以模拟颧种植体的备孔路径。圆柱状轨迹的长度可以根据NobelClinician中的预定长度来确定。iPlan Navigator软件的接口与NobelClinician的不同之处在于，它无法对颧种植体与基牙之间的角度进行程序化检测，并且义齿的图像无法加载到患者的CBCT扫描上。但是，当牙位填充了含硫酸钡的树脂后，在牙槽骨水平处识别颧种植体的入口位置变得更加容易（图15-13c）。

　　配准和备孔过程与以前使用经典方法时的处理方式相同。两个窗口都在窦壁的外侧制成，并提升上颌窦黏膜。整个钻孔过程沿着计划中的轨迹进行。植入了4颗颧种植体：2颗后牙种植体为穿窦进行，2颗前牙种植体为窦外进行（图15-13d）。每颗颧种植体的植入扭矩均>35N·cm，所以患者在72小时内进行即刻负重（图15-13e）。

结论

由于手术部位的解剖学复杂性和严重的结构性损伤的潜在风险，颧种植体的植入位置，特别是在4颗植体入路中，对临床医生来说是一个巨大的挑战。因此，一种实时的手术导航方法被提出并测试，以实现精确、微创的颧种植体的三维植入。通过10多年来在体内和体外研究中减少配准偏差的工作，对多个导航装置进行了关键的合理化改进，从而使颧骨导航手术更加可行和可靠。这确保了颧种植体植入位点的实时，手术导航可以以更高水平的精确度和最小的位置偏差来进行，从而提升手术的精度。

致谢

我们要感谢张志勇教授（上海交通大学医学院附属第九人民医院口腔种植科）对本案例的全力支持和宝贵建议。

我们要感谢合作者陈晓军教授（上海交通大学机械与动力工程学院生物医学制造与生命质量工程研究所）和王石刚教授（上海交通大学机械与动力工程学院）在影像引导口腔种植体系统上的基础研究工作。

第16章

穿颧种植在临界短牙弓修复中的应用
ARCH-LENGTH THRESHOLD FOR USING ZYGOMATIC IMPLANTS

Nicholas J. Gregory, DDS | Ole T. Jensen, DDS, MS

上颌骨萎缩对于种植临床医学来说一直是一项严峻的挑战，这是由于严重萎缩的上颌骨缺乏足够支持种植体稳定的皮质骨。目前，大多数的植骨手术已发展完善，接受植骨手术已成为针对此类疾病的有效的治疗方式[1-3]。1988年，Per-Ingvar Brånemark教授首次提出颧骨种植[4-5]，这项技术在延期与即刻负重的临床应用中，均有成功的文献报道。在重度萎缩的上颌骨选用颧骨种植，可以简化了外科手术程序，患者无需接受复杂的大范围植骨手术即可实现种植修复，并且避免了植骨以及常规种植失败的风险。

对于重度萎缩无牙颌患者，种植手术后即刻恢复缺失的牙列，极大提高了患者口颌系统的健康及生活质量。Erkapers等[6]曾在一项包含51位上颌萎缩无牙颌患者的队列研究中进行过描述。这项研究结论显示，45位随访3年的患者接受植骨手术后的前12个月最大限度地恢复了口颌健康，并在3年内一直保持良好状态。将颧骨种植体固定在颧骨内，也可实现即刻修复，颧骨种植体可将负荷通过颧牙槽嵴传导至额部和颞部[7]。在以即刻修复为目标来治疗上颌短牙弓的病例时，我们应对多种生物力学因素进行综合考虑，以此指导临床医生对患者选择出最佳治疗方案。医生应该知道何时使用颧种植体并满足即刻修复生物力学的要求。同样，何时避免选择颧骨种植，也应引起重视。

短牙弓的定义

在双侧上颌窦之间的最前部区域能够满足骨结合的可用上颌骨量≤45mm长度时，定义为短牙弓。该测量是通过计算机断层扫描轴向视图上的断层数字确定的，是上颌窦最前部在牙槽骨中间层厚的投影，这也是All-on-4种植术式利用上颌骨最大的范围参考数值[8]（图16-1）。上颌短牙弓通常出现于老年患者、长期牙列缺损/失的患者。当种植位点缺乏足够支持固位稳定的皮质骨时，即刻负重会有过度负荷的风险[9]。由于上颌后牙区的骨量较少，实现充分的AP距离通常也存在挑战，AP距离的减少会影响全牙弓修复时悬臂梁的范围[10]。这种情况可能会导致修复体不太美观，功能不够完善，并且会影响患者对种植体支持的全牙弓修复的满意度。对于上颌短牙弓的治疗手段，临床医生应准备多种不同的治疗方案，使植体在牙弓内以最佳形态分布。

术前评估：影像学

影像学检查用于简化术前的治疗选择，全景X线片可以用作上颌骨萎缩的初步筛查。但在种植手术前，

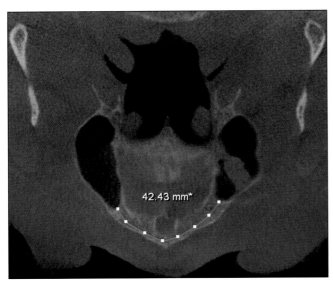

图16-1　术前CBCT显示上颌轴位断层影像，在预期All-on-4种植骨轮廓区域中段骨水平上，两侧上颌窦投影最前端间的曲线尺测量结果，上颌短牙弓长度＜45mm。

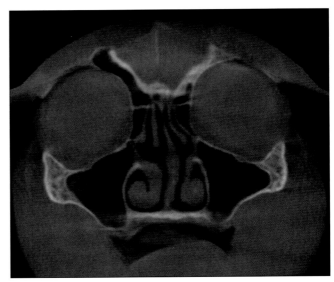

图16-2　术前CBCT冠状位断层影像提供鼻旁窦检查视图，对其颧骨、颧种植体术前径路测量进行评估。有助于临床医生选择正确的颧种植体长度。

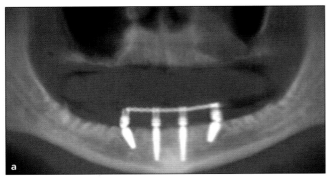

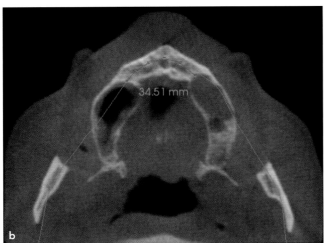

图16-3　（a）术前曲面断层影像显示一位患者上颌短牙弓，注意观察上颌前颌部的游离骨岛。（b）术前CBCT轴位图像显示同一位患者的牙弓曲段测量，留意观察翼区的骨架，此部位可被用于种植支抗。

使用CBCT对萎缩的上颌骨进行正确评估十分重要。特别应该关注：M点、V点、有无余留牙（尤其是第一磨牙）、翼上颌区、颧骨和有无鼻旁窦疾病等（图16-2和图16-3）。我们还应使用放射学评估患者是否有足够的皮质骨量以保证种植体初期稳定性。依据All-on-4即刻修复/负重种植方案对全牙弓的分类，上颌短牙弓为C类或D类[11]（图16-4）。

位于鼻腔外侧，梨状缘骨量最充足处为M点。V点是上颌骨中线上骨量最充足处，它通常位于鼻崤内，与犁骨交界的位置。这些部位非常重要，因为它们是在萎缩上颌骨斜行植入种植体时，根尖方向的解剖标志[11]。为了实现全牙弓修复体的即刻负重，医生在手术过程中可调整植入方案，这些调整很大程度上取决于维持种植体稳定的可用骨的质量，并做好植入扭矩不足的准备，必要时增加种植体数目或更改植入位点。并使用CBCT再次确认可能植入的第二颗或第三颗种植体部位，比如手术同期拔除的第一磨牙腭根处、翼上颌区或颧骨区。

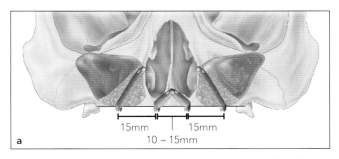
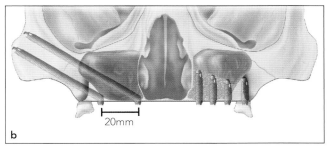
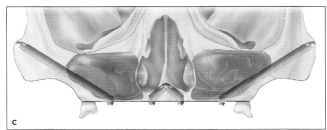

图16-4 （a）C类上颌骨。（b和c）D类上颌骨（该图经Jensen[11]允许使用）。

临床检查的细节

应全面回顾患者的既往病史，特别要注意是否有鼻窦病史。任何鼻窦疾病都需要在术前处理好。如果患者有急慢性鼻窦疾病，则不能进行颧骨种植和经由上颌窦的种植术式。对于鼻窦疾病不能得到很好控制的患者，治疗之前应由耳鼻喉科医生进行评估并完善处理。

确认修复体过渡线的位置对种植支持式混合固定修复成功至关重要[12]。为实现足够的修复空间，通常会进行骨修整，而对于较短牙弓的上颌骨，则无需大量的骨修整，以保留All-on-4种植术式所需的骨量。评估最大开口度和下颌牙列对于规划上颌短牙弓的治疗十分重要，这有助于临床医生正确评估翼上颌等毗邻区域的骨量、手术难度，以及使用较长的颧种植体植入器械的操作难度。

上颌短牙弓治疗方案的选择

传统术式是上颌窦底植骨同期或之后在上颌植入5颗或6颗种植体，获得骨结合并延期修复[13]。近年来，伴随种植手术的不断成熟，完善的技术进步使得种植体

的数量减少，上颌窦底植骨手术的数量也同样减少。All-on-4术式通过倾斜放置种植体，避免了解剖学因素的诸多限制。这是一次意义巨大的进步，目前广泛应用于上下颌种植[14]。

对于上颌后牙区萎缩、上颌窦气化和切牙区骨量不足的上颌短牙弓，目前的治疗策略包括利用鼻骨侧壁，如鼻基底骨、梨状孔外侧壁和鼻嵴，以及上颌窦底植骨、鼻底植骨、穿翼种植和颧骨种植[15-20]。这些方法都已被成功应用于治疗复杂病例，如上颌牙列重建的病例等。其中，最常用的治疗方法包括：

- 双侧上颌窦底植骨，延期植入种植体。
- 采用V-4植入策略，包括或不包括经上颌窦种植体伴同期植骨。
- 前牙区2颗种植体，在第一磨牙区即刻种植，包括或不包括经由上颌窦。
- 前牙区2颗种植体+双侧颧骨种植体。
- 前牙2颗种植体+双侧颧骨种植体及穿翼种植体。
- 4颗穿颧种植体。

颧种植体

在设计上颌短牙弓治疗方案时，为了实现即刻负重，有一种代表性的方法可以简化治疗程序。在某些上颌重度萎缩的病例，则需要在双侧颧骨各植入2颗种

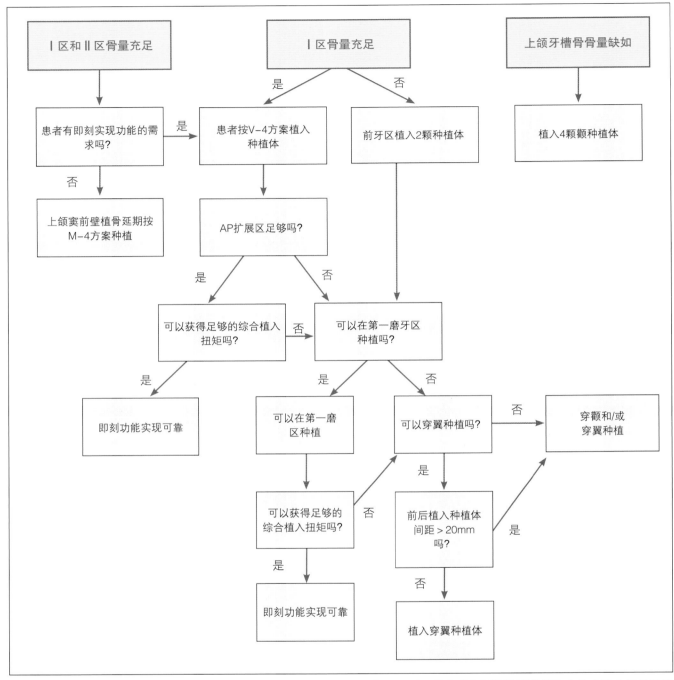

图16-5　该流程图描述上颌短牙弓治疗计划的路径。当处理解决上颌短牙弓时，往往总是需要兼顾简单和有效方法之间的权衡问题。

植体，呈四边形，即可实现全牙弓即刻负重。这种方法已经由Maló[21]和Bedrossian[22]等在文献中提出，特别是D类分型的上颌有即刻修复要求时。Hung等[23-24]发表了借助CT实时导航辅助颧骨种植的相关研究。颧种植技术越加普及，越便于外科医生实施颧种植的操

作与持续改进。

当颧种植体的适应证不是绝对情况的时候，如果需要提供即刻负重所需的足够植入扭矩，准备植入颧种植体则是很有价值的。

在决定颧骨种植之前，患者和外科医生都应该首

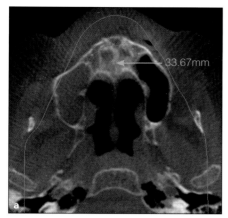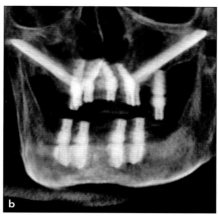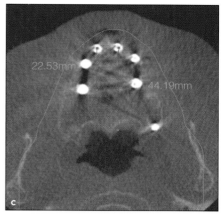

图16-6　（a）术前CBCT轴位图像显示牙弓长度的测量，注意右侧上颌窦不透光影像，表明上颌窦存在疾患需要在手术前转至耳鼻喉科医生评估与处理。（b）术后CBCT三维重建显示V-4种植体、双侧颧种植体及左侧穿翼种植体植入。V-4植入并不能满足适宜的AP距离或不能达到综合扭矩120N·cm，这样进一步采用穿翼种植体可以提供适宜的AP距离，但由于骨质量差而无法明显提升综合扭矩。双侧颧种植体的植入则可以获得适宜的AP距离和综合扭矩。（c）术后CBCT轴位图像显示AP距离的测量。

先考虑是否有其他更好的选择。手术前确认好手术过程中有效的第二个植入位点（图16-5）。

V-4植入策略

约有20%的上颌短牙弓病例通过V-4植入术式取得成功。V-4种植策略是采用4个标准长度的种植体在上颌骨沿中线成30°角，种植体根方位于M点，颈方位于V点。这种术式的缺点是种植体的AP距离比较短，约10mm甚至更短。选取V-4植入策略时，当AP距离不充分或无法获得120N·cm的复合植入扭矩时，应当考量增加种植体的方案选择[11]。牙弓的远中方向的第一磨牙腭根处或翼上颌区均可以作为备选的植入位点。

第一磨牙区种植

即使患者剩余的上颌后牙区骨量严重萎缩，如有第一磨牙需要拔除时，这就相当于提供了一个可以即刻种植的潜在位置。采用圆形骨挤压器，提升上颌窦底高度为3~4mm，继而植入8~10mm长的锥形种植体。这种术式会缩短悬臂梁的长度，甚至没有悬臂梁。

穿翼种植

如果患者上颌磨牙区骨量不足，还可以评估翼上颌区可否放置穿翼种植体[25]。使用4颗前牙种植体以减少AP距离，同时可以恢复后牙功能，还避免了悬臂梁，良好地分散了生物学殆力[26]。

联合技术

当翼上颌区骨量不足时，颧骨提供了一个较为位于远端的种植位点，它可以满足全牙弓即刻修复的需要[5]。即上颌前牙区放置2~4颗种植体，颧骨种植体支持上颌后牙区，增加扭矩的同时和增加了种植体的分布。并且，复合扭矩和AP距离均可以随着翼上颌或颧骨种植体及第一磨牙区种植体的增加而增加。在大多数短牙弓病例中，4~6颗种植体已可以确保足够的植入扭矩和AP距离，少数情况时，还可以考虑再增加种植体的数量（图16-6）。

结论

文献报道证实了萎缩的上颌后牙区可以作为颧骨种植体的长期适应证并且疗效不俗。但是，严重萎缩的上颌骨需选取4颗颧种植体种植策略。当上颌短牙弓的切牙区有足够骨量可放置2~4颗常规种植体，且并无明确使用颧骨种植指征时，临床医生可在第一磨牙拔除位点或翼上颌区寻找骨量充足的位点，植入常规种植体并获得骨结合。如果这些位点骨量不尽如人意，再选用颧种植体。关于是否选用颧骨种植，45mm的颌弓长度可作为考量依据。

第17章

穿翼种植术
PTERYGOID IMPLANTS

Stuart L. Graves, DDS, MS | Lindsay L. Graves, DMD

上颌后牙区由于骨量不足和骨质欠佳，这个区域基于骨结合种植体的牙列修复重建，会遇到与众不同的挑战[1-2]。种植体植入总是受到上颌窦窦腔气化的限制，这个会随着年龄和骨丧失而增加。在无牙颌患者中，牙槽骨高度也会随着时间的变化而丧失。除了骨量的问题外，骨质也同样是治疗过程中的一大挑战，因为上颌后牙区是由松质骨组成的（按照Lekholm和Zarb分类，分为3类和4类）[3-4]。然而1989年，Tulasne初次描述到，通过使用翼板种植体，这些解剖学的障碍问题无需再植骨，就能经常被克服[5]。自从粗糙种植体表面设计的出现，已有文献报道显示翼种植体的留存率达到96% ~ 99%[6-10]。这个是用来和传统非角度植入的种植体比较，高于植骨后的上颌种植体留存率，这就成为了替代上颌窦底提升和上颌后牙区牙槽骨植骨术的可预测性的优良选择。利用翼上颌区种植的目的是为了避免上颌窦底提升和牙槽骨植骨术，同时又能获得后牙咬合关系。最初是利用现存骨量，这个对于患者和临床医生来说都是很有优势的，最终能减少成本和椅旁时间[5]。另外，更少外科手术意味着更少无法预见的并发症和术后疼痛出现。和上颌窦底提升植骨手术相比，植入穿翼种植体的显著优势是能够有机会实现即刻负重。事实上，和传统的两段式术式相比，即刻负重可以增加翼种植体的成功率[11]。颧种植体显示了对植骨术的另外一种方案的选择，然而这是一种更加复杂的外科手术方法，可能存在并发症

增加的潜在风险。而且，颧种植体植入的外科手术过程经常需要镇静麻醉，然而，相对来说，翼种植体能在局部麻醉下快速简单植入[12]。

解剖学因素考量

翼板区种植体植入的成功是归因于皮质骨骨板的稳定固位，这个主要是由上颌结节、腭骨的锥突、蝶骨的翼突组成（图17-1）[13]。与上颌结节区3类和4类的松质骨相比，翼突和锥突是由1类和2类皮质骨组成，这类骨比上颌结节区更加致密[14]。致密骨的固位稳定性可以增加初期稳定性，这是保证种植体存留的决定性因素[15]。因为这个长的垂直向支柱很稳定，可以选择更长的种植体，比短种植体获得更好的留存率，因此种植体应该选择至少15mm长度[16]。理想化的状态就是种植体根尖部能够穿过翼窝区至少2mm，以便获得最大化皮质骨稳定性[13]。锥突-翼突联合区有着6.0 ~ 6.7mm的平均宽度，所以对于常规平台直径4mm的种植体也能保证种植体螺纹全程在骨内，获得最大化的骨的包裹[13,17]。支撑骨最厚的区域位于板间翼突的中间部分，两块骨板之间，距离牙槽嵴内侧3 ~ 4mm。因此种植体必须成一定角度略偏向腭侧，平分翼区的致密骨联合区[13]。

翼种植体植入是一种技术敏感度很高的手术，对于初学者来说，可能会感到气馁，但总的来说是个

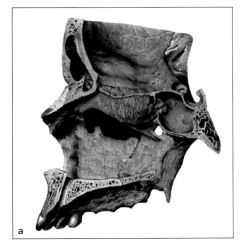

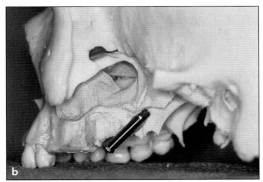

图17-1 （a）致密骨支柱是由上颌结节、腭骨的锥突、蝶骨的翼突组成。（b）种植体应通过骨进入翼腭窝至少2mm。

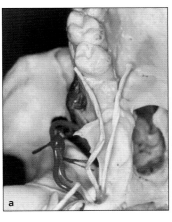

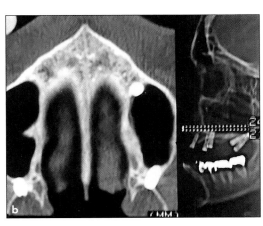

图17-2 （a和b）翼腭窝以翼板的中间部和侧壁为边界。上牙槽后神经分支穿过此区。这个区域没有重要的动脉。

很安全的手术，因为种植体植入的路径上没有关键结构。依据种植体植入角度和上颌窦气化涵盖的后牙范围，种植体可经上颌窦通过窦后方到达翼突，无不良的后遗症，并且穿上颌窦植入也无需植骨。上颌动脉进入翼腭窝，位于翼颌缝上方10mm（种植体穿过的位置）（图17-2）。在Le Fort Ⅰ型截骨术中，这个翼颌缝完全切断，不需要害怕切断上颌动脉[18]。腭大动脉分支沿着上颌骨在翼腭窝内，潜行进入翼腭管，在第一磨牙或第二磨牙的腭侧穿出。过度腭侧倾斜的种植体（如＞40°）可能会导致翼腭管内的腭大动脉、静脉和神经横断，存在着出血的潜在风险[5,19-20]。临床报道有严重出血的病例，然而这种罕见的负面事件是与不精准的种植植入相关[14]。一般建议种植体腭侧倾斜10°～15°。在上颌骨严重吸收的病例中，这个角度可能需要更小（如更加垂直向），这是因为上颌骨的颊侧和上颌结节区严重骨量丧失，因此，种植体入点朝中间位置移动，更加偏向稳定的翼支柱。

术前评估和患者选择

翼种植体的受试者是后牙牙列无法修复或缺失的患者（特别是至少涵盖第二磨牙或第一前磨牙），采用标准尺寸种植体，无法得到足够的骨高度。因为种植体无法与𬌗平面垂直，必须使用复合基台修复计划（固定部分义齿修复或者全牙列修复）与前牙区种植体连接，分散非轴向𬌗力，否则非轴向𬌗力会集中在近中悬梁臂上。尽管翼种植体的外科计划可以通过曲面断层影像来完成，但CBCT逐渐成为了大部分现代外科治疗的标准化影像和治疗计划，尤其典型的是用于一些上颌骨严重吸收的病例分析计划中。上颌窦气化程度决定了种植体植入的前后位置和角度方向。CBCT也可以测量上颌结节和翼板的高度和宽度，可以看到与钩突相关的侧壁位置，另外还有该区域的骨质密度参考值。上颌的CT𬌗面观用来决定种植体植入的最

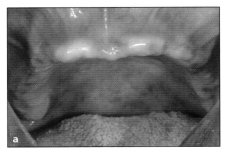
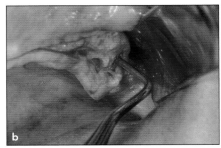
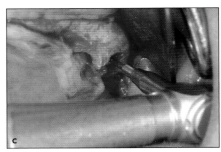
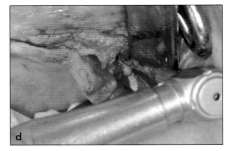
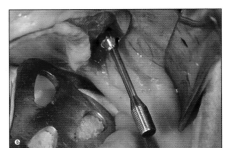
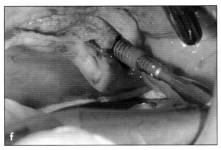
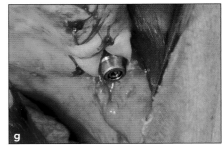

图17-3 经典的翼种植体植入。（a）术前临床情况。（b）做牙槽嵴中央至翼状切迹处的线状切口。（c）起始钻位于殆平面的斜向45°角。（d）紧接着是2mm的长麻花钻。用钩突作为引导，钻针朝向此结构颊侧5mm，全长植入。值得注意的是备洞时钻针能感受到致密骨，在植入深度10～15mm的时候减慢速度，这个非常重要。（e）种植术预备植入4.3mm×18mm的种植体，常规预备植入。如果能得到支柱的致密骨稳固，通常植入扭矩可达到30～40N·cm。（f）种植体植入到骨平面后无需肩台成形。通常为了方便完成修复，会使用17°或者30°的复合基台。（g）关闭伤口，注意保护颊侧附着龈。

佳角度，以此获得稳固的种植体实现即刻负重。根据CBCT数据，通过计算机辅助设计/计算机辅助制造进行3D打印的模型，可以帮助外科医生直接观察，允许外科医生在真实患者外科手术操作前，先通过模型外科进行计划和手术操作。极少情况下，上颌窦下方和后方的上颌结节高度不足是翼种植体植入的禁忌证。种植体植入角度过于平缓的结果使得种植体难以获得锥突-翼突支柱垂直向足够的骨高度，最终难以获得理想的修复角度。

外科技术与方法

如图17-3显示外科手术方法，通过腭大动脉神经阻滞麻醉，另外还有颊侧前庭沟和上颌结节后外侧的局部浸润，可以获得充分的局部麻醉。

从预计植入位点的翼颌缝，牙槽嵴偏腭侧2～3mm做一全厚瓣切口，越过上颌结节，到达前磨牙区，在前方做一松弛切口。随后自颊侧行黏骨膜翻瓣，完整

暴露上颌结节，用4号或6号球钻在上颌结节的第二磨牙区预备引导孔[14]。

为了形成植入角度，会使用带延长杆的长柄2mm麻花钻。一旦触诊及翼突钩，钻针直接沿着这个标志点侧向移动5mm。种植体植入角度沿着殆平面大约斜向45°[13,19,21]。这个翼突是最关键的引导，决定了翼支柱的最厚部分。如果寻其路径正确的话，麻花钻会在深度10～14mm的地方遇到翼上颌缝区的致密骨。钻针显著减速，穿过翼板皮质骨区后，再次加速，进入翼腭窝。钻针移走后，探针放置在洞内，探查上颌窦腔。如果发生大的上颌窦穿孔，那就要在原始位置后方至少3mm处重新确定位置。

带延长杆的长钻序列备洞，扩大种植孔径，维持住腭侧朝向翼突钩的通道。每一次钻针备洞，重要的是都需要完全穿过翼板的骨支撑区域，无需做肩台成形步骤。术者可能需要在皮质骨较少的病例中选择级差备洞。在致密的翼支柱区，要千万注意不能出现级差备洞的情况，因为制备的窝洞过小可能会出现种植

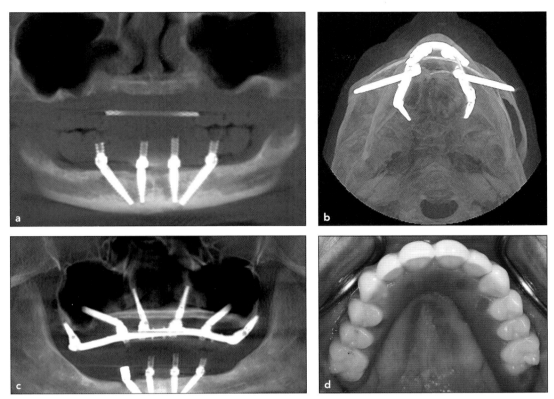

图17-4　（a）术前X线片显示上颌骨区4~7mm的垂直骨高度。（b和c）全口义齿修复的术后影像。注意翼种植体垂直向和侧向的角度。（d）最终螺丝固位的修复体临床照片。注意所有6颗种植体可见的螺丝孔通道方向。

体"根尖部脱出"的情况。当种植体到达皮质骨，可能会无法继续自攻进入骨支柱，植体的植入会中断，在之前自攻进入的种植体周围上颌结节骨质较松区域骨屑持续旋转。种植位点备洞完成后，带有粗头的深度探针可以探查窝洞，最终决定种植体长度。种植体应该全程通过翼突，以便获得双皮质骨固位。

选择一款种植体能够有大约2mm的粗糙面，穿过翼突。通常是自攻型，种植体长度是15mm，甚至更长。如果使用长的种植体携钉器或者长杆的"洋葱样"扭矩扳手，就会比较容易植入种植体。种植体的就位应保证种植体顶部的一半能埋入上颌结节的皮质骨内。种植体植入目标扭矩为30~40N·cm。随后放置覆盖螺丝或直基台直接穿龈。当种植体植入角度超过60°，就需要使用角度基台。依据上颌窦后壁和翼突的位置，还有一种可选方案，种植体植入更接近垂直，仅向前倾斜15°~20°。采用这种方案，植入扭矩可以超过50N·cm，确保了即刻负重。

软组织塑形或者上颌结节区减量常常是在伤口关闭时进行，以减少多余的过厚组织。这个可以更好地完成修复治疗，纠正反向牙槽平面。用3-0可吸收缝线，6号缝针连续缝合关闭伤口。这个时候修复科医生可以取模，制作临时固定义齿修复。修复体应该设计成避开游离端接触，以便在6个月的愈合期内促进种植体骨结合。

患者术后1周内持续使用抗生素。尽管可以使用阿莫西林或者青霉素，但是如果手术可能涉及上颌窦窦腔，那可以使用奥格门汀（Augmentin，GlaxoSmithKline）作为备选抗生素。对于青霉素过敏的患者，可以使用克林霉素或者头孢菌素类抗生素。6个月后，再次确认，测试使用10N·cm的力量将种植体反向旋转，来确定种植体是否完成骨结合。

并发症

正如之前所提及的，翼支柱种植体手术的并发症包括出血、上颌窦穿孔、局部牙龈过厚的种植修复问

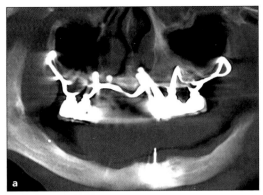
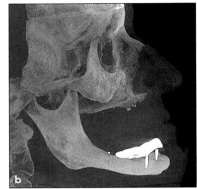
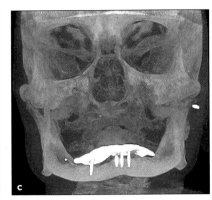
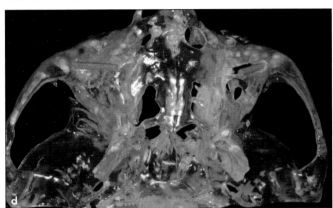
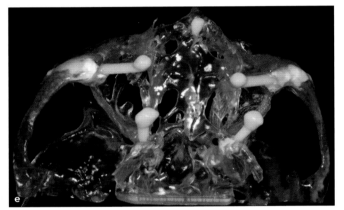

图17-5 （a）术前曲面断层影像。（b和c）术后3个月，愈合情况与预期中的一样理想，口腔窦道依然开放。（d）在3D打印模型上完成模型外科。（e）术后3D打印模型显示种植体的位置。注意在模型上两侧口腔窦道相通保持开放状态。 ⟶

题。然而，这些并发症很少见，通常在正常手术过程中会出现轻微的并发症或应用适宜的技术完全可以避免[5,14,19-20]。种植体失败的最大原因是术中无法获得翼板皮质骨的稳定固位，以致没法获得初期稳定性。这是由于种植体植入角度错误或者种植体长度不足造成的。2mm麻花钻应该是手术者常规种植手术的第一根引导钻，在大约14mm处能够感受到阻力增强。如果情况并非如此，则应检查标记点，调整钻头方向，并在继续使用较宽的钻头之前重新备洞，否则会破坏确保种植体稳定所需的皮质骨。在升级钻针备洞前，做个CT扫描确定备洞位置，会很有帮助。根尖探针或者其他长探针作为可视化观察种植体植入角度和探查上颌窦窦腔的工具具有优势。如果翼板区种植体骨结合失败，它不会导致明显的骨丧失。上颌结节区和翼板区的骨质对牙槽骨功能并不重要，如果种植体失败，也不会引起口内整个牙槽骨畸形。由于此区的骨量有限，一般不会考虑再植入1颗翼种植体。相反地，外科医生可能会用1颗颧种植体或者传统的上颌窦底提升

术，来恢复后牙的咬合关系。在一些病例中，同一侧可以植入2颗翼板种植体。

病例研究

病例1

55岁女性患者，上颌牙列缺失已经有20年（图17-4）。上颌窦严重气化，牙槽嵴非常窄小。工作流程包括了3D打印的模型和模型外科。计划决定植入6颗种植体：2颗翼种植体、2颗颧种植体、2颗梨状隐窝种植体。

病例2

72岁女性患者，25年前植入了1颗骨膜下种植体。她讲述到种植支架的继发感染和两个大的口腔窦腔相通（图17-5）。原先的修复体拆除，等待3个月愈合。在这段时间内，由于口腔-窦腔相通，她不能佩戴上颌义齿。

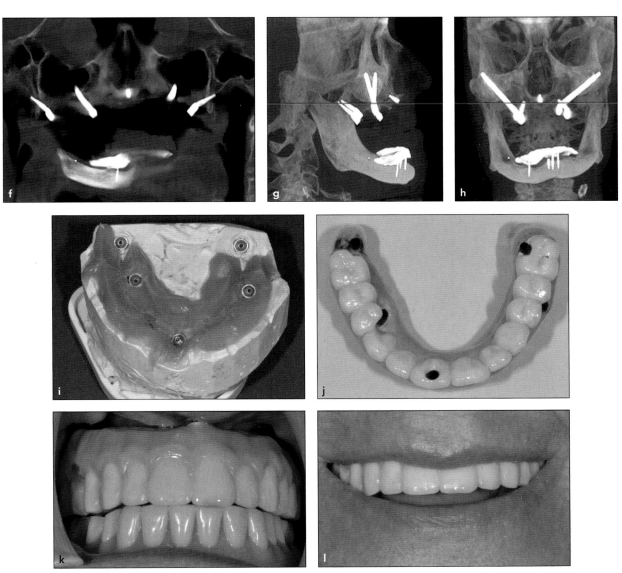

图17-5（续）　（f～h）术后即刻CT检查可见下述种植体：1颗植入犁骨、2颗植入颧骨和2颗翼种植体，此时口腔窦道间并未愈合。（i）最终取模包括犁骨、颧骨和翼板种植体上就位的修复基台。（j）金属-瓷修复体联合5颗种植体。（k和l）最终修复体就位。

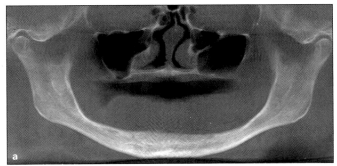
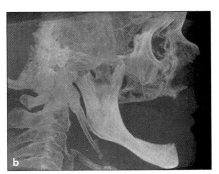

图17-6　（a和b）术前CT检查。

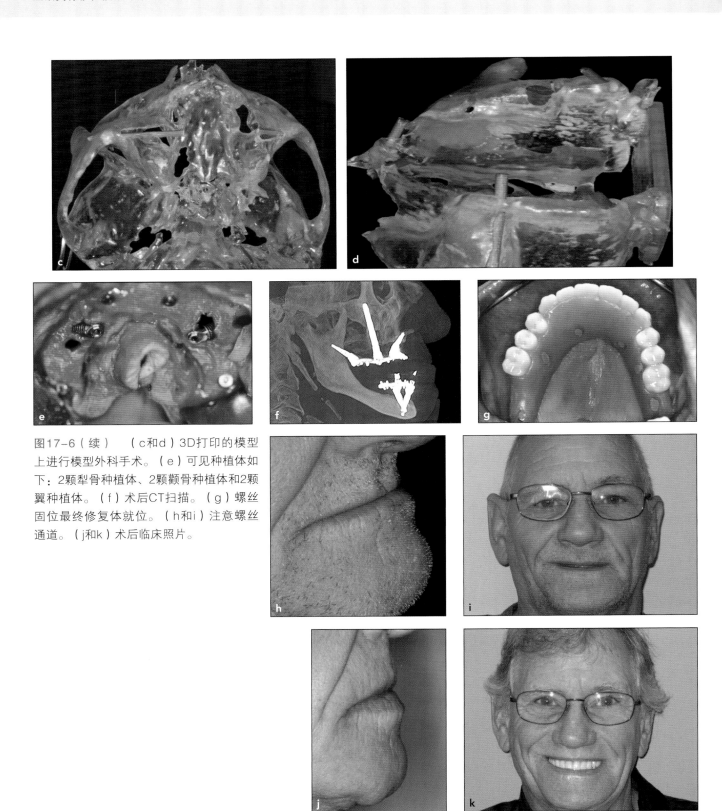

图17-6（续）（c和d）3D打印的模型上进行模型外科手术。（e）可见种植体如下：2颗犁骨种植体、2颗颧骨种植体和2颗翼种植体。（f）术后CT扫描。（g）螺丝固位最终修复体就位。（h和i）注意螺丝通道。（j和k）术后临床照片。

病例3

65岁男性患者，戴用上颌和下颌义齿已有45年。他已经向多名口腔颌面外科医生咨询，均被告知需要

髂骨移植，解决上颌骨任何位置的种植修复。注意患者双侧极端过大气化的上颌窦腔（图17-6）。通过虚拟种植设计显示鼻底和牙槽嵴之间无可用的垂直骨高度。

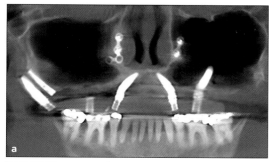
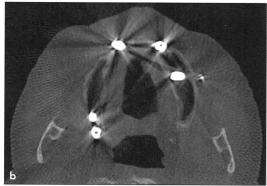

图17-7 （a和b）右侧上颌骨有2颗穿翼种植体，一颗直径3.5mm，一颗直径4.3mm。

病例4

37岁女性患者，上颌窦严重气化。患者有持续阵发的右侧慢性上颌窦炎，一直无法根治。计划决定在患者右侧上颌骨植入双翼种植体，取代颧种植体，这种手术方案可以避免侵犯上颌窦。双翼种植体植入在上颌右侧，两颗种植体之间相距大概2mm（图17-7）。

结论

上颌骨的翼支柱种植体骨结合成功，为后牙牙列修复提供了可预测和安全可靠的手术方案选择。临床医生和患者可能都想找到更有效、更可取的优于诸如上颌窦底提升或者颧种植体的手术方案，无需镇静麻醉，缩短整体治疗时间，相对少的并发症发生，有望实现即刻负重。

第18章

鼻种植体
THE NAZALUS IMPLANT

Pietro Ferraris, MD, DDS | Giovanni Nicoli, MD, DDS | Ole T. Jensen, DDS, MS

严重骨萎缩时，上颌义齿修复体的即刻负重会因后牙区种植体植入而变得复杂，有时因牙槽骨不理想需要穿颧或穿翼种植，从而增加了手术和修复的复杂性。针对这种复杂性，有公司开发了一种新的 [长达20～24mm且带有角度为24°平台（Nazalus，Southern Implants）] 种植体。并且还专门开展了一项研究，用以评估这些种植体在上颌骨严重萎缩时是否可以替代颧种植体。

上颌全口义齿行即刻负重的主要局限性是皮质骨不足以放置种植体[1]。失用、萎缩导致垂直骨量丢失，致使牙槽弓长度不足，因此限制了后牙种植体位置的选择。由于这个原因，通常会行骨增量术，包括窦底和牙槽骨骨量提升，然后延期种植[2]。为了提供即刻负重并避免复杂的植骨手术，一直提倡穿颧或穿翼种植体[3]。但是这些手术方法仍有一定的局限性且可能伴有并发症。例如，穿翼种植体会导致义齿修复位置相对不良（即第二磨牙和第三磨牙），而穿颧种植体可能会因慢性口窦相通而变得复杂[3-6]。

鼻种植体是为了克服穿颧和穿翼种植体的局限性而开发的。鼻种植体不需要上颌外支抗，而是锚定在鼻腔外侧壁M点的皮质骨中。除在剩余的腭牙槽嵴和鼻壁处双皮质支抗外，还可根据需要进行窦底植骨。鼻种植体的设计带有一个倾斜的平台，用于经鼻窦植入，以改善牙槽突的固定。

为研究鼻种植体的使用情况，这项研究纳入了33位完全上颌无牙颌的患者，纳入标准为锥形束计算机断层扫描（CBCT）显示上颌骨后部骨高度 < 5mm，且前窦壁与窦底的夹角接近90°。

手术过程

鼻种植体的植入方案融合了3种不同的技术：成角种植体植入、上颌窦底提升术，以及颧骨种植体使用的短牙槽-鼻骨标准[1,8-9]。术前应进行CBCT扫描，模拟种植体位置，测量第二前磨牙位置附近鼻壁与剩余牙槽嵴之间的距离，从而确定所需的种植体长度。

手术开始时，顺牙弓在牙槽嵴顶切开，并在第一磨牙区后方做一个松弛切口。翻开颊侧黏骨膜瓣，暴露鼻窝和窦外侧壁。根据Bedrossian分类，当牙槽嵴顶骨量≤3mm时应行窦底植骨（图18-1）[10]。如果是这样，则在侧壁开窗中利用三角形的窦膜，其中三角形的两侧包括窦底和鼻壁，以增强骨移植物的血管化。鼻窦骨移植材料可选择异种骨 [即混合有富血小板纤维蛋白的替代牛骨（OCS-B异种基质，Nibec）] 或同种异体骨，自体骨或骨形态发生蛋白-2 [11]。除非牙槽嵴顶骨非常薄（≤1mm），否则在牙槽嵴顶处的备孔直径需增加到3.4mm。此时应按照直径4mm准备种植备洞，以避免在植入期间骨折。如果牙槽嵴骨直径 > 3mm，则无需进行植骨[12-14]。

种植体的最终长度要待种植钻孔预备术后测量确

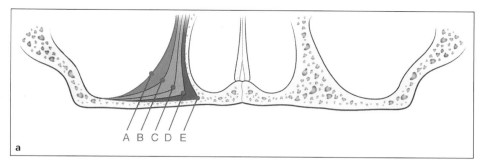

图18-1 （a）Bedrossian分类。（b）如牙槽嵴顶骨＞3mm，则不需要植骨。（c）如严重骨萎缩，剩余骨量≤3mm，则应植骨。

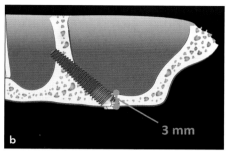

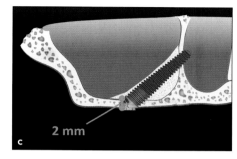

定，通常超过20mm[15]。鼻种植体的长度分别为20mm、22mm和24mm，并配有外六角连接的24°锥形转角平台。

种植体的初期稳定性应通过植入扭矩、敲击测试和术后CBCT进行评价[16]。2颗种植体也放入上颌骨前部。种植体植入后，应在24小时内放置螺丝固定的丙烯酸临时义齿。

在这项纳入33位患者的初步研究中，24位（72.7%）行即刻负重，其中男性16例，女性8例，平均年龄（65±9.73）岁。总共有115颗种植体，每位患者植入4~6颗种植体，46%（53/115）是鼻种植体。有2位患者每天吸烟超过10支，3位患者合并心脏病，14位（58.3%）行窦底异种骨移植（双侧8位，单侧6位）。所有即刻负重的种植体达到至少30N·cm的植入扭矩，其中有10颗种植体有比较高的扭矩（3颗为40N·cm，7颗为45N·cm）。

有9位患者（27.3%）29颗种植体接受了延期负重的治疗方案，其中12颗（41.4%）为鼻种植体。所有延期负重的种植体均在6个月内骨性愈合，达到修复功能。随访期间1颗鼻壁方向的种植体（2%）失败，其余所有保留的鼻种植体（n=52，98%）均能行使功能。在这项初步研究的6个月或后期随访中，没有出现明显的并发症。

鼻种植体的优势

颧骨定向种植术可用于严重骨萎缩患者，但可能导致口窦瘘和其他并发症[4-5,15,17]。而且，这项技术比较复杂，可能需要全身麻醉，而且与其他骨增量技术（如窦底植骨术）相比，其治疗萎缩性上颌骨的疗效尚未得到充分证实[6]。颧骨定向种植术可能会发生包括上颌窦炎（最常见）、口鼻瘘、眼眶损伤、口腔外瘘和种植体周围的口腔内软组织增生（即种植体周围炎）等并发症。即使外科医生经验丰富，知识渊博，这些并发症也可能发生[15,18]。穿翼种植体可以采用局部麻醉，因此可能更易被患者接受[19-20]。但是，穿翼种植体平台出现在第二磨牙或第三磨牙的位置会使修复过程更加复杂。此外，穿翼种植体还存在出血过多和在骨质、骨量不足时植体稳定性不足等风险[19,21-22]。

使用20~24mm长的种植体似乎可以有效替代穿颧或穿翼种植体。和标准长度种植体相比，经鼻窦植入法可增加前后距离。鼻种植体可用于颧骨和穿翼种植体之间，这不仅是因为解剖位置的不同，还因为植入难度也不相同。超长种植体还会增加相关器械的研发，以应对上颌严重萎缩时的治疗挑战，尤其是当可

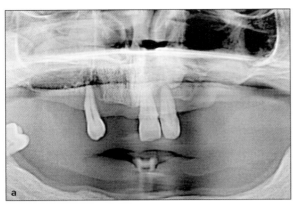
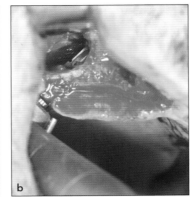
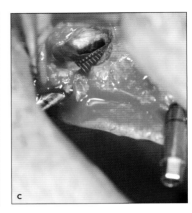
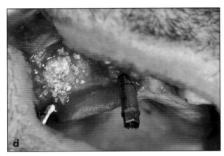
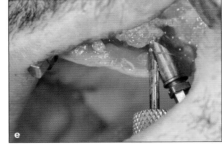
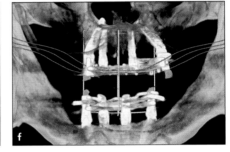

图18-2　（a）48岁男性患者，接受了4颗上颌种植体，包括2颗鼻种植体。（b~d）右牙槽骨厚度＜3mm，需在该侧进行植骨。（e）左骨厚度＞3mm，因此不需要植骨。（f）术后28个月的CBCT结果。

图18-3　（a~e）60岁女性患者，植入了6颗种植体，其中2颗鼻种植体。她的牙槽骨厚度＞3mm，因此不需要植骨。CBCT为术后24个月拍摄。

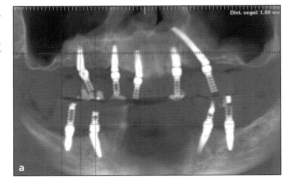
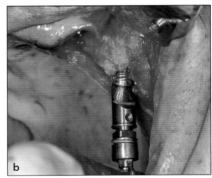
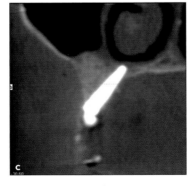
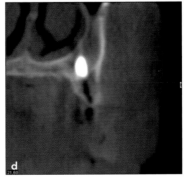
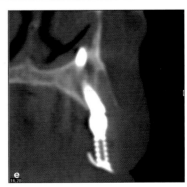

用于骨结合的牙弓长度较短时[18-19]。超长种植体的治疗方案有两个主要优点（见第16章）：一个是即使严重骨萎缩病例也可以使用[15,21]；另一个是鼻种植体与穿颧骨种植体相比，手术创伤更小并且更易于放置。

鼻种植体在与鼻腔外侧壁接触时，随着时间的推移表现出良好的稳定性，当在CBCT上观察时，可以发现形成明显的骨结合（图18-2和图18-3）。从义齿修复的角度来看，鼻种植因为其设计原理而有了一个创新性，除了增加长度外，种植体平台可以比其他选择更靠近牙槽骨中央位置进行修复。如图18-4所示，当

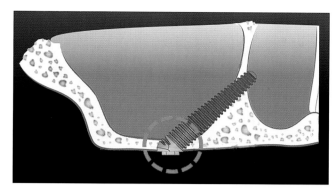

图18-4 鼻种植体种植平台的最佳位置，避免了角度基台的需要，并使平台本身远离窦腔。

种植平台与剩余的牙槽嵴顶骨平行时，种植平台处于最佳位置，避免了对角度基台的需要，并使平台本身远离窦腔（图18-2和图18-3）。

结论

使用鼻种植体可能是一种穿颧和穿翼种植体的安全替代方法。在16～61个月的临床研究随访中，经鼻窦侧壁M点放置的超长种植体失败率低，且无并发症。该方法为解决中度至重度上颌萎缩提供了一种新的选择，并增加种植体的前后距离来改善后部种植体的位置。超长植入体的使用可能会增加寻求全牙弓治疗的患者数量。然而，即使有强有力的科学基础可用于经鼻窦行骨移植植入种植体，这项短期研究还需要长期的验证，以便与现有的技术（如颧骨和翼骨植入体）进行比较。

第19章

磨牙区超宽种植体
ULTRAWIDE IMPLANTS IN MOLAR SITES

Costa Nicolopoulos, BDS, FFD | Andriana Nikolopoulou, MD

上颌后牙区被认为是牙种植更具风险的部位，原因是存在更大的咬合力、更低的骨质量且常常骨量有限[1-2]。上颌磨牙拔除后即刻种植给种植外科医生提出了挑战，其原因如下：

- 拔牙窝可因多根解剖而表现为不规则。
- 对于在拔牙窝周围存在多个骨缺损的磨牙区即刻种植可导致植体初期稳定性不足。
- 上颌窦气化导致垂直骨高度不足。
- 骨质量差。
- 拔牙窝面积过大（上颌磨牙在釉牙本质界的平均解剖面积为8mm×11mm）[3-4]。
- 咬合力大。

这些条件常常要求进行延期种植，由于牙槽窝的愈合过程易导致骨的丧失进而需要上颌窦骨移植。少数患者由于具备足够的垂直骨高度而无需进行上颌窦提升骨移植术，而可采用牙槽骨保存技术。然而，宁愿上颌窦提升术带来的过长治疗时间、过多的治疗费用以及增加患者对治疗的抵触，倒不如植入1颗与窦底骨高度相适应的超宽种植体，其选择更具合理性[5]。为了补偿短种植体长度的不足，满足骨-种植体结合界面的骨结合，则可通过植入超宽种植体而获得[6-8]。许多研究发现即刻和延期种植之间留存率无差别，包括一项植体即刻植入很少有骨吸收的研究[9-15]。

选用超宽种植体的治疗

超宽种植体定义为植体直径为7~9mm。为了挑战极限，能够在磨牙区即刻种植，这些种植体已经经过了专门的设计。该类超宽种植体由南非修复医生Andrew Ackermann设计（基于他最佳种植临床创新成就获得了2007年度骨结合学院奖）。超宽种植体（又称南非种植体）设计用于克服磨牙拔牙窝种植的局限与难题。植体设计为渐进性锥形，中等粗化表面（如1.34μm的Sa值），0.8mm螺纹距，肩台平面上构建有0.25mm的平台转移距，0.35mm/45°锥度。在其直径、长度以及内、外连接方面都有选择（图19-1）。

通过应用相应的备孔程序，可以在有限的骨高度受植床植入大直径种植体，而无需上颌窦骨移植，且可获得良好的初期稳定性。这为即刻负重提供了可能性，尤其是在跨牙弓稳定治疗方案的案例[16-17]。由此可以降低种植体失败率，减少并发症，缩短疗程，降低因上颌窦骨移植带来的高额费用。患者治疗的接受度和满意度也会增加[18]。超宽种植体是通过植体的螺纹与牙槽窝周缘骨壁的紧密啮合而获得初稳[19-21]。

框19-1概述了上颌磨牙区使用超宽种植体在种植外科、修复及患者期望值方面的益处[18-19,22]。

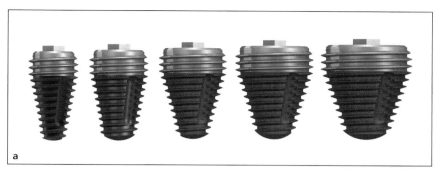

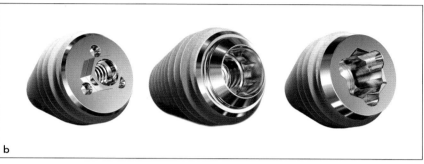

图19-1 （a）直径6~10mm上颌超宽种植体（南非种植体）。（b）具有各种外连接与内连接的上颌超宽种植体。

框19-1 应用超宽种植体的优势

外科优点：
- 皮质骨固位
- 增强初期稳定性
- 增加骨结合接触面积
- 实现即刻负重的可能性

修复优点：
- 更好的咬合力分布
- 提供使用更大尺寸、更坚固的修复部件
- 改善了肩台及修复牙冠的形貌而避免了使用非卫生桥边缘形态
- 适应更高的扭矩
- 减少螺丝松动
- 降低机械并发症

患者益处：
- 避免实施上颌窦底骨移植手术
- 降低种植失败率
- 降低费用
- 缩短治疗时间
- 增加治疗的可接受度
- 增加患者满意度

手术前计划

磨牙拔牙创的分类

Smith和Tarnow[23]将适合即刻牙种植的磨牙拔牙创分为三类：即A型、B型和C型。

- A型：A型牙槽窝适应在牙槽间隔骨内完全植入种植体。在种植体与牙槽骨壁间不留腔隙。留有适当的间隔骨。植体冠部可以完全埋入骨边缘内。
- B型：B型牙槽窝具有充足的间隔骨来稳定，但不完全包绕种植体，留有植体的一个面或多个面的间隙。种植体稳定但不完全由间隔骨包绕。
- C型：C型牙槽窝很少有或几乎没有间隔骨，需要种植体与牙槽窝周边骨紧密相合。如果不能与牙槽窝周壁相嵌合，则无法获得种植体的初稳。

上颌超宽种植体（南非种植体）主要适用于C型牙槽窝，有时适应B型，但很少用于A型牙槽窝。A型牙槽窝可以在窝内植入5~6mm直径的常规种植体，这样可以完全埋入间隔骨内；而有些B型和几乎所有的C型牙槽窝需要上颌超宽种植体嵌合在牙槽窝周缘骨壁上以期获得初稳。

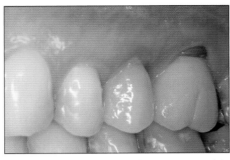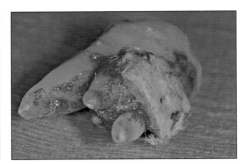

图19-2 薄龈生物型属禁忌证，易导致龈退缩。

图19-3 不可实施磨牙整体拔除法。

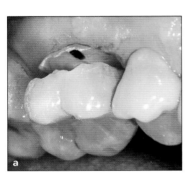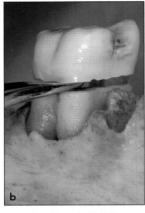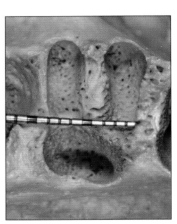

图19-4 （a~c）总是首先截除磨牙牙冠，然后分根拔除。

图19-5 无损完好的牙槽窝骨壁。

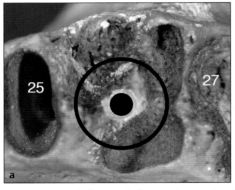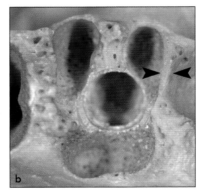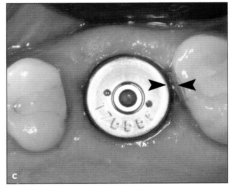

图19-6 （a）备洞入点偏于近中，可避开第一磨牙和第二磨牙间菲薄的间隔骨。（b和c）错误的植入位点有伤害第一磨牙和第二磨牙之间菲薄根间骨板（箭头）的风险。

上颌种植体植入的基本要领

如果计划植入上颌种植体，须遵循以下指南：

- 最好选择厚龈生物型，其次中厚龈生物型，薄龈生物型为禁忌证（图19-2）。

- 不要尝试常规磨牙拔除法，因为可能的颊侧骨板折裂使得受植区不适合此类种植（图19-3）。

- 总是首先截除磨牙牙冠，然后再分根拔除（图19-4）。

- 仅仅可以在拔牙窝四壁完好无损的前提下尝试植入超宽种植体（图19-5）。

- 在第一磨牙，初始备洞入点偏近中1~2mm，这样可以避开第一磨牙和第二磨牙间的间隔骨（图19-6）。

- 距颊侧骨板边缘1~2mm植入上颌种植体（图19-7），植体肩台植入深度低于颊侧骨板边缘1~2mm（图19-8）。

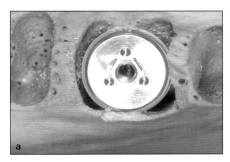
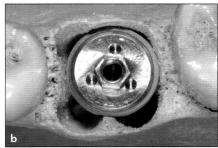

图19-7　（a）该种植体植入位点不妥，植体偏颊侧骨板。（b）该种植体植入位点正确，植体距颊侧骨板1~2mm。

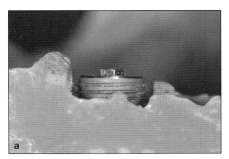
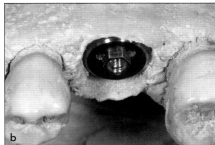

图19-8　（a）该种植体植入位置不正确，未能植入足够深度而至植体螺纹暴露。（b）正确的植入深度即植体肩台位于颊侧骨板下方1~2mm。

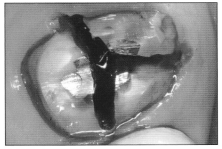
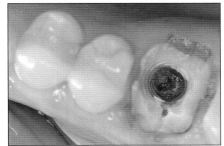
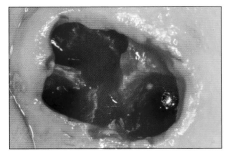

图19-9　截冠后分根拔除。

图19-10　截冠后在截冠面上直接预备孔洞。

图19-11　钻孔操作可能致牙根间骨板破碎，导致无法完成种植体孔洞预备。

外科技术

种植体受植部位备孔有两种技术方法：

1. 去冠分根拔除备孔法（图19-9）。
2. 去冠后根面直接备孔法（图19-10）。

去冠分根拔除备孔法

该方法是使用去冠切割车针横向截冠。然后分根拔除，操作时仔细使用牙挺，插入根面与牙槽间隔，注意保护牙槽骨和颊侧骨板。开始用球钻在牙槽窝内备洞，然后依据种植体公司的操作指南逐级备洞。如

图19-11所示，在B型和C型牙槽窝伴间隔骨菲薄或缺失条件下，应用球钻及初始备洞钻试图在菲薄的根间隔骨上钻孔，易导致钻孔不稳定，钻针抖动。在这种情况下，进一步的钻孔可能会破坏种植体的备孔窝洞，导致种植体植入后不稳定或置于不太理想的位置。这也正是提出下面为什么要在根面上直接钻孔备洞的技术方法。

去冠后根面直接备孔法

此法还是使用去冠切割车针横向截冠，剩余根面作为备孔平面。初始使用球钻在稳定的根面进行种植体窝洞预备，取代在菲薄牙间骨上备孔（图19-

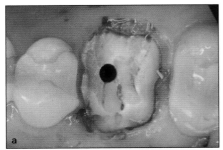
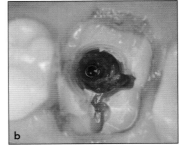
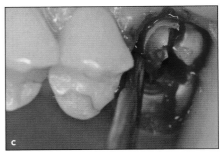
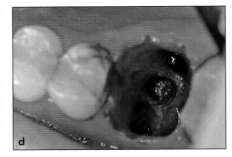
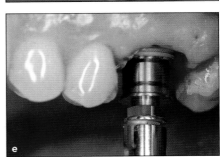

图19-12　（a）偏近中直接钻孔于截冠后根面。（b）牙根间彼此分离。（c）使用直挺先后进行分离、楔入及将牙根挺出至备孔区域。（d）备孔成型，最后应用专用钻完成种植体孔洞预备。（e）在预备的孔洞内植入上颌种植体。

12a）。接下来依据每个种植体公司的说明书在分裂的根面进行逐级扩孔预备，最终在余留截冠的根平面上形成逐步扩大的圆形孔洞。

在使用倒数第二钻时，应用裂钻切割牙根（图19-12b），然后使用直挺分裂牙根至彼此分离。每个牙根经牙挺楔出（图19-12c）。通过牙挺的分裂处理，不仅将种植孔洞预备成型，而且也便于牙根的拔除。因为由此产生了一个大的间隙便于分离牙根拔除。

当拔除牙根后，可见方便检查、清创及去除肉芽组织。接下来实施种植预备的最后一钻（图19-12d）。一旦完成种植备洞，攻丝钻在牙槽窝密质骨状态时可以使用。因为这样可以避免种植体植入预期深度之前发生停滞。根尖片可在任何时期拍摄以确认种植体的位置和深度。

使用慢速手机将超宽种植体植入（图19-12e），可以使用棘轮扳手植入到位，或植入方便的话也可使用颧种植体携钉器。植入扭矩可以采用扭矩扳手测得，通常可达最高扭力水平。需要观察种植体与邻近骨板间隙，不足2mm间隙，可以不植骨，但有资料建议，如果＞2mm间隙，则需植骨[24-25]。也有其他研究者显示其成功病例可以无需植骨及无需初期创口封闭[26.29]。因此一般而言，植骨手术并非一定需要。

病例介绍（示范）

病例1

56岁男性患者，主诉多牙无法保留需拔除5颗，包括2颗上颌第二磨牙。临床检查，该磨牙宽度可，但因上颌窦气化所致，高度有限（图19-13a～c）。病史除每天吸20支香烟外余无异常。治疗计划是拔除磨牙即刻植入超宽特制种植体，即刻行使功能。右上第二磨牙拔除后即刻植入超宽种植体（7mm×9mm）并作为4个单位螺丝固位固定桥修复体基桩；左上第二磨牙拔除后即刻植入超宽种植体（9mm×8mm）独立支持单

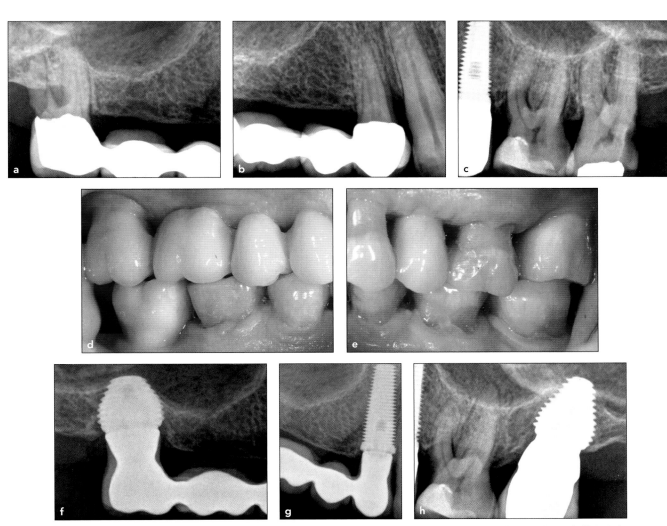

图19-13　（a）术前右上颌第二磨牙X线片表现。（b）术前右上颌第一前磨牙X线片表现。（c）术前左上颌第二磨牙X线片表现。（d）术后3年右上颌第二磨牙临床口内状态。（e）术后3年左上颌第二磨牙临床口内状况。（f）术后3年右上颌第二磨牙X线片表现。（g）术后3年右上颌第一前磨牙X线片表现。（h）术后3年左上颌第二磨牙X线片表现（由来自希腊格莱法达的Fotis Melas医生完成修复）。

冠螺丝固位修复体。由于种植预备适当及种植体螺纹紧扣骨质，获得了良好的初始稳定性，2颗植体均获得超过100N·cm的植入扭矩。该病例所有种植体包括超宽种植体在当天均使用了螺丝固位临时修复体，7天内确认临时修复体的螺丝固位方式。3年随访显示种植体周围组织健康及少有吸收的边缘骨水平稳定（图19-13d～h）。骨稳定除了授之于种植体平台转移设计外，修复体部件的优越配套也是重要因素，其微间隙少于2μm。

病例2

　　61岁女性患者，身体健康。伴未修复的右上第一磨牙。由于磨牙根尖上颌窦底出现的扇贝状凸影而要求拔除。可用牙槽骨高度仅6mm（图19-14a）。拔除磨牙即刻植入超宽种植体（11mm×9mm），同期进行上颌窦内提升术。该植体即刻负重达45N·cm，初始采用氧化锆修复体螺丝固位后一直未有拆卸。6年随访显示周围软组织良好健康及边缘骨稳定（图19-14b，c）。

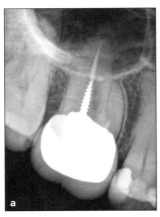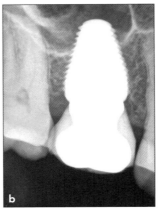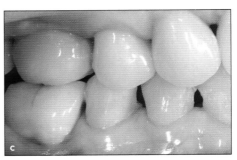

图19-14 （a）术前X线片显示仅6mm高度。（b）术后6年X线片显示的种植体状况。（c）术后6年临床观察所见（由来自希腊格莱法达的Fotis Melas医生完成修复）。

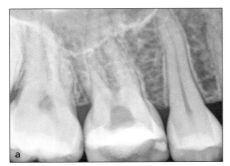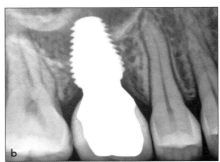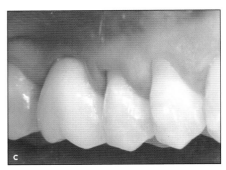

图19-15 （a）术前X线片。（b）术后2年X线片显示的种植体状况。（c）术后2年临床所见（由来自希腊格莱法达的Fotis Melas医生完成修复）。

病例3

40岁女性患者，身体健康。转诊要求拔除未经修复的上颌右侧第一磨牙（图19-15a）。采用去冠后根面直接备孔法的种植方案。拔除磨牙即刻植入超宽种植体（9mm×7mm），同期获得高植入扭矩。立即采用永久氧化锆修复体行螺丝固位。2年随访观察到良好的治疗结果（图19-15b，c）。

病例4

47岁女性患者，转诊要求拔除有症状的左上颌第一磨牙。该牙齿曾于15年前做过根切术。转诊当天患者表现出颊部不适及轻微肿胀的复发现象。厚生物型牙龈可见（图19-16a），但上颌窦底磨牙根尖的扇贝状凸影在X线片上可观察到（图19-16b）。CBCT显示可用骨高度仅为4~5mm（图19-16c）。可以观察到既往根尖切除术部位的颊侧骨板缺失，但骨板边缘的连

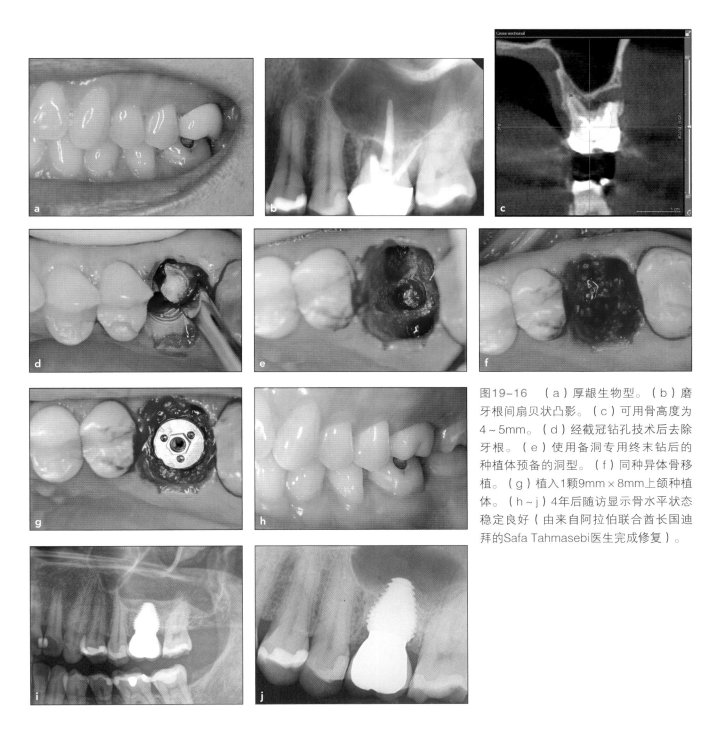

图19-16　（a）厚龈生物型。（b）磨牙根间扇贝状凸影。（c）可用骨高度为4~5mm。（d）经截冠钻孔技术后去除牙根。（e）使用备洞专用终末钻后的种植体预备的洞型。（f）同种异体骨移植。（g）植入1颗9mm×8mm上颌种植体。（h~j）4年后随访显示骨水平状态稳定良好（由来自阿拉伯联合酋长国迪拜的Safa Tahmasebi医生完成修复）。

续性在牙槽嵴上仍然明显存在。截冠后采用直接经牙根面预备的种植方案。分别分根拔除（图9-16d）。经肉芽组织清理与清创后，完成种植预备成型（图19-16e）。同时完成上颌窦底内提升术。随后清理、刮出因前期根切导致的颊侧牙槽骨壁缺失区反复慢性炎症感染的肉芽组织。骨屑与同种异体骨粉混合用于充填上颌窦底内提升（图19-16f）。植入超宽种植体

（9mm×8mm），初稳超过75N·cm，戴入经螺丝固位的氧化锆修复体，实现即刻负重（图19-16g）。修复螺丝因扭矩达45N·cm，自此修复冠没有拆卸过。4年随访显示种植体周围以及上颌窦底内提升的骨结合良好。牙槽嵴骨水平维持也良好。图19-16h~j显示种植体周围厚龈生物型健康稳定。

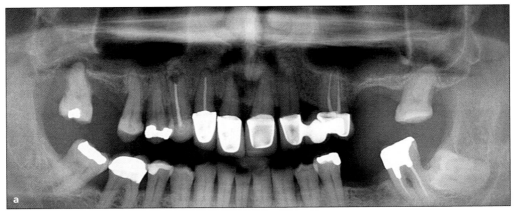

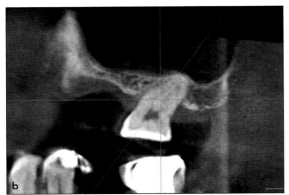
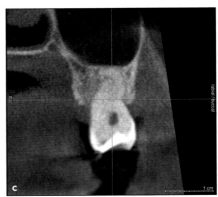

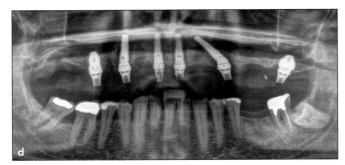
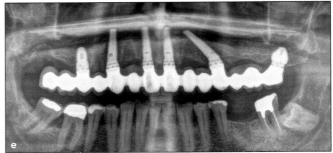

图19-17 （a）种植治疗前上颌牙列状况。（b）左侧上颌窦气化影像。（c）宽牙槽嵴适合上颌种植体植入。（d）种植当天采用螺丝固位的丙烯酸酯临时修复体。（e）术后第7天改为金属烤瓷永久修复体。 →

病例5

57岁男性患者，身体健康。转诊要求拔除上颌后牙列，后续全牙弓种植重建修复及即刻行使功能（图19-17a）。为了避免延期负载发生的过长等待时间以及过高上颌窦底骨移植提升费用，应用了缩短疗程的治疗计划即立刻拔除左上第二磨牙同期植入种植体（图19-17b，c）。

应用适合该患者的备洞方案，在左上颌第二磨牙拔牙创内植入1颗适应性超宽种植体（7mm×8mm），通过与磨牙牙槽窝皮质骨紧密接触种植体获得了良好初期稳定性。

结合在左上颌窦前壁斜行植入1颗种植体，尖端达到梨状孔最大骨量（M点）并与皮质骨结合，有可能获得更好的初稳实现即刻负重[30]。当天完成了全牙弓螺丝固位的临时丙烯酸树脂修复体（图19-17d）。金属烤瓷螺丝固位的最终修复体7天后更换完成（图19-17e）。2年随访这一快捷治疗计划，其临床和放射线检查结果均显示良好（图19-17f~h）。这位患者治疗过程表明，结合使用斜行种植和超宽种植体可以避免上颌窦提升骨移植术。

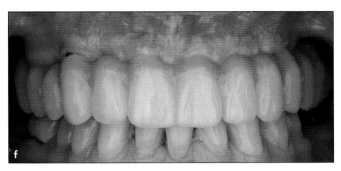

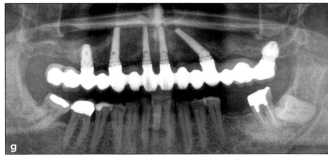

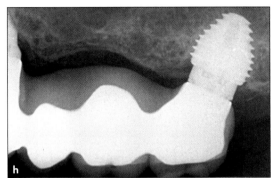

图19-17（续） （f）永久修复后2年临床所见。（g和h）永久修复后2年X线影像显示骨水平稳定表现良好（由来自阿拉伯联合酋长国迪拜的Safa Tahmasebi医生完成修复）。

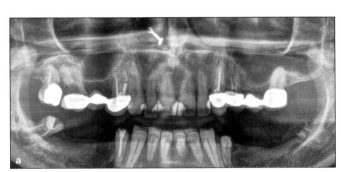

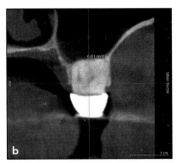

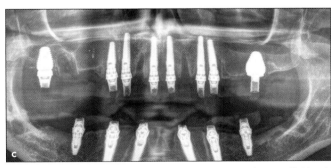

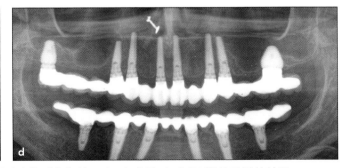

图19-18 （a和b）术前影像。（c）当天采用螺丝固位的丙烯酸酯临时修复体。（d）术后4年全景X线片显示的结果。

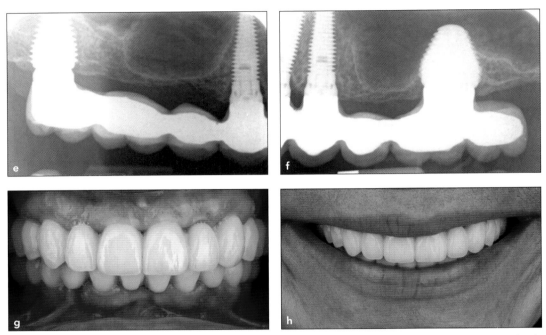

图19-18（续）（e）术后4年右上根尖片显示的结果。（f）术后4年左上根尖片显示的结果。（g）术后4年临床正面口内照所见。（h）术后4年临床正面微笑照（由来自阿拉伯联合酋长国迪拜的Safa Tahmasebi医生完成修复）。

病例6

52岁女性患者，身体健康。计划接受全口即刻种植即刻修复功能重建（图19-18a，b）。该患者坚持要求义齿做到第二磨牙区即刻行使功能。所以对此上牙弓或下牙弓的治疗计划必须包括磨牙区的种植体修复14颗牙齿。计划不包括上颌窦骨移植手术，以便加速治疗进程。通过在两侧磨牙拔牙窝植入超宽种植体可以避免上颌窦骨移植手术并获得良好的初期稳定性。当天就完成全牙弓整体螺丝固位的临床丙烯酸树脂修复体（图19-18c）。7天后更换完成最终金属烤瓷螺丝固位修复义齿。4年随访显示临床和放射检查的良好结果及种植体周围骨水平的稳定，包括规避上颌窦底提升后磨牙区植入超宽种植体周围骨稳定的表现（图19-18d～h）。

结论

尽管上颌后牙区由于咬合力大、骨质差、骨密度

常低，被认为是一个种植治疗的高风险区，但常常有可能通过应用宽体即刻植入型种植体来处理和挑战这类患者。与分期治疗、费用高、耗时长的途径不同，在磨牙区拔牙创植入超宽种植体显示出更出色的优势。

这类患者的骨质状况尽管常常很复杂，但与常规种植体相比，超宽种植体的使用者已经对留存率发表了不少报告。确实，在磨牙拔除的牙槽窝内即刻植入1颗超宽种植体是一种要比上颌窦底提升术更好的选择，但值得注意的是要警惕即刻负重的处置[31-33]。

超宽种植体的成功与增加的种植体表面积、超常规的锥形构造、良好的初期稳定性以及平台转移的设计有关。所有因素都有利于即刻负重甚至在单颗种植修复时[34]。患者的正确选择以及适应备孔技术的手术方案则是基础，因为在磨牙拔除的牙槽窝内即刻种植的技术敏感性很高。如果系薄龈生物型病例加上颊侧骨板缺如或初稳无法获得，则应选择延期种植方案。

第20章

修复与基台的选择
RESTORATION AND ABUTMENT OPTIONS

Alexandre Molinari, DDS, MSc, PhD | Sérgio Rocha Bernardes, BDS, MSc, PhD

牙种植体植入的外科手术步骤有一大目的：即使用修复手段来恢复患者的缺牙区域。因此，衡量临床真正的成功，应该是术后能够满足功能和美观修复的操作空间，并且整个修复流程应当和任何外科手术一样地精确、洁净、仔细。基台的选择、印模、临床操作步骤以及牙科材料都应以精准的口颌功能康复为基准。本章旨在描述一些极为精细的修复步骤，其对涉及窦腔相关种植的短期与长期的成功则十分重要。

修复选择

得益于"一次安放永久基台（one abutment-one time）"[1-2]理念的提出，基台的选择近来得到了更多的关注。此外，种植体-基台的连接、修复体固位的类型、平台转移、基台高度、合金的组成，以及最终的种植体的位置都已经被证明会对种植体周缘组织、长期维护，以及穿龈形态产生巨大影响[3-10]。不论该修复体是被粘接的、螺丝固定的或是使用镍钛合金（如镍钛诺）管套固定的，都需要保证修复的基台边缘与骨组织保持一定的距离，以避免种植体周边组织的改建。根据该原则，基台选择的步骤就变得极为重要，尤其是在骨移植的成骨中，因为植骨比起原来的牙槽骨要更为不稳定。

单个修复体可以运用粘接、螺丝固位的基台或是镍钛合金锁定的基台完成。多个修复体（如多牙缺失）则强烈建议使用螺丝固定法或镍钛合金锁定法，以便于可拆卸。在牙种植体周围需要至少3mm宽的周边黏膜来建立一个黏膜屏障。这是由平均深0.16mm的

龈沟、1.88mm的结合上皮和1.05mm的结缔组织附着组成接近3mm的生物学宽度。此外，围绕种植体生成的一层生物封闭被认为是一个重要的自然现象[11-14]。

取决于黏膜剩余的厚度，通常的临床修复操作过程更易导致种植体周围炎，因为牙医本人无法执行一次性安放久用基台的观念[1-2,15]。一次性安放永久基台理念已经被证实与标准种植体水平工作流程相比，能显著减少骨改建，因为后者在基台取下和重新连接时会对种植体基台交界处形成干扰[1-2,4,16-17]。

为了使种植体周围软硬组织的呵护达到最佳，可以将种植体植入在牙槽骨边缘下，以减少骨的改建。在维护种植体周边组织上有3点重要因素：（1）种植体冠向1/3区域骨的适应性；（2）更大的基台颈圈高度；（3）更易重建种植体周围生物学宽度[4,7,9-10]。然而，对于固定在该位置的种植体而言，种植体本身和基台之间绝不能有明显的微间隙或者可移动性。使用莫氏锥度连接将加大基台与种植体界面之间的垂直摩擦力，并导致微间隙或者可移动性的显著减少，并且几乎能生成一层防御细菌的屏障。这一减少部件之间微间隙和微移动的机械设计为硬组织与软组织都提供了一个很好的环境。固定在种植体内基台的每一边都应当有3°～8°或6°～16°的内角锥度[18]。

基台的选择

决定好修复的固位方式后，下一个目标便是确认是否需要一个直的或者有角度的基台，并且测量种植体顶部到黏膜边缘相应期待的生物宽度的深度（图20-

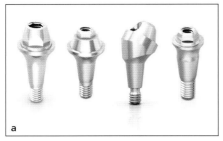
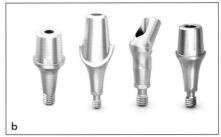
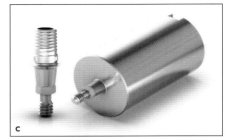

图20-1 （a）螺丝固位的成品基台。（b）粘接固位的成品基台。（c）个性化基台。

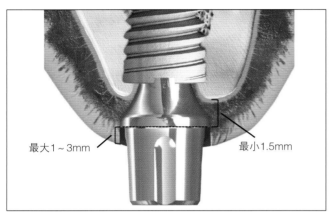

图20-2 修复体边缘需要距牙槽嵴顶至少1.5mm，且不超过1~3mm的龈沟深度。

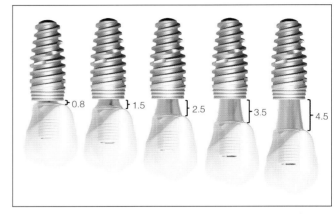

图20-3 尽管牙种植体系统会有差异，但基台的颈高可为0.8~6.5mm。

1）。特定的深度会在使用试戴的基台来评估最理想的颈圈高度与水平、垂直空间以及种植体位置时一并评估。X线根尖片用于观察种植体在牙槽骨中的位置。如图20-2~图20-4所示，修复边缘区理想情况下应该至少要在牙槽骨顶上方1.5mm的位置但不超过沟内3mm。由椅旁确定修复边缘基台颈圈的高度，之后启动技工室的工作流程。

椅旁工作基台选择的顺序

1. 取下愈合基台。

2. 在种植体上方放置高度测规（优选由制造商提供的测量工具套装）。

3. 测量黏膜颈圈高度。

4. 使用一个颈圈高度小于测量值的试戴的基台以避免暴露穿黏膜金属。该高度应与黏膜边缘相同或者在其之下最大3mm。

5. 保持试戴的基台在其位置并拍摄一张根尖X线片。

6. 检查该X线片以判断修复的边缘是否距离牙槽骨顶至少1.5mm。

7. 取下试戴的基台，安置最终确定的成品基台，使用推荐的扭矩上紧。

8. 在基台上进行临时修复。

9. 在黏膜愈合之后，取一个基台水平的印模并将其送至实验室以完成最终的修复。

技工室工作流程

1. 取下愈合基台。

2. 在种植体上方放置高度测规。

3. 测量黏膜颈圈高度。

4. 使用一个颈圈高度小于测量值的试戴的基台以避免暴露穿黏膜金属。该高度应与黏膜边缘相同或者在其之下最大3mm。

5. 保持试戴的基台在其位置并拍摄一张根尖X线片。

6. 检查该X线片以判断修复的边缘是否距离牙槽顶骨至少1.5mm。

7. 取一个种植体平台水平的印模，并将选择的基台送至实验室或者用从测量中得出的所需的基台颈高，并定制一个个性化基台。

图20-4　（a）案例显示一个即刻负重过程中的正确基台截面。一个用于全牙弓修复体的螺丝固位基台，在骨与部件边缘之间保持了距离。（b）4个月后的随访复查未见任何的组织退缩。

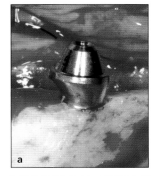
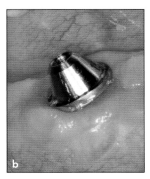

图20-5　（a和b）基台的颈高使得修复体边缘过于靠近牙槽嵴顶，有可能会导致骨与软组织的重建。（c）该修复体的边缘遵守了在龈沟内距离以及与牙槽嵴顶距离上的生物宽度，可能会为有助于减少骨与软组织的改建，创造一个理想的环境。

基台颈高0.8mm　　基台颈高1.5mm　　基台颈高2.5mm

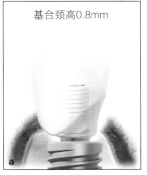
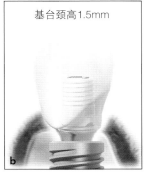
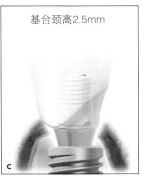

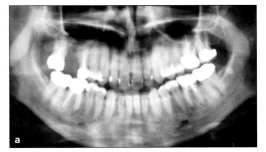
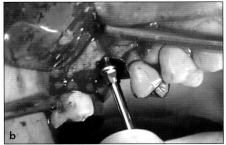
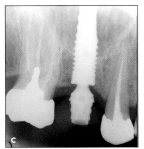
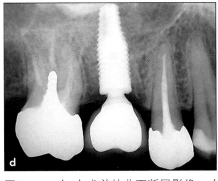
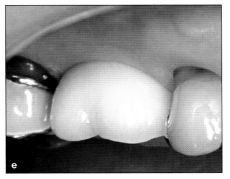
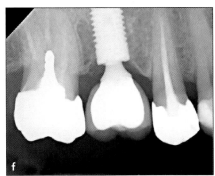

图20-6　（a）术前的曲面断层影像。（b）安置到位的2.5mm高度CM基台。（c）手术当日的根尖片。（d）11个月后的最终修复。（e和f）8年后的最终牙冠。

成品基台通常在其直径、形状、可粘接的高度都有不同，选用时必须确定。图20-5展示了一些选择了错误基台的情况。一旦最终的基台选择好，就可以完成印模、临床试戴，以及修复体的安置。在取制种植体界面水平的印模来定制个性化基台时，牙医与技师间有关最终颈圈（穿龈）高度的交流要保持十分的清晰，因为在检测种植体位置与种植体周围骨的关系上，技工室无法做出自己的选择。

临床病例

在上颌窦底提升术后的第一磨牙上植入的单颗种植体需求即刻负重。1颗13mm×4.3mm的莫氏锥度（CM）Alvim种植体（Neodent，Straumann）连接一个穿龈2.5mm高度的莫氏圆锥基台（Neodent）。图20-6

展示了外科手术中所采取的选择。该流程让选择变得更为容易，因为骨和基台边缘可以被轻易地观察到。最终的修复完成并在接下来的4个月后随访，并且由于即刻负重的操作流程，穿龈轮廓重建良好。进行了常规修复流程，在基台水平上完成了上部结构的修复。

结论

口腔种植修复有不同的方法：基于种植体水平和基台水平。修复体的固位也有不同的种类：螺丝固位、粘接固位或附着装置。然而，不论采取何种固位方式，在骨移植区域种植修复最佳流程还是在基台水平上。基台水平的流程，尤其是实行一次安放久用基台时，随访的结果发现有可能会减少骨的改建，特别是移植骨不如牙槽骨稳定的情况下。这就是为什么基台选择是一关键步骤，其原因是种植体/基台的连接在局部生物反应中扮演着重要角色。基于它们的机制，莫氏锥度连接优化了基台水平修复上的生物学结果。

上颌窦共识会议：成果与创新
THE SINUS CONSENSUS CONFERENCE: RESULTS AND INNOVATIONS

Vincent J. Iacono, DMD | Howard H. Wang, DDS, MS, MPH, MBA | Srinivas Rao Myneni Venkatasatya, DDS, MS, PhD

在1996年的上颌窦共识会议上，提出了一种相对新颖的上颌窦区骨增量技术[1]，同时也制定了上颌窦区骨增量的治疗程序及标准。由38名临床医生组成的研究人员基于骨和种植体留存率对1000个病例的临床原始数据进行分析，其中共植入了3554颗种植体，结果显示3~5年种植体的留存率为90%。然而影响留存率的特定因素包括：初期稳定性差、不良临时修复体、吸烟以及咬合创伤等[1]。

关于植骨能否成功的一个重要因素就是所使用植骨材料的类型。研究人员利用3年的时间，评估了11种不同植骨材料的留存率。其中失败率最高的是自体骨混合异种骨移植组，失败率为54%（只有13位患者接受了这种治疗方案）。其次是同种异体骨混合异种骨移植组和自体骨混合同种异体骨移植组，两者的失败率均为36%。效果最好的3种植骨材料是自体骨混合同种异体骨与异质骨移植组、仅异质骨移植组和异质骨混合异种骨移植组，这些组的失败率都低于10%[1]。

这次会议同时还报道了同期种植与延期种植（植骨手术后6~9个月植入种植体）对种植体留存率的影响。研究人员发现，在大部分不同植骨材料的组别中，植入种植体的时机对种植体的留存率没有影响，但有一组除外，在纯自体骨移植组中，延期种植的成功率更高（$P=0.037$）[1]。

虽然在1996年的上颌窦共识会议上，证实了上颌窦区骨增量技术的可行性，但仍未能提供强有力的理论依据。在接下来20年的时间里，有大量关于上颌窦区骨增量技术的文献得以发表。在这一领域，取得了4项重要进展，分别是：（1）植骨材料的改进；（2）植骨技术的改进；（3）上颌窦区骨增量联合牙槽嵴的骨移植；（4）一些上颌窦骨增量的替代技术。本章将分别阐述这些进展。

上颌窦植骨材料

在1996年的上颌窦共识会议上，介绍了多种骨移植材料，并提出一些材料（如同种异体骨和异种骨）的移植可以增加种植体的留存率，同时也指出自体骨块移植物可能对种植体预后有负面影响[1]。从那时起，大量的文献开始报道各种不同的骨移植材料对种植体成功率的影响。

Pjetursson等对175篇文章进行了Meta分析[2]，共涉及12020颗种植体，均采用不同的植骨材料，对3年留存率进行评价。结果显示，自体骨与骨替代物联合组的种植体留存率最高（95.7%），其次为单独使用骨替代物组（92.5%）。植入自体颗粒骨移植和自体块状骨移植的留存率最低（分别为84.3%和80.1%）。然而，对粗面种植体进行第二次Meta分析时发现，所有类型的移植材料3年留存率都是相似的，从96.3%到99.8%不等，其中自体颗粒骨移植物具有最高的留存率[2]。

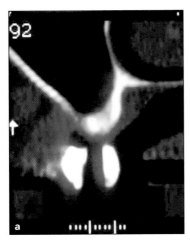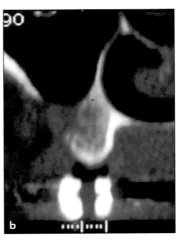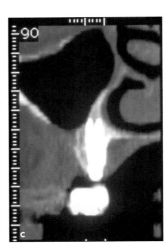

图21-1 （a）术前CT扫描。（b）植入BMP-2/ACS混合物6个月后CT扫描。（c）植入种植体后CT扫描。

更为重要的是，近年来对上颌窦骨移植材料的研究表明，自体骨移植上颌窦区域后，种植体留存率较低，是由于早期研究中缺乏对种植体表面处理的关注所致[3]。例如，机械加工表面种植体的使用在早期分析不同的上颌窦骨移植材料的效果时作为一个混杂变量，而事实上机械加工表面种植体（82.4%）本质上比粗糙表面种植体（95.2%）的种植体留存率低[3]。现在已经明确，粗糙的种植体表面是更有利于成骨的，这是由于粗糙的表面可以诱导血凝块稳定允许接触成骨；相反，机械加工的种植体表面会导致血块不稳定以及血凝块的收缩，不利于骨形成。因此，目前的证据表明，上颌窦底区域自体骨移植和骨替代材料的成骨效果是没有显著差异的。对于萎缩性的上颌窦，骨替代材料更适合于上颌窦底的提升手术[4]。

生物材料

除了常规的骨移植材料外，还有一些生物材料对于上颌窦区骨增量也是行之有效的[5]。在一项涉及20个地区和160位患者的大型多中心研究中，对比了重组人骨形态发生蛋白-2和可吸收胶原蛋白海绵（rhBMP-2/ACS）的混合物与自体骨在上颌窦区骨增量的临床效果，结果显示，rhBMP-2对上颌窦底提升术虽是安全有效的，但与自体骨移植相比，骨高度增加较少，吸收较明显[5]。值得注意的是，即使与成熟的移植物材料（如异种移植物或同种异体移植物）结合，移植物的收缩仍是存在的。

然而，使用rhBMP2/ACS作为骨移植材料可以观察到新骨的形成。如图21-1所示，种植后新生骨的骨密度明显增加。与此同时，其他生物材料，如重组人血小板衍生生长因子（rhPDGF）、间充质干细胞、骨祖细胞等也被相继报道。在一项临床研究中，双侧上颌窦底骨移植患者的组织形态计量学分析显示，在4~5个月愈合后，单独无机牛骨基质（ABBM）或ABBM与rhPDGF混合移植在新生骨量上存在统计学差异。结果发现，ABBM组检测到11.8%的新生骨和33.6%的残余移植物；ABBM/rhPDGF组检测到21.1%的新生骨和24.8%的残余移植物[6]。

进一步的研究发现，与单独使用同种异体骨细胞基质（ACBM）相比，在ACBM中添加间充质干细胞和骨祖细胞，可显著促进骨的生长，减少残余移植物。在一项平均观察期为3.7个月的活组织检查研究中发现，在接受ACBM混合天然间充质干细胞和骨祖细胞的上颌窦移植物组中，检测到32.5%的新生骨形成，4.9%的残余移植物；在仅用ACBM移植物组，检测到18.3%的新生骨形成，25.8%的残余移植物[7]。

在另一项研究中，研究人员探索了富血小板血浆

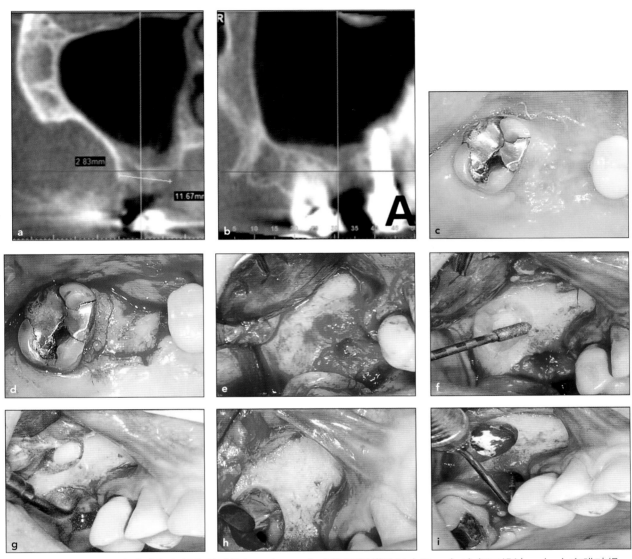

图21-2　利用PRF屏障膜进行上颌窦黏膜修复。（a~c）术前CT扫描及口内照。（d）切口设计。（e）窦膜破损。（f）侧壁开窗。（g~i）提升窦膜。

（PRP）和富血小板纤维蛋白（PRF）的作用。这些提取物与植骨材料混合时，可能会加速同种异体骨的重塑，但在种植体存活方面没有显著的差异[8]。此外，这些提取物还可以用于封闭上颌窦膜穿孔的情况。如图21-2所示，在这个病例中，使用PRF屏障膜对破损的上颌窦膜进行覆盖，阻断口腔与窦腔的交通。在上颌窦移植物中添加这些生物材料往往会增加新生骨的形成速度，从而使种植体可以更早地植入。

屏障膜

　　除了生物材料外，研究人员还评估了屏障膜对于植入成功率的影响[5]。屏障膜的使用对于新骨的形成具有重要的意义。在侧壁开窗的骨壁上增加一个屏障膜，可以增加新生骨的形成，防止软组织长入，对种植体的存活有积极的作用[8-9]。在39项研究中，使用屏障膜的种植体留存率为92%~100%；在没有使用的情况下，留存率为61.2%~100%，这表明使用屏障膜可以显著提高种植体的成功率[10]。值得注意的是，目前临床上常用的几种生物膜，其中包括不可吸收膜，如膨体聚四氟乙烯（ePTFE），可吸收胶原膜、PRF等等，均没有任何并发症的报道。

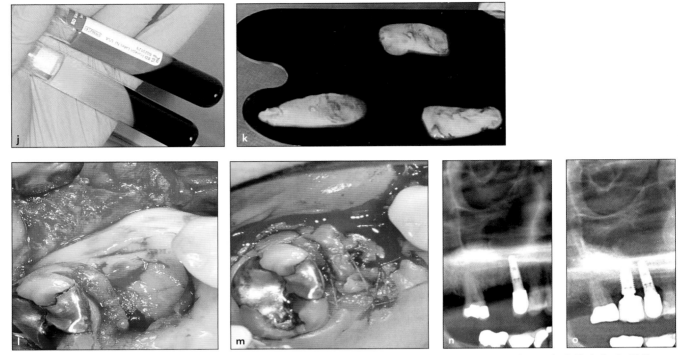

图21-2（续）　（j和k）PRF制作。（l和m）用PRF屏障膜修复窦膜穿孔关闭侧窗并皮瓣缝合。（n和o）术前和术后X线片。

上颌窦区骨增量技术

　　过去的20年时间里，在上颌窦生物学方面认知的提高，为上颌窦骨移植技术的创新创造了条件。对小鼠模型的研究表明，在异位皮下移植的骨膜同样可以促使新骨的形成[11]。这一关于上颌窦膜先天成骨潜能的发现具有重要的临床意义，并提示只要能维持窦膜下的空间，任何抬高窦膜的方法都会导致新骨的形成[10-11]。

　　1996年的上颌窦共识会议仅报告了上颌窦侧壁开窗的手术方法；然而，如果骨高度≥4mm，则可通过牙槽嵴顶入路的方式进行骨增量手术。临床医生在进行上颌窦种植手术时可以选择同期或延期植入种植体。传统观念认为，对于骨高度<4～5mm的病例，推荐延期植入种植体。然而，不同的医生会根据不同的情况来决定是否同期植入种植体，通常的参考指标为骨的高度和密度，所使用种植体的类型，以及是否能达到初期稳定性等因素[10]。

治疗选项的比较

　　目前在外科操作程序以及种植体设计方面的优化如级差预备和锥形种植体的使用，已足以在相对较低的骨高度上，使种植体获得良好的初期稳定性。据报道，当一个病例经过仔细规划并且认真进行手术时，成功地将种植体植入剩余骨高度为1～2mm的严重气化上颌窦的成功率，与植入>5mm剩余骨高度的种植体成功率是相似的[12]，但是1～2mm的骨高度建议进行两阶段的植入手术，因为如果在这种情况下进行同期植入，可能会由于生物学宽度重塑而影响种植体的位置，最终导致牙槽嵴吸收和种植体松动。通过CBCT技术的准确测量，可以在术前规划出最适合的术式。

　　当剩余骨高度≤4mm时，经上颌窦侧壁开窗进行骨增量手术仍然是目前应用最广泛的手术方法之一。通过一些技术的改进，可以降低手术难度和术中并发症。利用传统涡轮机，可以使预备车针在800～40000转/分钟的速度进行骨组织预备。然而，使用超声技术，可以选择性地切割硬组织，保护软组织，使手术

图21-3　使用超声器械进行上颌窦侧壁开窗。（a）使用金刚砂预备器械可有效预防窦膜的损伤。（b）采用窦膜分离器对窦膜进行分离。（c）取下侧壁，露出间隔和窦膜。（d）提升上颌窦黏膜。

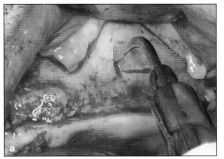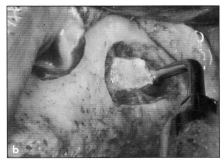
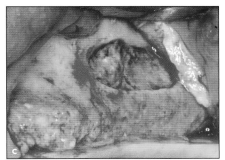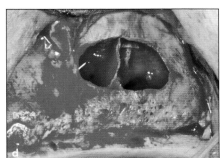

更加精准[14]。同时超声技术还可以减少出血，降低手术创伤，从而降低术后反应[14]。

有助成功的手术工具

常用的仪器包括超声截骨器和用于抬高窦膜的推送器。这些仪器的使用，很大程度上降低了窦膜穿孔的风险。超声器械的应用，使医生能够安全有效地分离上颌动脉的骨内分支，而不会有撕裂损伤的危险。如图21-3所示，医生还可以利用超声器械，安全有效地去除骨壁，暴露窦膜。此外，目前市场上，还有许多产品优化了上颌窦区的骨移植程序，其中包括改进的窦膜提升仪器以及环钻金刚砂涂层钻针，这些钻针不仅可以磨平骨壁，甚至可以进入窦道中而不破坏窦膜。

另一种技术包括使用稀释对比剂液使硅胶球囊充盈，被动抬高上颌窦膜[15]。与超声器械联合应用，可以有效地改善在窦底倾斜和上颌窦膜提升困难的情况。一项大型的多中心临床试验表明，该技术的手术成功率为97.3%（成功的标准为在手术过程中没有窦膜穿孔），在6~9个月种植体的留存率为95%[15]。

穿牙槽嵴顶技术

1994年提出的穿牙槽嵴顶进行上颌窦区骨增量的技术，需要使用骨凿和木槌加敲击的方式来抬高上颌窦黏膜，同期进行或不进行骨增量手术。该技术通过骨挤压的方式，同时增加了根尖与周围骨的密度。这是一种侵入性较低的手术，可以有效地增加种植体的初期稳定性。其适应证包括牙槽嵴的宽度充足，窦底平坦，剩余骨高度4~5mm以上，并且未见明显的上颌窦间隔。

随后，研究人员又探索了不同形式的穿牙槽嵴顶窦底提升技术包括改良环钻冲顶技术和经嵴中心提升技术[17-18]。据文献报道，通过牙槽嵴顶入路的上颌窦底提升技术可以将骨高增加到7mm。在没有植骨材料的情况下，平均骨高增加约为3.5mm，使用植骨材料时约增加4.1mm。随访3年，种植体留存率与侧方入路的方法相似，为92.8%[19]。

还与上颌窦侧方入路相似的是，同样可以采用超声切割技术，可以使窦膜穿孔的可能性降到最低。最

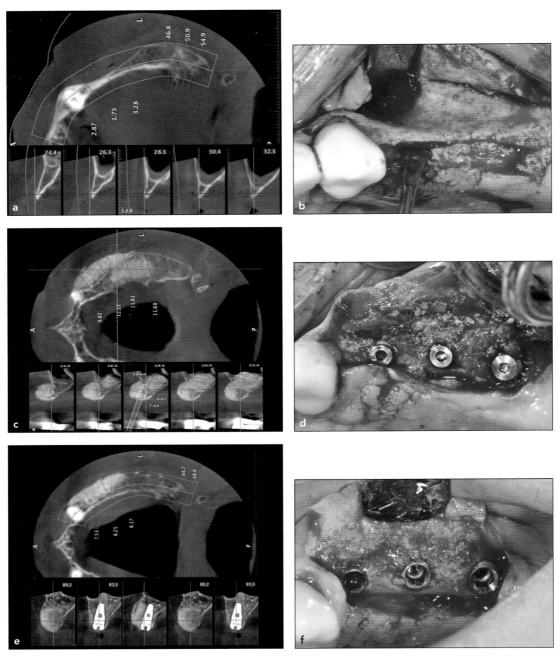

图21-4　上颌窦牙槽嵴联合植骨术。（a和b）术前CT扫描及口内照。（c和d）第一期手术4个月后CT扫描及口内照片。（e和f）一期手术6个月后，二期暴露种植体。CT扫描和口内照（秘鲁利马，Juan Francisco Pardo博士提供）。

近20年间，已经发明了许多器械和技术，以提高手术过程的效率和安全性。例如，连续使用金刚砂涂层钻头直接达窦膜，而不需要使用敲击的方式。骨壁完全去除后，用圆顶型窦膜提升专用器械将窦膜抬高，并将骨替代材料植入空隙内。

小结

由于侧壁入路和牙槽嵴顶入路的上颌窦底提升技术各有其适应证，因此对临床医生来说，了解该手术的生物学基础是至关重要的。无论采用哪种技术，临床医生都必须清楚其优点、局限性和可能发生的并发症。例如，利用敲击方式经牙槽嵴顶入路手术方法可诱发良性阵发性眩晕，发生率为3%，而使用超声手术器械或其他类型的微创技术便消除了这种后遗症[20]。掌握不同技术的适应证，可以帮助临床医生为每位患者选取最佳的治疗方法。

上颌窦底提升与牙槽嵴骨增高的联合治疗

在上颌后牙区牙槽嵴骨量严重不足时，同时进行上颌窦底提升和牙槽嵴的块状骨移植是非常有必要的，这有助于将种植体植入在适合的位置上。不再以牙槽骨为导向，而是以修复体为导向的种植理念早已得到公认。如果手术部位存在牙槽嵴骨量严重不足时，这种联合手术可以减少手术次数以及愈合周期。

联合上颌窦底提升和牙槽骨移植技术对于已经失去明显垂直骨高度的上颌后牙区尤为重要。如果在没有这种技术的情况下，最终的修复体可能植入在一个不理想的位置，这对于患者来说很难达到自洁效果。在一项使用联合上颌窦和牙槽骨移植技术的病例报告中，结果显示，术后1个月随访时，平均骨高增加了13.4mm，而初始平均骨高度为1.8mm。值得注意的是，在术后的15个月，已经完成骨吸收和重塑的骨高度为10.8mm。共统计了类似情况的20颗种植体，仅1颗种植体发生失败。最终的冠根比都在可接受的范围内[21]。

另一项研究调查了57位患者中植入284颗种植体时使用来自髂嵴的自体骨，并同期行上颌窦提升和横向牙槽嵴增宽的成功。尽管有3个病例中报告了部分骨移植物开裂，但所有种植体在二期手术时均存活。此外，还有经牙槽嵴劈开入路合并窦底提升术的报道。

上颌窦底提升联合牙槽嵴宽度和高度增加的临床效果是显著的，这极大程度上满足了种植体植入在理想的位置上，并且减少了治疗周期[23]。如图21-4所示为利用引导骨再生技术与上颌窦底提升技术联合治疗的病例报道。并采用了间置骨移植与上颌窦骨移植相结合的方法[24]。

规避上颌窦区骨增量术的替代方案

为了避免在上颌窦区进行植骨，不同学者提出了不同的替代方案。经过临床证实，这些方案均与上颌窦区骨增量具有类似的成功率。这些方案包括在颧骨种植或翼突种植；倾斜植入种植体；以及短种植体（即＜8mm）。这些方案不包括上颌窦移植的愈合期，因此缩短了治疗周期。与传统种植包括上颌窦区常规植骨后种植和短种植体相比，行最终种植体支持式固定义齿时，倾斜植入和颧骨种植或翼突种植需要植入种植体的数量较少（见第14章）[25-26]。

翼突与颧骨种植

1989年，Tulasne首次描述了在翼突植入牙种植体的过程[27]。这些种植体不同于标准种植体，其长度通常为10～16mm，具体长度取决于颌骨的萎缩程度与种植体的放置角度。种植体通过上颌结节和腭骨锥突植入，并在顶部与翼突接合，也可以在翼突上颌交界处垂直植入。一篇文献综述统计了13篇文章，其中共治疗676位患者，植入1053颗翼突种植体，随访1年以上的累积留存率为90.7%[28]。另有学者报道了10年留存率为94.7%，这些研究通常不包括植入未成功的种植体。常见的手术和术后并发症与传统种植手术相类似，轻微静脉出血的可能性增加。翼突骨折等不常见的并发症也有所报道[29]。有关翼突种植的更多信息，见第17章。

颧骨种植在20世纪90年代被首次提出，并在因外伤、肿瘤切除上颌骨或先天性缺陷导致的上颌骨骨量不足的患者中得以广泛应用[30]。颧骨种植具有很高的成功率，不需要任何骨增量程序。因此，这种治疗方法仍是那些不希望进行广泛骨增量手术患者，选择种植体支持式修复体的一种方式。颧骨种植体可与前牙区的2颗标准种植体以及两侧的1～2颗颧骨种植体联合使用。如果前牙区不足以放置标准种植体，可以在两侧分别放置2颗颧骨种植体，以支持固定修复体。

颧骨种植体的长度为30～57.5mm，植入角度为30°～60°。在一些特殊情况下，虽然颧骨种植体具有明显优势，但由于钻孔经过众多重要解剖结构，如眶下神经、上颌窦、眼眶、鼻腔等，因此该手术具有较高的难度。此外，术中的视野不清也是增加手术难度的原因之一。术后并发症包括骨结合失败、种植体周围炎、鼻窦炎（可立即发生或多年后发生）、软组织感染、感觉异常和鼻腔瘘等。也有报道说，出现颧眶区皮肤瘘的情况[31]。此外，在双侧颧骨种植的病例中，1颗种植体发生骨结合失败会导致整个修复体无法佩戴。在一个包括68项研究和4556颗颧种植体的系统综述中，12年累积留存率为95.1%，失败主要发生在植入后不久。到目前为止，颧骨种植体的成功标准尚未明确[32]。有关颧骨种植体的更多信息，见第15章和第16章。

遗憾的是，现有的关于上颌外种植体的文献，如翼种植体和颧种植体，并没有纳入任何一篇随机临床试验。仅发表病例系列以阐明结果。虽然这些种植体的植入可能由熟练的外科医生进行，但必须注意的是，有几个缺点需要进一步研究。利用CBCT引导进行颧骨种植，其结果是不确定的，因为钻孔的偏差较大[33]。此外，由于这些类型种植体的解剖位置和放置位置，很难评估影像学上的骨缺损和种植体周围的健康状况[34]。此外，尽管Jensen等[34]建议，从前窦壁到前窦壁，在CT咬合面曲线上测量45mm的牙槽骨长度，作为后牙区颧种植体植入的适应证阈值，对颧种植体的绝对需求尚未明确。如果必须移除种植体，可能会造成很大的创伤，并可能导致严重的术后并发症[35]。

倾斜植入种植体

为了避开上颌窦区域，临床医生在种植手术过程中以15°～30°的角度植入种植体[25]。虽然轴向植入的种植体更广泛地被接受，但研究表明，这些角度种植体与轴向植入的种植体有相似的骨吸收和成功率。对44篇文献（包括5029颗倾斜种植体和5732颗非倾斜种植体）的系统回顾表明，两者的失败率相似，分别为1.63%和1.81%。此外，种植体的角度对边缘骨吸收和种植体留存率的影响没有统计学上的意义[36]。倾斜种植体还往往被认为可以抵抗反轴向咬合力。

倾斜植入的概念于1993年提出，并将其应用于种植固定义齿修复治疗计划中。其中包括两颗前牙区倾斜或轴向植入的种植体，两侧后牙区倾斜30°植入的种植体，以支持一组种植体支持式固定修复[26]。其优点包括避免进行上颌窦骨增量手术，减少悬臂梁的长度，减少种植体数量，可以实现即刻修复临时固定义齿，缺点是技术敏感性高。然而，这可以通过CBCT引导式手术来简化。关于倾斜种植体的进一步研究见第13章。

短植体

在过去很长的一段时间，临床医生不愿意植入短植体，因为他们担心短植体会引发冠根比失调，导致骨结合的丧失。此外，许多人还担心即使是轻微的种植体周围炎也会导致短种植体的失败。虽然短种植体的长度还没有一个准确的定义，但在文献中普遍的共识是短种植体的长度为8mm及8mm以下。事实上，短种植体的成功率与标准种植体并无区别。一项Meta分析中阐述，对1269位患者，共植入2631颗短种植体，进行了长达10年的随访，结果显示种植体存活、边缘骨吸收情况、修复体失败率或并发症方面均与常规种植体之间没有显著差异。在未来的研究中，可能还需要对统计数据进行进一步的分层，以充分了解种植体长度对成功率和留存率的影响。值得注意的是，对长度为4～7mm的短种植体的子分析显示失败率显著增加（$P<0.02$），尽管4mm种植体的失败率可能会使整个4～7mm种植体分层的数据产生偏差[32,37]。

在一篇近期的综述中，对7个随机临床试验进行统计分析，对比了265颗短种植体（5～8mm）和289颗标准长度种植体（>8mm）的留存率，这些标准种植体均为上颌后牙区上颌窦底提升后植入，随访1～3年，结果发现两组患者种植体留存率并无差异，短种植体组的并发症发生率明显较低，这可能是因为标准长度种植体的植入与更广泛的骨移植手术和更具侵入性的手术（如上颌窦提升）相关[38]。尽管随着种植体变短，种植失败的风险可能会增加，但现有证据表明，短种植体应用于上颌后牙区与标准长度种植体无明显差异。考虑到患者的全身健康状况、剩余牙槽骨的高度、初始稳定性等诸多因素，临床工作中可以酌情考虑短种植体的适应证。关于短种植体的更多信息见第12章。

结论

1996年的上颌窦共识会议上报道的上颌窦骨增量技术较高的成功率，已经在不同的文献中得已反复证实，临床医生对于上颌后牙区种植体功能性植入充满了信心。此外，已经证明去蛋白的牛骨基质在骨的再生和空间维持方面效果显著，它是上颌窦骨增量中，适合的材料之一。尽管在移植材料、植入方法和手术技术方面有越来越多的创新，但没有一种移植材料或技术是适合所有情况的，临床上仍然需要医生根据具体情况制订不同的治疗方案。

致谢

笔者感谢就职于秘鲁利马的Juan Francisco Pardo博士提供图21-4的临床照片以及CT图像。Juan Francisco Pardo博士是一名牙周科医生。

第22章

骨形成中的穿通纤维生物模型
SHARPEY FIBER BIOLOGIC MODEL FOR BONE FORMATION

Martin Chin, DDS | Jean E. Aaron, PhD

骨骼疾病的重建涉及多种多样的技术，但是所有的治疗方法都需要来自机体生物系统的积极反应。治疗结果的成功与否取决于患者的机体对于外科操作是否有良好的生理反应。了解骨的生理学及其如何运作是骨骼疾病的临床治疗和新技术发展的基础。

本次研究对于骨骼成骨的结构过程进行了全新的观察与研究[1]。通过反复试验的外科模型，揭示了影响骨骼成骨、改建、外科术后反应以及骨的增龄性吸收等方面的相关因素，这些因素在之前的研究中常常被忽略。本次研究由多个相互独立的研究中心共同参与，提出了创新性的治疗流程规范，并且可以在一系列的临床疾病当中得到应用。这项规范基于创新性的骨调节概念，逐步依照此流程，可以在治疗流程开始之前，分析评价其骨愈合潜力。临床实例表明，通过比较手术计划与基于此模型原理得出的结果，术后恢复的情况更具有可预测性。也可以通过这项规范去分析并且学习过往失败治疗的经验教训。对于过去被认为无法治疗或者治疗效果不佳的疾病，临床医生可以运用这些理论制订创新性的治疗方案。

胚胎模拟手术工程

手术设计的根本策略是利用胚胎骨骼的原始生物路径[2]。胚胎发育为机体结构的自行装配，其过程既精妙却又没有被完全阐释清楚。胚胎头面部骨骼的形成不受外部的调控，仅仅利用局部的基质。所有的细胞来自邻近组织并且根据骨骼的需求以进行形态形成。随着胚胎的发育，这些复杂结构不断组合与重组。这个从头开始的自装配过程是毫无疑问的，因为胚胎一直在广泛的生物体内以一种近乎完美的精度来阐述这一贯穿机体整个生命周期的过程。挑战在于对于连续正向事件的反向研究以得出对它的进一步了解，并将之纳入治疗设计当中。

从假设到临床实践的转变

制订可以实际运用于临床患者的治疗方案需要一个逐步发现并验证的过程。第一步，必须定义一种合理的机制，来解释胚胎骨骼系统在没有外部调节的情况下，形态形成和自装配是如何发生的。随后的假设需要通过确定最终骨骼形成的生理和解剖机制来验证。第二步是验证所提议的胚胎选择机制是否保留在成年人。这需要组织学证据来证明胚胎系统在成人解剖结构中仍然存在，并继续在控制骨骼生理方面发挥作用。第三步是根据工作模型设计实用的外科治疗方案。这些方案应该可以纠正那些在临床上困扰患者及供应商们的问题。第四步是确认重构的骨骼单元与正常的骨骼单元功能相同，并且能保持多年的稳定。

这些令人感兴趣的机制很可能是在进化的早期发展起来的，那时它们在结构上与原始生物体相一致。即使在最简单的单细胞生物中，也有形成特定结构成分能力的生存优势。随着生物复杂性和尺寸大小的进化，骨骼生成系统的需求变得越来越重要。为了形成和维持胚胎和成人的骨骼，调节过程必须从单个细胞延伸到整个机体。调节的层次结构提供了合成一个主要骨骼结构系统的能力。前提是必须有一个系统来协调每个细胞的活动，以使复杂的机体组织获得净效益。逆转胚胎骨骼发育的关键是认识到调控系统的每个组成部分如何实现其总体的目标。Wolff[3]、Moss和Salentijn[4]认识到这一潜在的调节过程的作用，但不能确定一个机制来解释其结果。一个有效的理论模型必须解释这个系统是如何运作的，并提供实验和解剖学上的验证，证明这些过程在成人体内仍在运作。这种方法的前提是胚胎调节系统在一生中指导着成人骨骼的生理和结构架构。

穿通纤维基质网络

对骨形成和功能的理解不足是设计新的重建手术和解释现有治疗方法失败原因的主要限制。目前的知识状态常常被限制于成熟骨骼的精细解剖结构的成像能力。骨骼系统的钙化结构为机体提供了一种保护屏障，使其免受外部力量的伤害，但同时也隐藏了组织成分如何相互作用的组织学细节。目前已有的拍摄并且绘制复杂的具有相互关系的骨骼结构和超微结构的方法，往往无法充分确定发生于活体内的生物学事件。传统的骨标本切除处理方法可能会影响证明基础系统如何运作的证据。常规组织学方法的一些不可避免的限制，可以通过运用互补技术的新进展而减少，使我们能够了解大分子的组成。这些进展将有助于在新的领域取得突破，通过识别目标特征客观的构建一种新的外科相关生物模型，该模型考虑到正常骨的形态、功能以及随年龄增长和疾病的发生而产生的退化。

骨骼内含有一种未被完全认识的高度特异化的胶原纤维，它很明显参与了机械生物学行为（图22-1）[5]。这一新的解剖和生理发现最近受到关注，因为这种特殊的纤维似乎是早期骨形成的重要组成部分。在教科书中，这类纤维局限于骨骼外表面，作为

穿通纤维提供骨膜与肌肉附着，并且与肌纤维的神经支配、牙周韧带和颅骨缝线有关。然而，由于该技术在过去还没有得到应用，人们很少认识到，由短而有规律的插入物所构成的为人们所熟悉的穿通纤维系统延伸到了骨表面以外的深层超微结构（图22-2）[5]。目前，想要观察到骨组织内清晰的大范围穿通纤维网络，需要特殊的标本冷冻处理、特异性抗体和免疫组织化学标记技术。

Aaron等[6-7]，改进了这种原本用于软组织的技术并应用于硬组织，用于研究胚胎的骨骼组装，结果显示胚胎骨骼的形成与穿通纤维胶原基质前体框架有关（图22-3）[7]。他们还发现，成人的骨骼愈合遵循穿通纤维机制，这在组织学上与胚胎的骨骼形成过程相似，这证实了其功能潜力终生保存。本章的其余部分将概述这一过程的细节，并描述与骨骼矿物相的起源和组装相关的文献中普遍存在的差异。这两个方面的结合表明，细胞外基质是一个相互作用的系统，其生物复杂性比以前认为的更高。

骨组织学中有两项进展与基质有关（分别为有机相和无机相），这可能有利于未来的治疗学阐释并转化为创新的骨科手术。

有机相

传统的观念认为，有机骨基质是由编织状以及片状的Ⅰ型胶原构成的，其重构模式被广泛认同，并具有狭窄的组织化学特异性边界，将外层的骨膜内生长与软骨内生长分开。包裹排列的组织分别是难以明显区分的骨膜和骨内膜。

现在，膜内骨的薄切片在免疫组织化学上明显极化，骨膜上的Ⅲ型胶原穿通纤维渗透基质并向内骨内膜扩散成精细的网状结构，有时甚至扩散到骨髓组织。由于纤维持续未钙化，它们的数量比传统观点上浅层锚固所需的数量要更大。除了牙科医生对牙周韧带的关注外，它们可能在骨骼维持所必需的信号转导和机械敏感性中发挥关键作用，具体如下[5]。

穿通纤维存在于骨骼表面的骨膜下并从骨膜延伸。神经肌肉和内分泌过程与穿通纤维共同影响骨骼重塑。骨膜穿通纤维是膜内骨形成的特征（图22-1～图

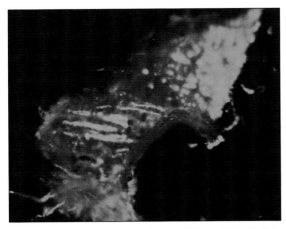

图22-1 富含Ⅲ型胶原的穿通纤维网（绿色荧光）从骨膜延伸至人骨细胞外基质，显示纤维的纵向和横断面方向，约10μm厚。采用异硫氰酸荧光素免疫染色，新鲜冷冻切片技术，紫外荧光显微镜。

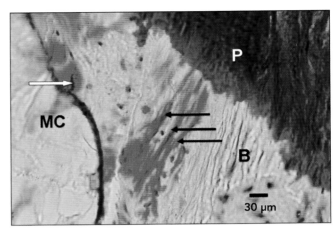

图22-2 人股骨近端3根骨膜穿通纤维（黑色箭头），从骨膜（P）向皮质骨（B）平行垂直延伸至骨内膜和骨髓腔（MC）。可见一个小的真实微裂纹（白色箭头）。整体龙胆紫染色。未脱钙的塑化包埋切片，普通光学显微镜（经Aaron许可转载[5]）。

图22-3 发育早期的羊胚胎脊椎松质骨骨膜穿通纤维（含有连续不成熟的肌腱和韧带嵌入）的显微照片。粗大的胶原纤维（F）分枝成较细的含弹性纤维，在纤维上聚集了新的立方状成骨细胞（箭头），形成膜内小梁。脱钙塑化包埋切片，Verhoeff弹性蛋白染色，Nomarski显微镜。800倍放大（经Aaron和Skerry许可转载[7]）。

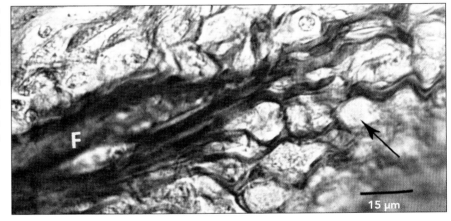

22-4），而不是软骨内成骨的特征。特异性免疫荧光抗体程序的发展，结合硬组织冷冻切片的进展，有助于其识别（图22-1）。这些纤维从骨膜上呈扇形分布（图22-2），与周围的Ⅰ型胶原不同，骨膜穿通纤维由Ⅲ型胶原组成，宽15～25μm，在偏振光下呈双折射性。它们不是无特征的纤维，而是规律地与组织发育分子黏合素形成串珠状。否则，将会发生纤维发育不良。此外，它们被Ⅵ型胶原所包围，这是一种哑铃状的分子，可以阻止钙化。由于破骨细胞通常只会再吸收钙化组织，因此，这一显著的屏障确保了穿通纤维的稳定性和寿命，从而保护它们不被破骨细胞再吸

收。锯齿状的穿通纤维增加了它们的复杂性。一些分散成精细的网状结构（图22-3），另一些平行横过与骨内膜相连，而骨内膜是富含Ⅲ型胶原的薄层（图22-4）。监测网络从其基质上的衰退与衰老和雌激素下降有关，在骨体积减少之前，雌激素明显减少，它的增强是由身体活动刺激的。从一开始，胚胎股骨间叶原基中穿通纤维的存在在功能上就像一个离散的近端框架（即支架），成骨细胞在其上聚集并成骨。

在骨折愈合中，一个类似的支架连接裂缝并稳定骨痂组织的形成。当在绵羊的动物模型中采用圆柱状截骨术（使用直径1cm的环钻）时，截骨的末端嵌入

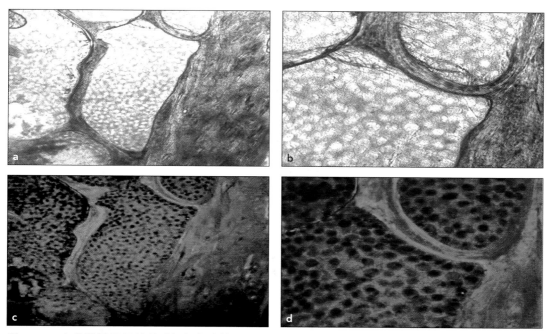

图22-4 人类髂骨及相关骨髓组织免疫染色的Ⅲ型胶原（a和b）在平光下显示相互连接的皮质骨和骨小梁（c和d），紫外荧光显微镜显示Ⅲ型胶原染色延伸到骨内膜（即不限于骨膜）。塑化包埋切片（由A.Al-Qtaitat博士提供，博士论文，利兹，2007年）。

基质的穿通纤维向中心延伸至缺隙的管腔内[7]。在接下来的5～21天，骨形成跟随纤维的延伸，最初呈棒状辐射，之后呈现相互连接的交叉支柱状。新骨形成的空间由穿通纤维支架和截骨壁的支撑作用获得。骨切面富含细胞因子，是底物细胞的来源和刺激物。这个微环境包含骨形成的所有关键元素，并在90天内完成。这其中包括细胞来源（如骨）、稳定的外壳（如骨壁）和调节信号（如通过穿通纤维）。圆柱形截骨绵羊模型的研究结果对牙种植体的愈合具有一定的意义，因此可直接应用于手术愈合和骨结合。

猪的下颌骨也同样被认为是研究骨膜的理想模型，因为它具有异常强大的肌腱[8]。

双折射性的穿通纤维被分为水平纤维（年龄越大越常见）、斜纤维（年轻人最常见）、垂直纤维（最不常见），还被分为浅表纤维、跨皮质纤维和小梁间纤维（深、粗、垂直纤维）。随着年龄的增长，骨膜与骨的比率明显下降。纤维变少、断裂、缩短，钙化颗粒的侵蚀使骨膜逐渐硬化，进一步降低其功能，这一现象普遍发生。

无机相

传统上，无机骨基质往往被认为主要与化学结晶和沉淀相关（即作为均匀的针状或片状磷灰石晶体，其电子密度均取决于胶原纤维的成核现象）。晶体的生长受到有机晶体"幽灵"的限制，这是一种通过脱矿表现出来的有机包裹体。然而，有一些特征具有更加特异性的生物动力学解释如下。

钙化微球

先前的观点低估了细胞定向能量介入物理化学和晶体生长规律的程度。它也忽略了严格的制备过程（如脱水、固定、电子致密染色）所引起的超微结构变化。因此，当无机相被拆解时，它分离出来的不是孤立的磷灰石晶体，而是无数的直径约1μm、密度较低的有机钙化物。每个子结构中都有一簇弯曲的珠状细丝，每条细丝的电子密度为5nm宽。微球的基本性质（包括脂质和非胶原蛋白）及其可变的元素构成（包括微量的Si、Mg和Fe）影响了转化率，并决定了

图22-5　骨骼的进化基本原理。微球形
体的显微照片，直径约1μm，被磷酸盐钙
化。（a）在大旋口虫的原生动物骨细胞模
型中近核囊泡（Vs）的细胞内装配。薄的
塑料包埋切片，用von Kossa染色显示骨
盐，亚甲基蓝染色显示细胞细节。（b）从
分散的和聚集的穴居原生动物中产出的有
机包裹的微球群。Nomarski显微镜。（c）
单个原生动物微球的超微结构透射电镜
（TEM），显示5nm厚（白色表示密度）
的辐射珠状细丝（环绕），包围一个密度
较小的中心（箭头）。（d）从骨基质中
提取的相似的微球群。Nomarski显微镜。
（e）单个骨微球的超微结构［黑色箭头；
透射电镜（TEM）］，显示了一簇5nm厚
的珠状细丝，围绕着一个密度较小的中心
（c部分和e部分由英国利兹的V. Fallon博
士和Melanie Cowdy提供）。

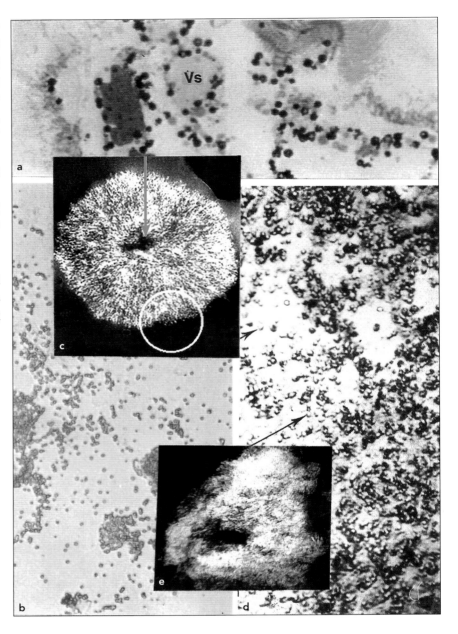

它们作为独立的微观机械生物学单位的性质（图22-5）。在钙化处的前缘或缺乏矿物质的位点，可以清楚地看到，在原位的光学颗粒度以及聚集成一种特定和微妙的可变嵌合区域（类似细菌菌落）[9]。在成熟的骨中，微球往往被其压缩、变形和胶原压缩所掩盖，表现为一个致密的连续体，当从基质中释放时（如通过化学、酶的方式或机械的磨碎），微球以固有的可塑性恢复形态[10]。通过在胶原纤维周围相互连接成弯曲的桥接体，它们构成了支撑微骨架，在某些解剖部位较粗，在其他部位较细。此外，微球颗粒随

年龄和病理变化，骨质疏松症的微球颗粒更小更平滑（0.5～0.7μm），骨关节炎的微球颗粒更大更粗糙（0.5～4.0μm）[11]。这些差异会影响颗粒滑动、晶体断裂和流体流动的力学性能，大颗粒之间的力学性能影响更大[12]。对生物植入物相容性的影响也在预料之中，通过严格的处理，包括去蛋白处理，能够使细丝融合到有孔板中。这可能揭示了磷灰石晶体广泛多变的抗原性，这是它所固有的免疫特性[13]。以下描述了作为具有原生历史的生物对象，在细胞内制造有机包裹的钙化微球群的证据。

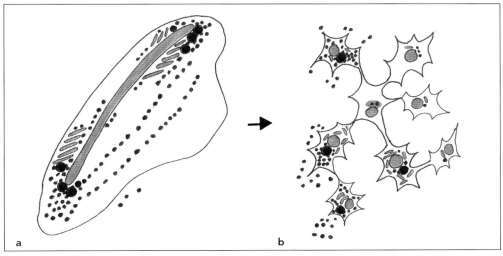

图22-6　骨骼的进化基本原理。图示的微球体，直径约1μm，作为机械敏感性的产物，由磷酸盐（黑点）钙化。骨细胞对外界刺激的急性反应是从原始原生动物进化而来的。（a）Sambiguum是一种生存于淤泥的穴居原生动物（2～3mm长，滋养核呈红色）。（b）骨细胞合胞体受压部分的机械变化范例（每个细胞20～30μm长；滋养核呈红色）。在这两者中，巨大的黑色、含矿物质的近核高尔基体和完整的高尔基池（绿色）"开启"，以聚集大量的、抗压的矿化微球，这些微球沿着原生动物的受力方向轴向排列，并从骨细胞合胞体排出，在高尔基体"关闭"之前加固钙化前端。

高尔基体所引导的钙化微球

　　形成骨骼的细胞反应是固有原发的。为了使骨形成模型有效，单个细胞必须在稳定的骨形成环境中具有对外部信号做出反应的内在能力。Ingber[14-15]展示了它的工作原理。细胞在结构上可以对外界机械力做出反应。这一概念被称为张拉整体，来源于细胞内部含有支撑和锚定细胞壁和细胞器的纳米管骨架。微小的细胞变形会对纳米管网络施加压力。小管和被锚定的细胞器响应并合成特异的上调蛋白。其结果可能是一系列的细胞反应，包括形态形成，这可能出现在数百万年前对特定环境压力的反应。这些原始的机制在进化过程中被保存下来，是骨骼形成和维持的基础。这个过程也保存在现代单细胞生物体中。

　　回顾原始骨骼的根源不是单纯地为了学术研究，更是为了对指导高级骨组织行为的控制因素有新的见解。特别是钙化原生动物，例如大旋口虫（一种肉眼可见的雪茄形纤毛虫），它主要利用磷酸盐而不是更常见的碳酸盐钙化，这是比较少见的。通过压力诱导这种生物制造微米大小的钙化微球，类似于骨骼中的微球。它们被装配在高尔基体（近核体）中，并沿着细胞质中的压力轴排列，使这种体积较大并且脆弱的生物（2～3mm长）在淤泥中挖掘隧道并同时储存必需的磷酸盐时保持抗压性。当纤毛虫在水中采用较温和的方式游动时，矿物颗粒数量减少，并沿轴向重新排列。使用相同的荧光标记高尔基体标记法时，在钙化前缘处的年轻骨细胞中可以明显看到这一循环事件。大型的、"简单的"、容易培养的生物表现出的这一保守的机械敏感过程，经受住了进化时间的考验而留存下来，并为不易获取的骨细胞合胞体的观察提供了方便的范例（图22-6）。基于其原始的颗粒状骨盐制造过程，脊骨的起源被归因于这样一种生物体（图22-7）[16-17]。高尔基体引导的细胞内生成物，为脆弱的淤泥中的纤毛虫和同样脆弱的骨细胞提供了基本的抗压能力[18-19]。此外，在收缩的纤毛虫中，骨矿物颗粒与细胞内肌纤维（早期的收缩原纤维）非常接近。两者的结合可能是古生物进化出完整的肌肉骨骼结构的第一步[20]。

　　似乎所有的细胞，无论是在软组织还是在硬组织中，都具有这种高尔基体引导的抗压能力，并以此来

图22-7 骨骼的进化基本原理。急性骨机械敏感性有古老的历史。图中所示生物力学模型起源于受到应力的原生动物（Pr）。应力介质包括与张力相关的穿通纤维（Sf）和"开启"的骨细胞（Oc）（绿色），用于抗压钙化微球——1μm的颗粒（黑点）的制造和运输，以巩固复杂的矿物微骨架（Ms）。这种早期的进化事件，改变了此类固着原生动物（图示底部中心）的移动方式，通过沿着生物力学力轴的钙化，将低应力下的游动（图示左下）转化为在高应力下隧道前行（图示右下）。

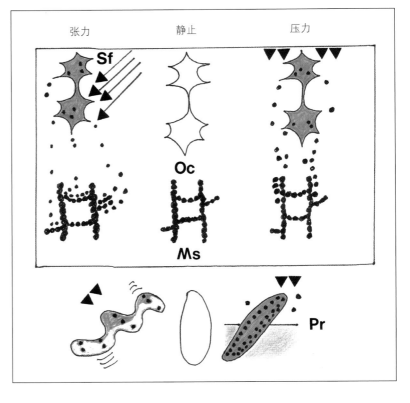

生成矿物质，但程度比在骨细胞系中所发现的要小[9]。如果没有这种动态功能，细胞骨就会缺乏其灵敏的弹性。然而，这种生存特征在非细胞骨（如鱼鳞）中是不必要的，因为在非细胞骨中，机械生物学的优先考虑是持续的被动保护，而不是间歇性的主动支持。有证据表明，高尔基形成的硅颗粒可增强生物矿化过程，硅化作用是钙化的前奏，这可能解释了硅的骨活性[21]。从中等的生物体和骨组织中，我们有可能获取骨矿物颗粒，用于未来创新的机械生物学填料和骨类似物（图22-7）。进一步确定高尔基体钙化的差异及其临床结果，可能是骨科的下一个前沿课题。

之前描述的有机穿通纤维网络和无机微骨骼组装，都是影响细胞外基质的拉伸和压缩特性的生物现象，它们有助于骨骼结构质量和骨骼脆性，而与骨骼数量（即重量）无关。作为机械生物学新的补充，它们未来可用于外科的进一步创新。在这种情况下，显微镜下的结构可以说明，骨组织在其行为上并不是完全一致，相反，为满足总体生物力学的多样性需求，其微观解剖结构具有个体化差异，且随着时间流逝展现出更多的差异性。

微观解剖上的创新

在医学研究委员会及其矿物代谢部门的赞助下，于1969年成立了专门的硬组织实验室，进行从微观解剖到大分子的各种实验研究。位于利兹大学生物科学学院的研究小组，开发了之前所描述过的组织学成像技术，用以研究影响骨质量的因素[22]。与现代骨科息息相关的是广泛的骨膜基质纤维构成了骨内的相互连接通道（图22-4），并被假设为与更年期、衰老、运动和可能的双膦酸盐反应具有临床相关性上调作用[8,23]。尽管如此，这一基础研究的结果距离未来骨科的临床应用尚有遥远的距离。颌面外科疾病可能是一个例外，在传统治疗方案失败的情况下，已经有足够的证据可以证明，采用新的相关干预方法可以产生积极的治疗效果。看起来来自实验室的骨生物学进展在手术室取得了显著的成功，它们直接适用于颌面部疾患的治疗。

骨组织的吸收和替换，是作为正常重建的一部分，而穿通纤维基质始终保持相对稳定，这是因为整

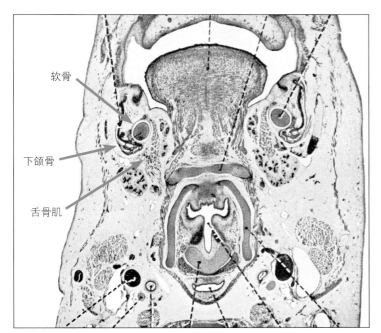

图22-8　500mm的人类胚胎的冠状切面，显示下颌骨在由Meckel软骨和下颌舌骨肌建立的促进骨生长的环境中发育（经允许改编自Hamilton等[25]）。

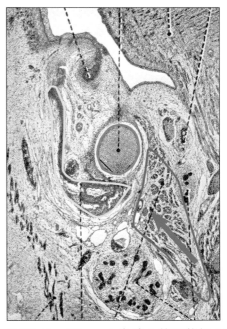

图22-9　50mm人类胎儿的冠状切面显示，下颌骨（黄色轮廓）在Meckel软骨（蓝色轮廓）的稳定下，在下颌舌骨肌（红色轮廓）的机械影响下发育。绿色箭头表示肌纤维方向（经允许改编自Hamilton等[25]）。

个网络的胶原纤维没有钙化，因此得以受到保护。当骨骼周围的结构发生变化时，这种保持完整的解剖和生理系统的能力使其在一生中可以持续拥有调节骨骼的功能。成熟骨骼通过骨膜穿通纤维网络与骨结构的不断相互作用来维持稳定状态。神经肌肉和内分泌过程，通过直接影响骨骼或通过穿通纤维网络间接影响骨重塑。随着年龄或疾病的增长与出现，骨骼结构完整性的退化可能与骨膜穿通纤维网络的变化有关，损伤导致现有结构的衰减和破坏，从而影响对恢复先前稳定状态的响应[15.7.22]。穿通纤维基质网络明显地引导了因损伤而产生的结构性骨组织的组装。因此，它可直接应用于外科手术愈合，包括骨结合。

细胞反应

这种骨形成方法的另一个关键组成部分是小骨形成的物理环境的作用。Harvold[24]认识到，骨骼形成发生在可以提供软组织的机械稳定性的解剖结构内。

他提出的理论认为，前体细胞只有在可以提供机械保护的组织内时，才容易发生形态形成[24]。比如，下颌骨形成在胚胎中靠近Meckel软骨的区域。这里的软组织体由棒状的软骨提供机械稳定性（图22-8）[25]。组织内的细胞刺激需要经历形态形成和校准，以调节形成适当的结构架构。Harvold的观察结果与张拉整体原理是一致的。施加在细胞膜上的外力直接影响细胞内的代谢。Aaron的团队[9]观察到，当单细胞水生生物Sambiguum在洞穴中挖洞并被高黏度淤泥环境包围时，它们会在高尔基体的引导下生成矿物质，这表明这种抗压特性是原生性的，并在进化中保存下来。由原生动物合成的矿物在化学上与结构骨矿物的形成一致。

胚胎骨的形成依赖于骨膜穿通纤维基质前体支架。肌肉纤维似乎是部分穿通纤维的来源，因为发育中的肌肉与发育中的骨骼在排列上保持一致。延伸的纤维为骨形成提供了调节方向，然后作为肌肉附着的嵌入纤维保留下来。Harvold发现了肌肉附着与骨骼发

图22-10 圆柱形截骨缺损的膜性愈合阶段。在骨小梁形成之前，穿通纤维已经生长到缺损处（经Chin许可转载[1]）。

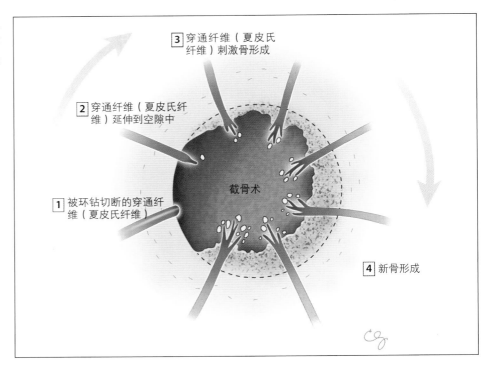

③ 穿通纤维（夏皮氏纤维）刺激骨形成

② 穿通纤维（夏皮氏纤维）延伸到空隙中

① 被环钻切断的穿通纤维（夏皮氏纤维）

截骨术

④ 新骨形成

育的关系[26]（图22-9）。受神经支配的肌肉纤维可能是构成骨膜穿通纤维基质骨前体的穿通纤维来源。原始纤维可能以腱肌附着的形式保存在成人体内。通过这种装配策略，穿通纤维网络成为了神经系统和骨骼结构之间的媒介。Harvold认识到发育性骨骼异常始终与神经肌肉缺陷有关。神经系统、肌肉、肌腱嵌入和穿通纤维嵌入网络之间的功能和解剖学联系表明，可能存在调节信号传递的共同路径。

实验工作证实了这一原理。当在绵羊模型中进行圆柱状截骨手术时，截骨后的截骨端嵌入了穿通纤维，并延伸至缺损的腔内[1,7]（图22-10）。骨形成遵循纤维的延伸，但是以一种特定的模式。骨形成既有穿通纤维的存在，又有截骨壁的机械支撑作用。骨的切面也是基质细胞的来源。这个微环境包含了骨骼形成构造的每一个关键元素。有细胞来源（骨）、稳定环境（截骨壁）和调节信号（穿通纤维）。绵羊圆柱状截骨模型的结果对我们了解种植体的愈合有显著的应用价值。

临床应用

临床表现

65岁女性患者，主诉上颌右磨牙缺失。X线片显示牙槽嵴顶接近上颌窦，仅留下一层薄骨（图22-11）。如果希望通过种植体支持的种植牙进行修复，必须进行骨的再生。为植入骨内种植体，需提前做好术前的植骨准备，标准的治疗方法是首先进行上颌窦的提升并进行植骨，待移植物稳固后再行种植手术。

替代方案

作为一种替代方法，患者需要进行评估，以确定是否可以构建一个成骨结构以生成足够的骨量，并同期植入种植体。作为第一步，先要对现有的骨调节机制进行仔细的分析。这是诊断阶段的一个关键步骤，必须在手术设计之前进行。这种手术设计方法的理论依据是，骨的形态和结构架构受穿通纤维嵌入网络调控的原则。穿通纤维网络填充至现存骨内（图

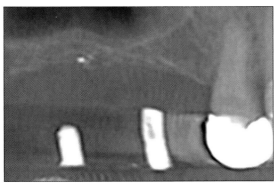

图22-11　X线片示上颌窦底薄，骨缺失，无法放置种植体。

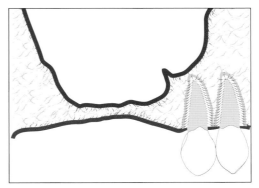

图22-12　穿通纤维填充残余骨。

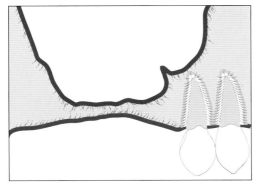

图22-13　从骨膜、上颌窦膜和牙周韧带延伸的穿通纤维在设计骨形成结构时尤为重要。

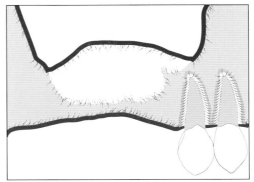

图22-14　如果建议采用上颌窦提升的治疗方法，那么上颌窦膜的提升为骨形成创造了空间。上颌窦膜提升也切断了锚固的穿通纤维。被切断的纤维端伸入骨形成腔。

22-12）。这种方法依赖于现有骨骼的维持和调节系统的存在和完整性，而不是关注骨缺损的体积。随着牙周韧带的插入牙根，纤维系统延伸到骨骼的边缘之外。其他穿通纤维延伸至骨膜、锚定牙龈和上颌窦黏膜（图22-13）。肌腱锚定肌附件是穿通纤维网络的延伸。骨的形成和维持是在穿通纤维网络的方向进行的。

在这种临床情况下，聚焦于固定上颌窦黏膜的纤维是有临床意义的。当上颌窦黏膜升高时，切断的穿通纤维随之移动（图22-14）。这些纤维在新骨的形成中至关重要，因为它们有传递调控信号的潜力，指导骨骼结构的形态结构组成。设计一个有效的骨形成结构除了需要细胞来源之外，也需要在未来的骨形成过程中有足够的物理稳定性。一种骨形成构造的可能结

构如图22-15所示。在初步构思之后，必须对设计方案进行检查，以确定它是否符合骨形成结构的基本要求。

将种植体放置在骨形成结构部位的中心，并用骨板固定圆柱形种植体，可以提供机械稳定性。在本设计中，上颌窦黏膜提升所创造的空间充满了重组人骨形态发生蛋白-2（rhBMP-2），由可吸收胶原蛋白海绵携带（图22-16）。该设计可以为细胞提供骨形成能力。上颌窦黏膜锚固于上颌窦皮质骨的纤维被切断后，从中产生发育期的穿通纤维，并为rhBMP-2所生成的未成熟细胞提供调节指令[26]。

在上颌窦提升过程中保持上颌窦黏膜的完整性，为防止细菌从鼻窦和鼻腔侵入感染提供了解剖学上的屏障。使其在骨骼机化之前将细菌定植的风险降到最低。骨形成结构的组成部分相互补充，降低了对每个

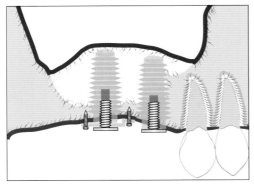 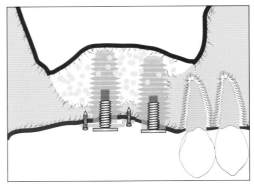

图22-15　骨形成结构的可能设计。由骨板上稳定的牙种植体在骨形成腔内提供机械力衰减。被切断的穿通纤维的断端进入腔内，并从剩余的网络传递调节信号。完整的上颌窦膜能抵抗来自窦腔的细菌入侵。骨形成细胞可从窦底的骨或骨移植物中获得。

图22-16　在本手术设计中，将可吸收胶原海绵携带的rhBMP-2放置在上颌窦提升腔内，以增加具有成骨潜力的细胞数量。在进行手术前，必须对该计划进行分析，以验证其满足骨形成结构的所有标准：（1）细胞；（2）信号传导；（3）环境；（4）无病理。

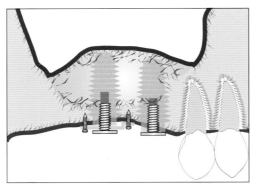 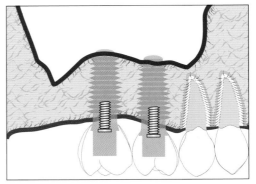

图22-17　被切断的上颌窦膜内的穿通纤维向窦提升腔延伸时，遇到具有骨形成能力的细胞。在机械保护区域的存在下，在这些环境条件的共同作用下导致骨的形成和机化。

图22-18　结果是生成具有正常的骨小梁、窦底皮质骨的骨结构，以及一个功能完善的穿通纤维网络，能够通过正常的骨转换和骨重塑循环来调节骨的体积。

组成部分的要求。厂商推荐的1.5mg/mL的rhBMP-2剂量可以减少到0.25mg/mL并保持有效。这种采用恰当设计方案并被正确制作的骨形成结构将以可预测和可复制的方式加以利用。来自上颌窦黏膜和被剥离的上颌窦底的穿通纤维，延伸至上颌窦提升后的骨形成腔。从纤维网络中细胞会受到调控引导，定植在骨构建腔的机械保护区域，当骨形成结构的所有条件都具备时，这些细胞将有望发育为新骨。随着穿通纤维延伸至整个潜在的骨形成空间，骨骼随之形成。稳定的种植体将为所构建的区域提供机械稳定性。由于上颌窦黏膜

下的空间充满了组织，与稳定的种植体相邻的区域会成为理想的骨形成部位（图22-17）。它符合骨形成的所有标准：（1）细胞；（2）信号传导；（3）环境；（4）无病理。

为了长期稳定，外科设计必须考虑到维持重建与持续调节骨生理和结构的要求。在这个计划中，应该通过延伸现有的来自邻近骨组织的穿通网络系统来维持重建骨的体积。从邻近健康的牙周系统或肌肉附着处获取的穿通纤维网络调节将提高重建的可预测性（图22-18）。

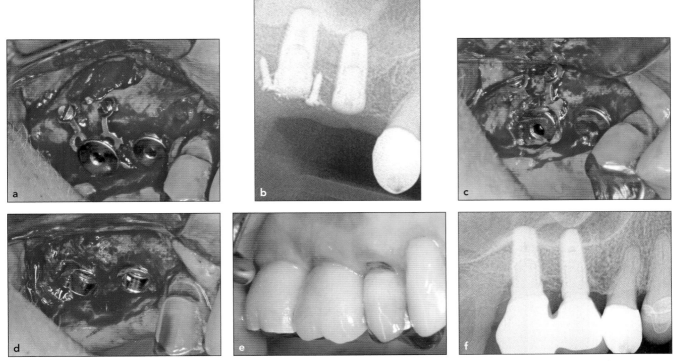

图22-19　（a）在验证了手术计划的完整性和有效性后，患者通过侧壁开窗进行了上颌窦提升手术。为该患者选择了Camlog种植体。（b）由于窦底没有足够的骨来稳定种植体，所以需要在种植体上安装钛板，并用2枚微型螺钉固定在邻近的骨上。（c）在种植体植入和骨形成结构构建4个月后，手术取出钛板。（d）种植体光滑颈圈附近的骨被再吸收。种植体粗糙和酸蚀表面临床愈合。（e）行种植体上部修复。（f）术后5年影像学表现为功能性骨结构和种植体骨结合。窦底有明显的皮质骨轮廓，提示生理性重建。

从手术设计到手术程序的转变

只有在设计方案被分析并证明符合骨形成结构的所有要求后，才可以进行手术。本例通过侧壁开窗完成了上颌窦提升手术（图22-19a）。通过牙槽嵴植入种植体。放置种植体时，种植体末端到达上颌窦提升空腔，缺乏初始稳定性。因此，使用钛板固定在种植体覆盖螺丝下，然后用2枚微型螺钉将钛板固定在牙槽骨上（图22-19b）。在上颌窦提升腔内，在种植体周围填充了浸有0.25mg/mL rhBMP-2溶液的胶原海绵。总共使用1mL，总剂量为0.25mg rhBMP-2[26]。伤口主要用4-0Vicryl缝合线（Johnson and Johnson）间断缝合。

术后4个月，Ⅱ期手术进行基台连接（图22-19c）。取出钛板，验证种植体的稳定性（图22-19d）。经过3周的牙龈愈合，进行种植体上部修复

（图22-19e）。5年后，通过放射学验证了该骨形成结构的良好疗效（图22-19f）。X线片显示窦底有明显的皮质骨。在皮质骨下面的骨骼表现出正常的骨小梁结构。所有最初形成于种植柱顶端并位于稳定环境之外的骨都被吸收。本案例演示了如何有效并高效地使用材料和手术流程，以达到稳定和功能性的结果。

结论

临床医生基于他们对生物学如何运作的理解来创造手术程序，这导致了临床实践中一个基本的悖论。目前，关于骨和支持组织如何愈合的观点，是基于基础科学和临床经验的总和。最终的手术计划，是基于对生物系统如何工作的不完全理解。虽然细胞的物理结构是清楚的，但控制单个细胞性能的力量仍然不明

确。数以百万计的单个细胞如何协调它们的功能，以实现成功的愈合和止血的维持，在很大程度上是未知的。如果控制身体形成、维持和修复的所有过程都清楚的话，那么外科手术的设计就会少很多挑战。生物理论的创立是为了提供指导方针，指导临床医生和学生面对挑战时如何做决策。这些理论有助于填补认识上的空白，从而形成有用的治疗策略。这个知识库虽然丰富，但并不完善，而且在不断发展。作为临床医生和科学家，我们必须始终质疑那些被接受的假设，以完善治疗决定所依据的工作理论。

加深我们对骨骼如何工作的理解，是改善和创造新的骨骼重建治疗程序过程中最重要的一步。典型的临床实践采用手术治疗的标准化技术规程。这种方法是有价值的，因为它规避了由于术者的技术能力和表现的不同而产生的意外结果。然而，绝不应该认为取得一个相对好的结果，就等于完全理解了其中潜在的生物过程。科学方法总是在现有的知识假设中寻找缺陷。认识到预期结果和现实结果之间的微小不一致是使我们理解自然进化的第一步。对于求知欲强的研究者来说，一个意想不到的结果是，一个革新现有的理论，进一步深入了解基础生物学的机会。与我们的假设相矛盾的地方，应该按照科学过程的基本原则加以考虑和解释。本章的主要目的是提供一个新的视角，通过它，基础科学家和临床医生对于传统理论无法解释的结果会有新的认识。在某些情况下，尽管患者严格遵守正确的治疗方案，但仍会出现不良的临床结果。而在其他情况下，尽管明显违反了多个治疗要求，但仍然实现了成功的结果。这些临床异常不仅仅是稀奇古怪的——这些病例为生物模型中无法解释的复杂性提供了有价值的线索。所有临床医生和基础科学家都有责任在最具挑战性的特殊情况下，更好地理解这些过程。这些病例似乎违反了目前公认的规范和规则。如果从潜在的骨骼生物学角度进行评估，更准确地去解释我们所看到的情况，可能有助于理解我们目前无法解释的结果。就像生物进化的过程一样，知识的进化也是一个不断迭代的过程。在我们的知识和治疗结果方面，都有可能经过深思熟虑、循序渐进地改进，从而突破由于一味地遵循传统的规范而造成的桎梏。

结合新近揭示的骨骼生物学机制来设计新的治疗方案，可以优化患者的治疗流程。重建面部骨骼的缺损可以通过使用骨形成结构来完成。应用这种治疗方法需要认识调节骨形成和维护的机制。这种方法不是用一些外来物质填充并替代缺失的骨量，而是利用在缺损附近组织中已经开始运作的现有生物过程。维持剩余的解剖结构的机制，同样适用于骨缺损处移植物的维持。新构建的骨骼单元将现有的调节机制纳入移植物中，并融入患者的整体生理功能中。没有任何单一的材料或简单的程序，可以替代精心构建的骨形成结构，其中包含了成功再生的所有必要元素。在外科设计中包括长期稳定性的需求，以便持续调节骨生理学变化。

为了成功，骨形成结构应包括：（1）具有骨形成潜能的细胞来源；（2）机械稳定的环境；（3）调节信号来源；（4）控制感染的侵入。满足这些要求的方式取决于需再生的缺损的具体条件、可用的材料和外科医生的能力。例如，在外科设计中，如果刻意考虑并整合了嵌入式穿通纤维网络的调控潜力，就会产生以往完全无法达成的更佳的临床效果。开始认识到进化是如何导致这个优雅而复杂的系统，是创新和改进治疗的第一步。所有临床医生都有责任质疑那些被认为是事实的事情，并不断寻求更好的解决办法。

致谢

感谢Lauren K. Chin, RDHAP，她协助撰写了本章并提供了临床病例的图示。

第23章

骨形态发生蛋白-2（BMP-2）促进种植体骨结合

USING BMP-2 TO INCREASE BONE-TO-IMPLANT CONTACT

Byung-Ho Choi, DDS, PhD

对于骨量萎缩的上颌后牙区种植手术来说，上颌窦周围的骨增量是一步重要的程序[1]。针对上颌后牙区重度骨吸收这一情况，学者们已经介绍了多种不同的上颌窦底提升技术[2-4]。

尽管上颌窦底提升已被证明行之有效，但在骨吸收严重的上颌后牙区，种植体周围的骨结合仍需要相对更长的愈合时间[5-7]。而在上颌窦底提升术后需要6~8个月的愈合期才能形成足够的新骨[8]。学者们已研究使用各种不同的生长因子来克服这种限制[9-10]。其中，骨形态发生蛋白-2（BMP-2）被认为是加速骨再生的一个很有前途的因子[11]。

目前的研究，主要集中于BMP-2在动物上颌窦模型中对新生骨体积的影响，但在骨移植材料中加入BMP-2对骨-种植体结合（BIC）程度的影响仍需要更多的研究[12-15]。Joo等[12]报道，在兔上颌窦底提升中分别使用BMP-2和人工骨替代物时，骨-种植体结合无显著差异。为了提供更全面的数据，研究者设计了一项动物实验来确定，在上颌窦底提升术中使用BMP-2对骨-种植体结合的影响。此外，在骨移植材料中加入BMP-2，对愈合早期阶段骨的形成和种植体稳定性的影响也很少被研究，尤其是在上颌骨严重萎缩的患者中[9-10]。因此，笔者在该人群中进行了一项临床研究，以评估BMP-2在早期愈合阶段对骨形成和种植体稳定性的影响。

动物实验

动物

本实验选用9只成年雌性杂交犬（体重15~20kg）。

负载BMP-2的胶原基质的制备

大肠埃希菌源性BMP-2（Novosis）由CGBio研究所提供。将BMP-2用生理盐水稀释至0.25mg/mL的浓度，并用250mg Bio-Oss胶原蛋白（Geistlich Pharma）分别负载600μL的BMP-2或生理盐水中（对照）。使用自动移液管将BMP-2转移至灭菌培养皿中，使其吸附在Bio-Oss胶原蛋白表面10分钟。随后，将实验组和对照组的胶原样本放入上颌窦。

手术

所有手术均在全身麻醉下进行（氯胺酮，5mg/kg；甲苯噻嗪，2mg/kg）。术前将每只犬的双侧上颌前磨牙和磨牙拔除。3个月后，在缺牙区采用颊侧切口。将黏骨膜瓣从颊侧皮质骨板上翻起，范围从第一前磨牙至第二磨牙。随后使用球钻将10mm×15mm尺度的一侧骨壁移除。

上颌窦黏膜提升后，在一侧上颌窦放置生理盐水浸润的Bio-Oss胶原蛋白作为对照，另一侧放置负

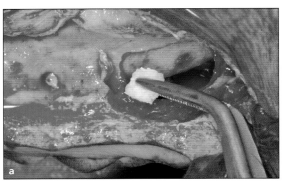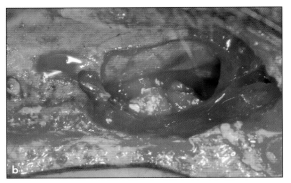

图23-1　（a）图中显示被提升的上颌窦黏膜和窦底骨之间填入Bio-Oss胶原。（b）植入上颌窦中的Bio-Oss胶原。

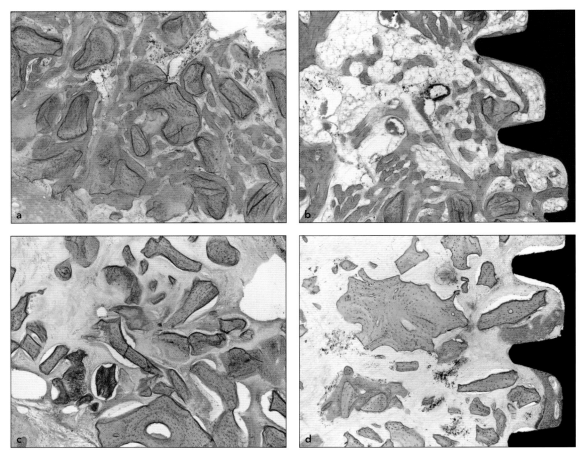

图23-2　样本观察（a和b）在BMP-2组，移植物颗粒主要被一层新生骨包绕，在种植体侧壁上有大量新生骨与其直接接触。（c和d）在对照组，移植物颗粒主要被结缔组织包绕，只有少量新生骨与种植体直接接触（苏木精-伊红染色；原始放大倍数×5）。

载有BMP-2的Bio-Oss胶原蛋白，称之为BMP侧（图23-1a）。在每只动物上随机选择一侧上颌窦放置BMP组或对照组胶原。植骨后，在上颌窦内放置1颗10mm×4mm的UF（Ⅱ）种植体（DIO Implant），使其穿通上颌窦底骨（图23-1b）。在植骨及种植体植入

后，将黏骨膜瓣复位并缝合。

样本制备

经过3个月的愈合期后，处死实验狗，并切取含有种植体的骨块。骨块在乙醇中脱水，在甲基丙烯酸

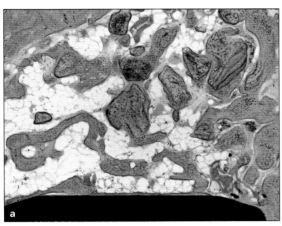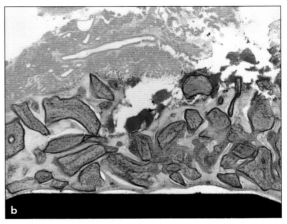

图23-3 样本观察在BMP-2组，在种植体顶端观察到小梁形态的新生骨，其与种植体表面直接接触。在对照组，种植体表面未见骨沉积（苏木精-伊红染色；原始放大倍数×5）。

表23-1 在动物实验中BMP-2组和对照组的平均骨结合率和新骨形成率			
	BMP-2组	对照组	P值
骨结合率	63.5% ± 15.4%	38.7% ± 8.8%	<0.05
新骨形成率	61.8% ± 8.9%	39.3% ± 8.4%	<0.05

酯中包埋，然后在颊舌面上平行于种植体轴线进行切割。用切割研磨法制备20μm厚的组织切片，苏木精-伊红染色。在光学显微镜下观察组织切片并捕捉数字图像（BX50，Olympus）。

组织形态计量学分析

利用图像分析系统（Image-Pro Plus，Media Controbernetics）进行形态测量评估，以量化种植体周围的新生骨。在每张切片上随机选取4个位点来计算移植区的新骨形成面积。每张图像捕捉的面积均为3mm×3mm。新骨形成率是以新骨形成面积除以总面积来定义并计算，得出。这个计算值需要勾勒出新生骨的轮廓。以与种植体周直接接触的新生骨界面长度来定义的BIC比率（以百分比来测量）也一同被计算。

统计分析

采用Mann-Whitney U检验计算两组间的统计学差异。$P < 0.05$被认为差异有统计学意义。

结果

在手术时，这些动物没有被发现上颌窦异常。所有病例术后愈合顺利。在上颌窦底提升3个月后，对骨样本进行检测显示，在BMP-2侧，移植物颗粒主要被一层新生骨包绕（图23-2a）。新骨形成率为61.8%±8.9%。此外，新生骨与种植体直接接触，提高了BIC比率（图23-2b），平均BIC比率为63.5%±15.4%。在对照组，移植物颗粒主要被结缔组织包绕（图23-2c），只有少量的新生骨与种植体直接接触（图23-2d）。新骨形成率为39.3%±8.4%，平均BIC比率为38.7%±8.8%。

在对照组的种植体顶端几乎看不到有新骨形成。在BMP-2组，在种植体顶端观察到小梁形态的新生骨与种植体直接接触（图23-3）。定量形态计量学分析显示BMP-2组的BIC比率和新骨形成明显多于对照组（表23-1）。

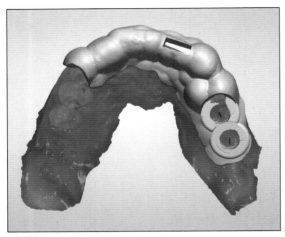

图23-4　外科导板的设计。

人体研究

患者选择

　　38名成年患者，参与了此项研究（20名男性和18名女性，平均年龄48.3岁，年龄范围37～66岁）。患者的选择基于其计算机断层扫描（CT）研究的可行性，（受试患者）使用了以下纳入标准：

- 需要在上颌后牙区种植的患者。
- 在预定种植位点的剩余骨高度为1～3mm。

　　如果患者患有急性或慢性鼻窦疾病、已怀孕、胰岛素依赖型糖尿病、正在服用的药物或接受的治疗能影响骨代谢，或患有影响骨代谢的疾病，则患者将被排除在外。

负载BMP-2的胶原基质的制备

　　按之前的方式制备负载BMP-2的胶原基质。

虚拟设计

　　上颌窦底提升术是利用上颌窦液压提升器（DIO Flapless Crestal Sinus Kit, DIO Implant），经牙槽嵴顶入路，在计算机引导下的不翻瓣种植手术。术前利用Point 3D Combi 500C牙科CT扫描仪（PointNix）获取上下颌骨的CBCT数据。完成扫描后，使用口扫设备（TRIOS, 3Shape）来获得上下颌的数字化印模。

　　将口扫生成的数字立体光固化（STL）文件导入虚拟种植规划软件（Implant Studio, 3Shape）。将CBCT扫描获得的医学数字成像和通信（DICOM）数据导入虚拟种植规划软件，并与STL文件拟合。口扫数据和DICOM数据通过半自动三维（3D）对象调整进行图像拟合。图像拟合后，使用虚拟种植规划软件在拟合后的虚拟模型上进行一个以修复为导向的种植手术规划。种植规划完成之后，其形成的数据用来设计外科导板（图23-4）。虚拟外科导板设计完成后，利用3D打印机（ProJet 3510 MP, 3D Systems）来制作实际的外科导板。

外科程序

　　术前1小时给患者服用抗生素（阿莫西林），并且术后持续3天（服用抗生素）。在局部麻醉下进行计算机引导的不翻瓣种植手术。首先，外科导板在患者口内就位。按顺序第一钻是组织环切钻（图23-5a）。随后备洞至距上颌窦底1mm处（图23-5b）。备洞深度由一个套在钻头上的止停环来控制，其对应的是种植体长度、套环与种植体的间距以及套环高度的总和（图23-6）。

　　备洞至距上颌窦底1mm处之后，采用穹顶状的穿牙槽嵴顶钻来冲破窦底下方的剩余骨（图23-5c）。此钻的转速小于10转/分钟。在备洞过程中，由止停环和外科导板来控制备洞深度。

　　冲破窦底骨后，采用水压法提升上颌窦底黏膜。经种植窝向上颌窦底注入生理盐水以产生水压。首先，将液压薄膜提升器的喷嘴置于种植窝开口处并固定。随后，缓慢注射0.6mL生理盐水，将窦底黏膜从窦底骨上分离，并将黏膜推向上（图23-5d）。黏膜提升后随即检查其完整性。所有注入的生理盐水都被回抽，且注射器显示负压，表明黏膜没有穿孔。

　　上颌窦底黏膜抬高后，植骨术随即进行。将载有BMP-2的Bio-Oss胶原切成块，利用骨充填器经种植窝将其填入上颌窦腔（图23-5e）。通过上颌窦底黏膜的提升高度来决定植骨材料的量。当黏膜提升5mm时，需要植入250mg的Bio-Oss胶原，而提升高度为10mm时，则需要植入500mg的Bio-Oss胶原。在植入种植体之前，借助手术导板在超出上颌窦底1mm的位置进行

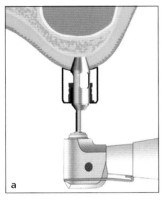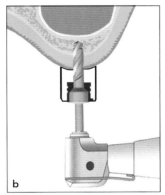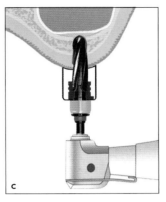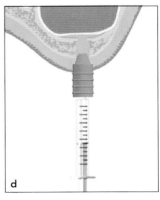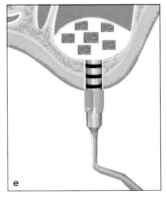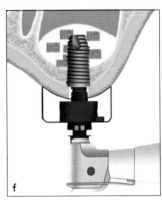

图23-5　采用液压提升装置行穿牙槽嵴顶的上颌窦底提升术、同期行计算机引导下不翻瓣种植手术。（a）软组织环切。（b）备孔至距上颌窦底1mm处。（c）使用穹顶状钻头经穿牙槽嵴顶路入清除窦底以下的剩余骨块。（d）注射生理盐水，将窦底黏膜与窦底骨分离。（e）使用骨充填器将骨移植材料植入上颌窦。（f）同时植入种植体和植骨材料。

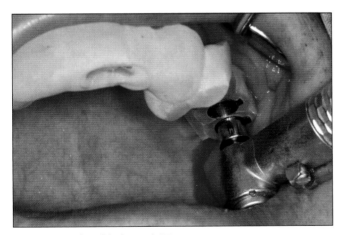

图23-6　手术导板引导下备洞。

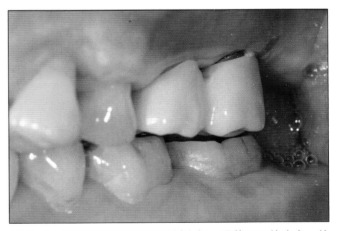

图23-7　树脂预成临时冠的即刻修复。调整牙冠的咬合，使其与对颌牙无咬合接触。

最后一钻的预备，以扩大窦底。预备的种植窝比计划植入的种植体直径小1.8mm，以增加种植体的稳定性。随后通过外科导板的引导将种植体植入（图23-5f和图23-6）。当一侧上颌窦区有超过2颗种植体植入时，则使用个性化基台以及术前预制的临时修复体将其固定到一起（图23-7）。修复过程遵循即刻修复无咬合负载的理念，通过调改临时冠来避免与对颌牙相接触。

窦内骨高度评估

分别在术前和植入BMP-2胶原基质及种植体3个月后通过CT扫描来评估窦内骨高度。通过计算在种植体颊侧及腭侧的新生骨平均高度来测量窦内骨的增长高度。

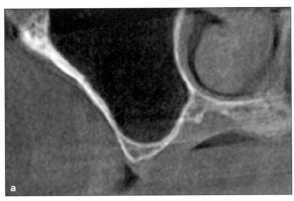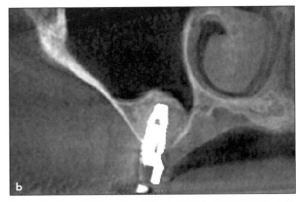

图23-8　上颌窦底提升术前（a）和术后3个月（b）的典型冠状位CT图像。在a部分注明剩余牙槽嵴的最小骨量（≤3mm）。

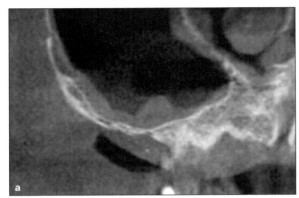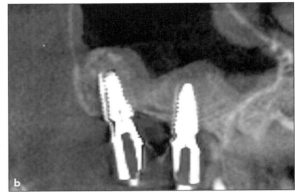

图23-9　术前（a）和术后3个月（b）的典型矢状位CT图像。

骨质分析

在植入BMP-2胶原基质和种植体3个月后，通过CT扫描评估新生骨的密度。图像上标记有4个矩形区域（1mm×1mm），不包括皮质骨。所有区域距离种植体至少2mm。随后从这些区域中获得骨密度读数，并以Hounsfield单位（HU）记录。骨密度为所有移植位点的4个矩形区域的平均值。

种植体稳定性测量

术后3个月使用Periotest装置（Medizintechnik Gulden）检测种植体的稳定性。Periotest值（PTV）范围为-8～50。

结果

在手术中，所有种植体的初期稳定性都≥15N·cm，并且所有病例都没有发生窦底黏膜穿孔。所有患者均接受单侧上颌窦底提升手术。虽然大多数患者在提升后的上颌窦内植入了2颗种植体，但有5位患者植入了3颗种植体，2位患者植入了1颗种植体。所有种植体直径为5mm，长度为10mm。在试验期间，没有患者表现出炎症或其他不良组织反应的迹象。图23-8和图23-9呈现了接受BMP-2负载的胶原基质治疗的患者的CT扫描结果。扫描结果显示，在所有患者中，提升的上颌窦具有穹顶状外观。平均骨高度为（8.4±1.6）mm（范围为6.5～12.4mm）。植骨位点的HU范围为643～1201HU，平均为（887±177）HU，表明骨密度较高。PTV值范围为-6～1（平均为-3.0±2.1），表明种植体稳定性良好。

讨论

动物实验和人体研究表明，上颌窦底提升同期植入载有BMP-2的胶原基质，可以形成良好的窦底骨，促进骨-种植体结合（BIC），提高骨密度，并在愈合早期获得良好的种植体稳定性。这些结果表明，载有BMP-2的胶原基质可以保证伴有上颌窦底提升的种植手术的成功，即使在骨高度很有限的情况下。

这些观察结果与之前的动物实验和临床研究的结果不一致[10,12]。Joo等[12]将载有BMP-2的人工骨替代物植入兔上颌窦，并同期植入种植体，然而BMP组与对照组的BIC并无明显差异。Boyne等[10]将载有BMP-2的可吸收胶原蛋白海绵（ACS）植入上颌窦，而未同期植入种植体，发现BMP-2/ACS在骨形成和骨密度方面的作用不及单纯植骨。

造成这些结果不一致的最有可能的解释是载体材料（的不同）。BMP需要一个可以作为细胞生长及附着的支架的载体材料[16]。本实验采用Bio-Oss胶原作为BMP-2的载体，它由90%的小牛松质骨和10%的猪胶原组成，通常用作海绵型移植材料。尽管胶原海绵是BMP-2最佳的载体，但由于其易被迅速吸收，可能不适合用来维持被抬升的上颌窦黏膜下的空间[17]。然而，Bio-Oss胶原海绵比较合适，因为Bio-Oss骨颗粒一旦进入窦腔内，可以维持其形态而不会快速吸收[18]。此外，其结构和形态学上的特性有利于血管的增殖和骨细胞的迁移，而止血、促血管生成和灵活的特性造就了其更好的材料适应性。此外，在这项研究中，笔者们同时进行了上颌窦底提升和种植体植入。当种植体和移植材料同时植入时，可以帮助维持抬升的上颌窦黏膜。这也可能解释了为什么上颌窦内可以获得足够的新生骨；其平均骨高度为（8.4±1.6）mm。

对BMP-2的思考

在动物实验中有一个有趣的发现，在愈合的早期阶段，BMP-2侧（种植体）螺纹间的新骨形成提高了BIC。螺纹之间的位点距离那些成骨来源最远，比如基骨和上颌窦黏膜，导致了新生骨的相对缺乏。在本实验中，负载BMP-2的胶原基质似乎通过为血运迅速重建提供合适的环境，来促进远离骨源区域的血管生成。这个观察结果表明，BMP-2可以更早且更多地促进上颌窦的骨再生、提高愈合早期阶段的BIC、缩短愈合时间。

种植体植入可以在同期手术中与上颌窦底提升同时进行，或者在萎缩的上颌后牙区与上颌窦底提升分期进行[23]。如果可以获得种植体初期稳定性，则同期技术或许更好，因为这样可以缩短整个治疗周期，并且使第二阶段的种植体植入变得没有必要[24]。4~5mm的牙槽骨高度是提供种植体初期稳定性所需的最小骨量[24]。因此，当牙槽骨高度少于4mm，则推荐二期手术。本实验表明，当牙槽骨高度为1~3mm时，上颌窦底提升同期植入种植体是可能的。然而，这里有两个主要的问题：种植体的初期稳定性和稳定性的维持。

外科技术的进步使得获取良好的种植体初期稳定性变得更容易。本实验中，在剩余骨高度为1~3mm的情况下，使用外科导板和级差备洞的程序（比计划的种植体直径小1.8mm），均获得了种植体初期稳定性。使用外科导板可以通过防止钻头晃动优化备洞过程。

此外，其通过引导种植体植入从而优化了种植体的位置。在所有案例中，种植体按计划植入，这样有利于使用临时冠即刻修复。稳定性的维持可以通过将种植体连接到一起，以及术前制作的临时修复体来实现。在种植体上戴入预制的修复体的事实，证明了之前所描述的方法的临床有效性。为了减轻种植体潜在的超负荷，修复体会被调改成无咬合接触。

浓度差异颇大的BMP-2已被用于临床试验前期的上颌窦底提升模型中[25-26]。在临床实践中，高剂量的BMP-2可能会对人体造成许多不良反应[27]。因此，使用低剂量的BMP-2可能会较少这些副作用。在本动物实验及人体试验中使用低浓度的BMP-2（0.25mg/mL）成功地加速了骨再生，而没有引起组织的不良反应。

结论

在上颌窦底提升术中加入含有BMP-2的Bio-Oss胶原，可以加快骨结合、骨形成、提高骨密度以及促进愈合早期阶段的种植体稳定性，从而缩短愈合时间。当经牙槽嵴顶的上颌窦底提升同期植入种植体时，使用BMP-2和胶原基质，对于存在严重的上颌骨萎缩的患者而言，似乎在愈合的早期阶段对促进骨形成非常有效，并且可以提高种植体的稳定性。

第24章

组织工程骨与细胞条件培养基
TISSUE-ENGINEERED BONE AND CELL-CONDITIONED MEDIA

Hideharu Hibi, DDS, PhD | Wataru Katagiri, DDS, PhD | Shuhei Tsuchiya, DDS, PhD | Masahiro Omori, DDS, PhD | Minoru Ueda, DDS, PhD

开展口腔及颌面部种植手术的执业医生在上颌窦移植时会使用到许多种类的材料，包括同种异体骨、异种骨衍生材料和合成材料等。虽然在疗效与安全方面自体骨被认为是最佳的选择，但由于会造成患者供区的额外问题而局限其使用。为了试图克服这些局限性，研究者们对骨再生进行了广泛的研究以寻找更好的解决方法。笔者进行了运用组织工程骨（TEB）的骨再生转化研究，即从骨髓与外周血制备的自体间充质干细胞（MSCs）与富血小板血浆复合体[1]。该研究的临床应用总结展示于本书先前版本中"展望未来"的章节中。本章包括了通过对骨再生医学相关的工作，在概念上发生的改变和新技术的发展。

使用TEB的骨再生医学方法

TEB是由MSCs分化而成的成骨细胞、血小板包含的生长因子与血浆中的纤维蛋白网络构成。这些组成部分提供了组织再生中所需的不同元素：功能细胞、合适的生长信号以及提供支撑的支架。图24-1中展示了有关TEB准备与使用的标准方法论简介。在方案流程开始前，应基于预先确定的标准考虑患者是否具备资格，如患者是否患有贫血或感染。一旦患者经过筛查并准入方案，在3个月内每月大约需要收集200mL或400mL的外周血。从血液样本中分离获得的血清被冷藏保存，为之后的细胞培养做准备。

除了外周血之外，还需在局部麻醉下使用骨穿刺针从髂嵴收集少许的骨髓穿刺液。从骨髓穿刺液中分离出贴壁细胞，并在基础培养基与自体血清中大约培养1月。一旦细胞计数达到预期，骨髓细胞分化形成成骨细胞需大概1周。

在收集和处理血清与骨髓细胞之后，外周血被收集用以准备PRP。使PRP与培养的细胞结合形成一种介于细胞与PRP之间的复合体。使用凝血酶和氯化钙将复合体凝胶化形成TEB。TEB在使用时需要新鲜配制，并通过注射器充填至骨缺损区域。

当TEB被运用于通过上颌窦底提升所获得的空间时，在2年后新形成的骨量仍足以支持种植体[2]。这是基于12位患者的16项上颌窦腔研究发现所得，在该研究中平均提升高度为（8.8±1.6）mm[2]。该方法同样对垂直向牙槽嵴吸收或超过10mm的牙槽突裂有效[3-4]。通过这种技术甚至可能引导未萌牙或阻生牙至一个合适的位置。总的来说，这些结果显示在骨增量方面，TEB是一种有发展前景的移植材料。

骨再生医学环境的改变

尽管TEB的疗效是已知的，但除非它可以做得更有成本效益，不然普遍使用仍是不可能的。人类同种异体的MSCs最早在美国于2010年投入市场销售，用于口腔及颌面部领域的骨增量。在日本，牛来源的骨替代材料直到2011年才被批准且仅供牙周用途使用，这

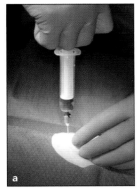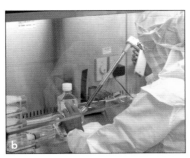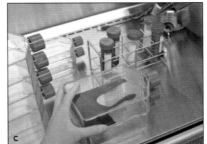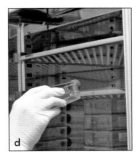
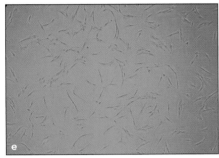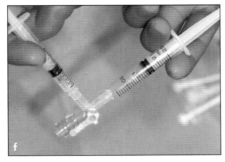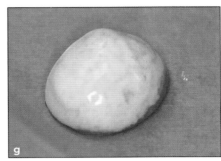

图24-1　使用TEB的骨再生细胞疗法。（a）局部麻醉下抽取髂骨骨髓。（b）技术员培养细胞。（c）自体骨髓液和血清的处理。（d）样本的孵化。（e）培养中的MSCs。（f）混合由MSCs分化形成的成骨细胞与PRP。（g）凝胶化的TEB待用。

几乎晚于美国和欧洲准入使用20年。虽然这些产品售价几百美元，但TEB仅材料就需花费超过30000元。而且，细胞处理设备的建设需要1200万元，同时每年的维护和操作费超过36万元。大规模细胞处理设备的可替代品是新一代的细胞制备设备，如分离器和自动化培养机器。可是尽管减少基于细胞相关设备的安装和操作费，这仍需几百万元。

进一步的研究揭示了TEB作为一种再生材料的功效，并且笔者发现，使用TEB进行骨再生的结果很大程度上取决于骨缺损的形态学。当包绕缺损的骨壁数目减少时，再生骨的数量也成比例的减少。骨缺损区使用的细胞量与再生骨的数目，两者之间并未观察到特定的关系。而且，离体培养的自体细胞在回输到供体后，细胞留存率有大幅度的下降。这些细胞往往是间接而非直接再生组织。更明确地说，它们通过旁分泌效应招募内源性干细胞和前体细胞，这些被招募的细胞在组织再生中起着更大的比例[5-6]。

骨再生医学实现成功的策略改变

随着组织再生原理的日益清晰，研究者们开始思考，在不使用细胞培养情况下进行骨再生的替代策略。一个德国研究组进行了相似的研究，他们展示了由骨膜衍生而来的成骨细胞在骨再生中的局限性[7-8]。作为回应，他们运用了一种新办法，即富集单核细胞的自体骨髓浓缩液结合牛骨矿化物生物材料[9]。移植过程可以在手术室完成，不需要细胞培养或专业的细胞处理设备。

由于先前提到的问题，伴随着再生医学方面更严格的法律条例，未来的骨再生医学研究需要采用不同的策略[10]。最近的研究表明，被植入的细胞通过多能性和旁分泌效应一起作用于组织再生[11]。因此，出现了一种不同的骨再生方法。该方法仍使用培养的细胞，但不再回输细胞至供体[5-6,11]。反而，关注点被转移到了使用细胞条件培养基（CCM），而非条件细胞

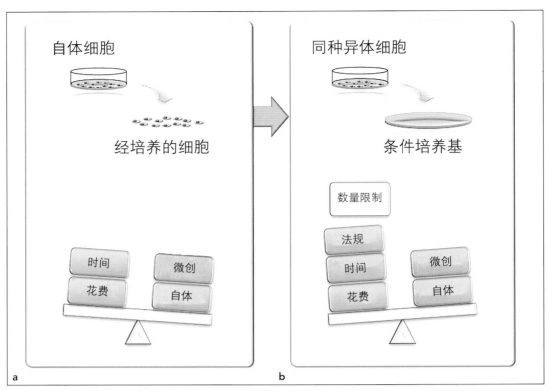

图24-2　再生医学实现成功的策略改变。（a）细胞疗法面临着在传统观念上，与将培养的自体细胞回输体内相关的一系列问题。（b）非细胞疗法通过使用自体和同种异体的CCM，其富含细胞所释放的各种生长因子和基质。这些因子招募内源性干细胞和前体细胞来再生组织。CCM中活性组分及作为药物配方的确定，将会解决许多细胞培养疗法相关的问题。

本身（图24-2）。因为细胞释放了许多生长因子和基质，作者反而创造出一种细胞的产物（即CCM）。该假设是CCM的运用会募集内源性干细胞和前体细胞至骨缺损区域，并导致骨的再生。这个方法避免了重新回输培养的细胞。而且，识别出CCM中的活性成分可能会对在合成和配制无需细胞培养的药物方面发挥作用。这不仅考虑到了那些受到更多约束的治疗，同时也解决了使用细胞培养的相关问题。

CCM用于骨再生

骨髓来源CCM和牙髓干细胞条件培养基经综合分析已明确大约2000种蛋白，包括生长因子、细胞外基质（ECM）和骨形态相关蛋白，如胶原蛋白-1、骨涎蛋白-2、骨桥蛋白、骨钙素、纤连蛋白、血管内皮生长因子A（VEGF-A）和核心蛋白聚糖等等[11-19]。有趣的是，市场上可购买到的如骨形态发生蛋白（BMP）、

血小板源生长因子BB和成纤维细胞生长因子2却并没有被检测到，即使它们已被报道对骨形成有效。CCM与琼脂糖凝胶或胶原海绵作为支架被用于骨缺损区域，以刺激干细胞和前体细胞迁移达到组织床的血管化及骨再生效果[6,13-21]。这些发现为CCM用于骨再生提供了机制性的认识。笔者对CCM的研究同样包括了它与钛（Ti）种植体、膜引导性再生和移植材料相关的骨再生临床运用调查[12-13,17-18]。这些基础实验研究已转化成初步临床研究，我们期待自体CCM与磷酸钙颗粒在再生骨中的联合运用，并期望随后可以发展至同种异体CCM的运用。

CCM的准备

CCM的标准准备方法如框24-1中所描述。使用标准方法将具有间叶细胞特征的干细胞（骨髓来源、牙髓来源或其他合适来源），在37℃，5%CO_2的条件下用基础培养基培养与处理。当传代的最后一轮细

框24-1　CCM的准备

1. 基础培养基培养干细胞
2. 通过细胞传代培养至70%~80%的细胞克隆率
3. 培养基更换为无血清的达尔伯克（氏）改良伊格尔（氏）培养基（Sigma-Aldrich）
4. 细胞培养48小时
5. 收集CCM
6. 离心CCM
7. 过滤CCM
8. 处理CCM

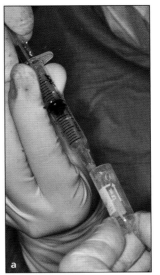
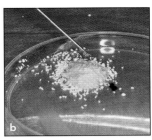
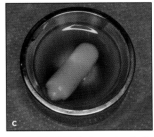

图24-3　植入MSC-CM伴不同支架材料的准备。（a）临使用前用生理盐水溶解冷冻的MSC-CM。（b）MSC-CM浸润多孔β-TCP颗粒。（c）胶原蛋白海绵（经Katagiri et al允许转载[22]）。

胞克隆率达到70%~80%后，培养基更换为无血清的达尔伯克（氏）改良伊格尔（氏）培养基（Sigma-Aldrich），并继续培养48小时。之后收集细胞培养液并离心分离，以重新获得上清液。第二次离心分离后，用0.22μm滤膜过滤上清液以清除剩余细胞或细胞碎片。此时处理完成的上清液即为最终的CCM。可将CCM放于4℃储存，或经逐步离心后用乙醇冷冻于-80℃直至使用。

CCM用于移植材料的临床运用

基于临床前的实验研究，笔者在一则初步的临床研究中将人骨髓来源MSCs培养获得的CCM（MSC-CM）运用于上颌窦移植材料。22236位局部牙缺失患者被纳入研究并分为实验组（n=4）与对照组（n=2）。为了明确MSC-CM的潜在过敏性，在使用MSC-CM之前实验组进行了安全性评估。评估包括皮肤斑贴试验和药物淋巴细胞刺激试验，且所有的安全性评估结果皆为阴性。奥斯泛朗（Olympus Terumo Biomaterials）是一种多孔的纯β-磷酸钙（β-TCP），在两组中都被用作支架材料。实验组为支架材料加MSC-CM，而对照组仅为支架材料。在使用前，冷冻MSC-CM需要在生理盐水中复原[22]（图24-3）。在实验组中，1g的β-TCP在3mL的MSC-CM中浸泡吸收至少5分钟。在对照组中，β-TCP则是浸泡于生理盐水中。

对于两组试验对象，经标准侧壁开窗上颌窦底提升技术形成的空腔内使用一致的移植材料。没有观察到系统性或局部性的临床并发症。临床并发症的缺如

也符合那些用以检验术前术后炎症反应、过敏反应和器官功能障碍的计算机断层扫描（CT）结果和血液检查结果。6个月后，在种植手术过程中通过环钻取出移植物活检并进行组织学评估[22]（图24-4和图24-5）。在每个样本中，边缘处都可以观察到剩余的β-TCP伴随着新骨形成。试验组移植物中包含了板层骨，而对照组移植物则主要由编织骨与炎症细胞浸润组成。在两组中，成骨细胞和破骨细胞都出现在新骨和剩余β-TCP周围，但是在试验组中细胞的数量和取代β-TCP而新形成的骨量都更多。另外，试验组中也观察到更多的血管化，尤其是样本的中心区域。组织形态定量分析揭示了试验组中的新骨形成区域明显大于对照组，特别是样本的中央。

先前的研究表明MSC-CM包含了多种细胞因子，如胰岛素样生长因子1（IGF-1）、VEGF和转化生长因子β1（TGF-β1）[11-19]。每种介质在骨再生方面都起着各自的作用。IGF-1调控成骨细胞和MSCs的迁移。持续全身或局部的输注IGF-1可以增强骨生成。VEGF是血管生成的主要调控因子，可以增强内皮细胞的存活与分化，并促进骨生成。TGF-β1可以增强骨祖细胞的迁移并且调控细胞增殖、分化和ECM产生。除了它们各自的活性之外，这些生长因子以协同方式促进

图24-4 试验组中一名46岁的女患者植入支架材料伴MSC-CM。（a）植入种植体，并经上颌窦提升获得空腔。（b）将包含MSC-CM的β-TCP颗粒支架材料填入空腔。（c）6个月后，在种植体暴露手术中通过环钻进行移植物活检。（d）术前CT影像。（e）术后3个月CT影像。（f）术后6月CT影像（经Katagiri等允许转载[22]）。

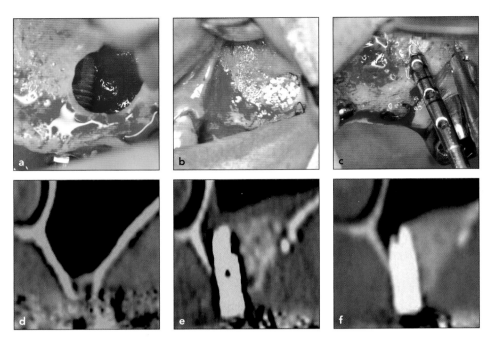

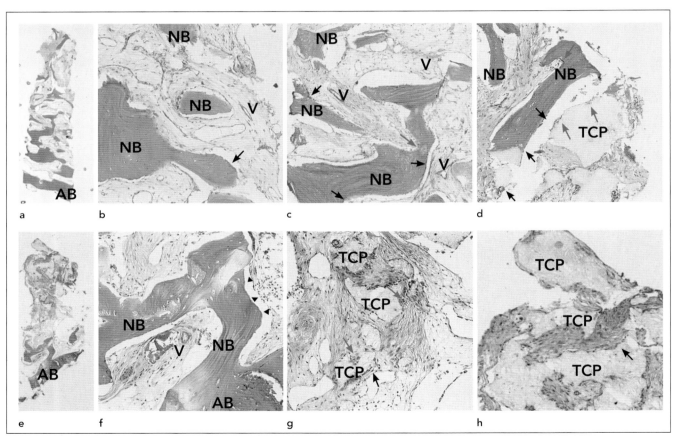

图24-5 试验组中植入支架材料伴MSC-CM的样本组织学结构（a~d），以及对照组中仅植入支架材料的样本组织学结构（e~h）。（a和e）样本的轮廓（原始放大倍数×12.5）。（b和f）样本的牙槽嵴侧（原始放大倍数×100）。（c和g）样本的中心区域（原始放大倍数×100）。（d和h）样本的上颌窦侧（原始放大倍数×100）。苏木精-伊红染色法。黑色箭头，成骨细胞；绿色箭头，破骨细胞；三角，炎症细胞；AB，牙槽骨；NB，新生骨；TCP，β-TCP颗粒；V，血管（经Katagiri等允许转载[22]）。

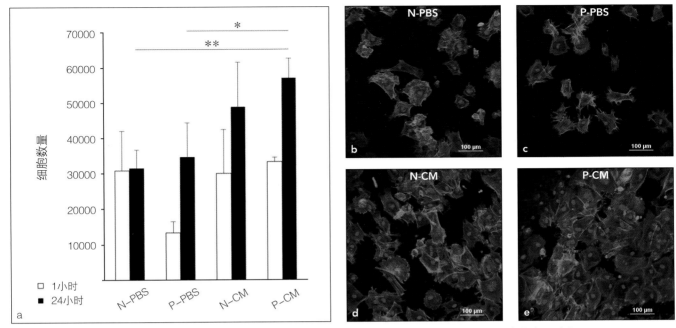

图24-6　体外细胞钛片贴附分析。（a）细胞接种1小时和24小时后，贴附于钛片的MSCs细胞数定量分析。*$P<0.05$，**$P<0.01$。（b～e）钛片细胞接种24小时后，MSCs共聚焦显微图像。针对细胞核的4',6-二脒基-2-苯基吲哚染色（蓝色），针对肌动蛋白的罗丹明标记的鬼笔环肽染色（红色）（经Omori et al允许转载[25]）。

细胞迁移、血管形成和骨生成。最近的研究也表明，MSC-CM在体内外可以通过增强内源性干细胞的迁移、成骨分化和成血管化以促进骨的形成[6,12-21]。在一只兔子的上颌窦增量模型中观察到植入移植物伴MSC-CM 2周后，细胞增殖与血管化有了显著的提高，这表明MSC-CM在血管生成和骨生成的早期阶段有效，而且早期血管化增强了骨祖细胞在有限的血供下增殖和迁移至增量的中心区域[17]。

BMP-2在市场上可以购买得到且相对而言高效，已在上颌窦增量方面被广泛使用。为了获得充分的新骨形成量需要高剂量的BMP-2，因此它具有剂量依赖性。可是，当局部浓度高于生理水平后可能会造成不良反应，如由于局部炎症反应造成的颜面浮肿[24]。该研究中使用的MSC-CM包含pg/mL水平的IGF-1、VEGF和TGF-β1，大约是BMP-2浓度的1/1000。在MSC-CM中联合使用多种更低剂量的生长因子，可以有效避免炎症反应和预防其他的不良反应。MSC-CM可以在不触发不利反应的条件下，有效地缩短β-TCP被新骨降解及替换所需的时间，可能可以作为上颌窦移植中一种有希望的、安全的临床应用。

CCM在种植体表面预处理中的运用

常压等离子体（APP）对种植体的表面抗老化有效，类似于紫外线光和水热处理。人脱落乳牙干细胞（SHED）是一种出生后的高增殖性的干细胞，能够分化形成成牙本质细胞、脂肪细胞、神经细胞和成骨细胞。SHED较骨髓来源MSCs有更强的生物活性能力。因此，笔者对APP处理和SHED-CM在钛种植体周围骨结合和骨生成中所起的作用进行了研究[12,19,25]。

经APP处理或非经处理的钛片及种植体样本被分别浸泡并搅动在37℃的SHED-CM或磷酸盐缓冲液（PBS）中24小时。4个实验组分类如下：

• 非经APP处理钛浸泡于PBS（N-PBS）。
• 经APP处理钛浸泡于PBS（P-PBS）。
• 非经APP处理钛浸泡于SHED-CM（N-CM）。
• 经APP处理钛浸泡于SHED-CM（P-CM）。

在钛片上接种一定数量的MSCs并在37℃，5%CO_2的条件下培养1小时或24小时。通过细胞计数以定量贴附于每张钛片的细胞量。在培养1小时后，4个实验组

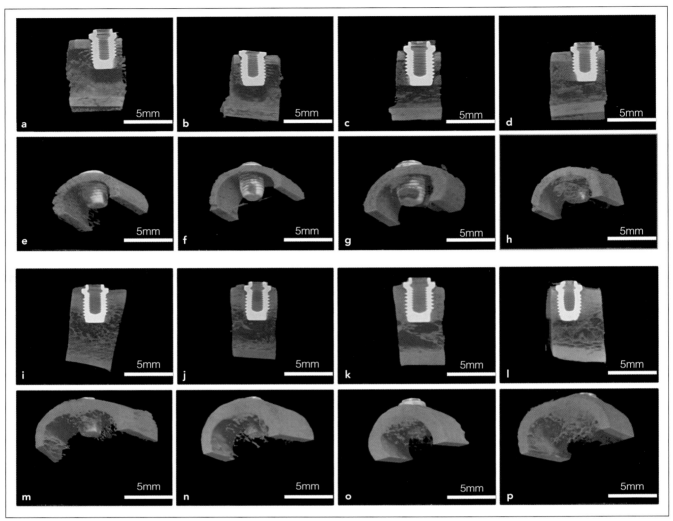

图24-7　体内钛种植体周围骨形成的放射学分析。钛种植体植入犬的股骨4周后（a～h）与8周后的显微CT图像（i～p）（经Omori et al允许转载[25]）。

间的贴附细胞量并没有显著性差异，但在24小时后，P-CM组较其他实验组相比有更多的细胞贴附[25]（图24-6）。4组实验组的钛种植体分别被植入犬的股骨并通过显微CT检测评估。在植入后4周和8周时，P-CM组的放射不透性都比其他实验组高，而不透性表明了种植体周围钙化组织的形成[25]（图24-7）。如图24-8所示，组织学分析表明在P-CM组中种植体周围的新生骨是连续的，而在其他组中是稀疏的[25]。在植入后4周和8周，P-CM组中骨结合百分率（BIC）和骨面积占比（BAFO）也都比其他3组高。

APP预处理可以促进碳氢化合物从钛表面的移除，使得新鲜的钛表面能有效地从SHED-CM中吸收可溶性因子，包括磷酸钙成分和ECM蛋白等。它们固定在表面并积极地招募内源性的MSCs，到来的MSCs继而

在种植体附近和更远的区域发挥着生物学效应。这有助于形成更早的骨结合和更好的骨生成。该研究提示通过APP预处理固定SHED-CM，可能是在使用种植体提升上颌窦底膜时一种有前途的应用。

总结

运用自体MSCs和PRP进行骨再生的研究已被证实其有效性，但同样也遭遇到与细胞疗法相关的不可避免的问题。细胞自然地分泌各种细胞因子和基质，无论在体内还是体外，都是细胞生存所需或起支持作用的。因此，笔者将焦点关注在CCM，并为植入材料提出了两种应用类型：CCM和APP，作为再生医学的新概念以缓解这些问题。

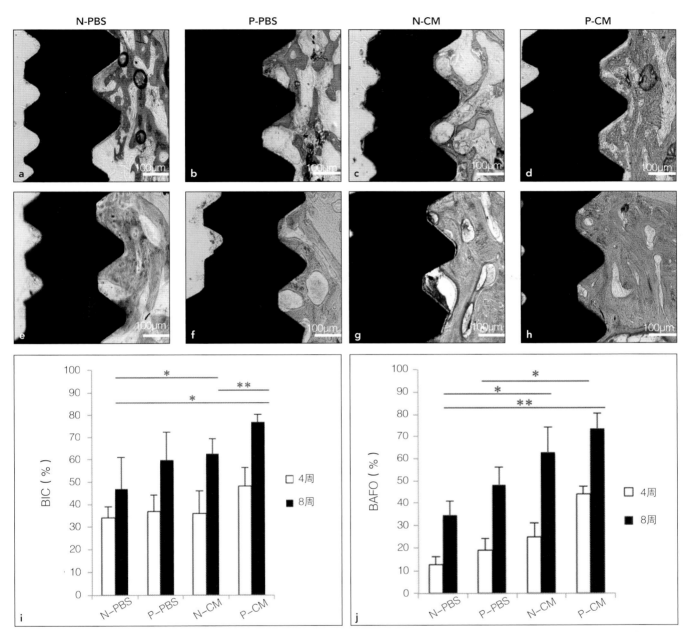

图24-8　体内钛种植体周围骨形成的组织学评价。植入术后4周（a~d）和8周的样本显微图像（e~h）（甲苯胺蓝染色，原始放大倍数×100）。（i）BIC的平均组织形态定量分析值。（j）BAFO的平均组织形态定量分析值。*P<0.05，**P<0.01（经Omori et al允许转载[25]）。

CCM的分泌物招募了多种内源性细胞。这些细胞协同连续地工作，以高效地形成新组织。组织的新生来自相应的级联反应，这利用了体内自然的愈合能力。另外，由于剂量依赖性，单独使用市场上可买到的生长因子，可能仅仅在有限的作用点上发挥功能。高剂量的确驱动细胞更加努力地发挥功能，但是副作用也伴随出现，导致相应组织形成有限。因为进一步的研究揭示了在CCM作用机制中确切的活性成分，所以我们

可以更好地控制内源性细胞，来更有效地和更安全地形成新骨，就类似于使用特别配置的药物[26-27]。

致谢

该项工作获得日本文部科学省以及日本科学促进会科学研究补助金的支持。

组织工程技术在上颌后牙区牙器官再造中的应用

TISSUE ENGINEERING OF THE DENTAL ORGAN FOR THE POSTERIOR MAXILLA

Fugui Zhang, DDS, PhD | Dongzhe Song, DDS, PhD | Ping Ji, DDS, PhD | Tong-Chuan He, MD, PhD | Ole T. Jensen, DDS, MS

上颌窦底骨移植在不久的将来将作为牙囊、成釉器，甚至是以替换为目的而通过生物工程技术完全成形牙齿的未来存储处。牙槽骨将仍需做好准备，包括预期中的自体牙器官移植用以上颌窦底移植。1987年报道的一个案例，Pogrel[1]曾通过骨劈开骨膜瓣以增宽牙槽窝，为新鲜拔除的牙自体移植提供受植区。如该书中所提及的，无论牙齿发育哪个阶段，牙槽骨可以通过只植入成釉器以达到最适宜的改善，这一想法的实现需要在最终的组织工程前完成增量，包括使用侧壁开窗、骨劈开、骨挤压或其他用于提升牙槽骨高度和宽度的促使骨致密化的方法。

本章描述了目前了解相对较少的导致牙齿发育不全、重复或畸形的遗传缺陷，包括颅面综合征。一旦组织工程发展到可移植的阶段，就需要一个有利于耦合骨形成的相对成熟的骨环境。换句话说，对于成人患者而言，在移植之前（或同时），必须创造和维持空间，并进行生物功能性改建。

尽管敲除遗传缺陷的技术已经变得更普遍了，但仍有发育、创伤、肿瘤摘除相关的组织缺损。上颌骨后部的重建尤其复杂，面中部的窦腔通气区在全身范围内也是一种几乎无与伦比的特殊挑战。鉴于这种理论，上颌窦底的改建仍对再生学来说十分重要，在本书的未来版本中，或许10～15年之后，将会描述植入那些远超目前所处实验阶段的组织工程产品。

因此，第3版书中包含了本章关于未来的思考，把这作为我们在未来时间里，在再生领域继续努力以修复缺失的一种提示。在今天，其包括牙槽骨、牙龈结缔组织和经生物力学钛骨结合植入上颌窦底的部件。在未来，缺失组织的治疗将被自体体外构建的移植所替代，这将在事先准备好的牙槽窝和上颌窦底内形成一种无钛金属、无骨结合和无假体的亲密生物性结合。

异常的牙生成

牙发育或牙生成包含了一系列的形态发生阶段，牙齿的形成经历了从牙前体细胞到生长，再萌出口腔这一复杂而高度有序的过程[2-6]。在牙齿发育过程中，前体细胞增殖、分化和凋亡的精准平衡对牙组织内稳态起着十分重要的作用，并且，一个健康的人类牙齿口腔环境需要牙齿的所有部分在胎儿发育的适当阶段得以正常发育[4]。某些牙前体细胞不受控制的增殖可能会导致牙瘤或成釉细胞瘤的形成，并且在一些病理性条件下，如果牙齿并未在或接近正确的时间里开始发育，它们将永远无法发育，导致形成牙发育不全或先天性无牙症。

牙瘤

牙瘤，也被称为齿瘤，是一种由不规则生长但正常牙齿组织组成的错构瘤[7]。这种错构瘤由上皮和间充

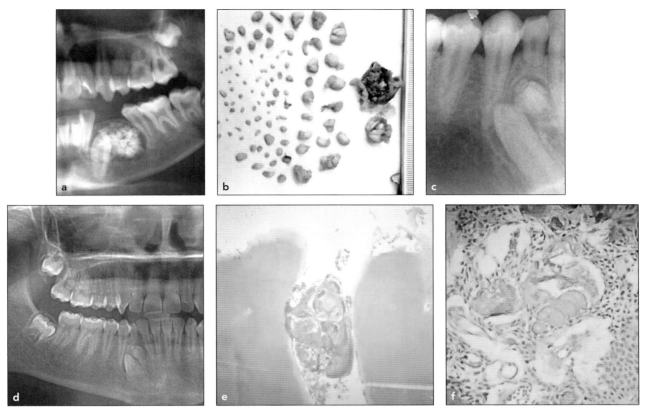

图25-1　牙瘤的临床和影像学表现。（a）下颌前磨牙区的组合性牙瘤。（b）肉眼观，由纤维组织和多个小牙组成的组合性牙瘤。（c）混合性牙瘤的根尖投影。（d）下颌前磨牙区的混合性牙瘤。（e和f）混合性牙瘤的组织病理，见牙本质样结构和釉柱的紊乱团块（经Barba et al允许转载[8]）。

质构成，表现为不同程度的与牙齿硬组织形成相关的诱导性改变。虽然病因还不清楚，但牙瘤作为一种牙源性的良性肿瘤，被认为与牙齿发育密切相关，也与局部创伤、感染或遗传因素有关。

组合性牙瘤与混合性牙瘤

　　牙瘤分为组合性牙瘤和混合性牙瘤。组合性牙瘤发生率是混合性牙瘤的2倍，常含有间充质来源和上皮来源的牙齿成分（图25-1）[8]。从流行病学的角度来看，牙瘤是最常见的良性牙源性肿瘤，占据几乎所有的上颌肿瘤，常发现于儿童和青少年。牙瘤个体发现的平均年龄为14岁，常见于生命周期的第二个和第三个10年。

　　组织学结构上，组合性牙瘤是由不同的牙齿组织构成，包括牙釉质、牙本质和牙骨质，有时也包括牙髓组织。病变通常是单房的，包含多个不透射的被称为小牙的小型牙样结构。肿瘤可能表现为分叶的外

观，在单独的牙样结构之间没有各组织间明确的界限，它们通常位于上颌骨前部，未萌出牙齿冠部上方，或萌出牙齿根部之间。如果组合性牙瘤形成多个不规则牙样结构，肿瘤可能增大而造成受累新生儿的气道阻塞。

　　混合性牙瘤通常与正常牙齿组织难以区别，表现为具有不同密度的不透射区域。混合性牙瘤常发现于下颌骨或上颌后部的阻生牙上方。病变单房，与正常骨之间被界限清晰的皮质化所分隔。组织学结构上，混合性牙瘤形成无定形的钙化以及由牙釉质覆盖的发育异常的牙本质。

　　多发性牙瘤（MO）以累及牙弓4个象限的多个牙瘤为特征。MO也会与其他畸形伴发，如食管狭窄。牙瘤病及牙瘤综合征用以描述MO。然而MO较为罕见，其全面的临床特征也知之甚少。

　　除了组合性牙瘤和混合性牙瘤之外，牙内陷或牙中牙是在牙发生期间，由于部分形成牙冠的成釉器内

陷而造成的发育异常。内陷最极端形式被称为扩张性牙瘤，是一种罕见的发育性改变，可以发生在乳牙、恒牙和多生牙所处牙弓的任何部位。

临床表现与治疗

牙瘤临床上通常无症状，但常与乳牙或恒牙萌出障碍有关，如牙齿萌出延迟。大多数病例发生在颌骨内，但牙瘤也可以萌出于口腔内，如通过口腔黏膜暴露的肿瘤，这可能会引起疼痛、邻近软组织的炎症或化脓性感染。组合性和混合性牙瘤通常都单发于下颌骨。基于特征性牙样结构的存在，放射学诊断对单个或多个组合性牙瘤可作为一种标准方法，但多个和较大的混合性牙瘤可能需要鉴别诊断，这构成了一个诊断和治疗上的挑战。一旦建立了诊断和治疗方案，通常是手术切除病变并进行组织病理学评估以明确诊断。

成釉细胞瘤

成釉细胞瘤是一种罕见生长缓慢并累及下颌骨（80%）和上颌骨的牙源性肿瘤，常发现于第三磨牙区[9-11]。成釉细胞瘤可能具有侵袭性并局部累及鼻部、眼眶和颅骨。保守治疗常导致高复发率。成釉细胞瘤发生于男性较女性更为常见，并可在任何年龄段检出，尽管最常发现于30岁和40岁左右的成年人。成釉细胞瘤表现出多样的地域流行性。全球发病率估计为年均0.5/1百万人，绝大多数确诊患者在30~60岁[9-11]。

临床表现

成釉细胞瘤在一些受累个体可以表现为无症状。成釉细胞瘤最常见的表现为下颌骨或上颌骨的无痛性肿胀，这可能会导致面部变形[9-11]。肿瘤通常生长缓慢经过数月或数年，影响个体引起牙齿或下颌疼痛。然而，成釉细胞瘤可以表现出高侵袭性，造成肿胀、疼痛和/或牙齿脱落。在罕见的情况下，成釉细胞瘤细胞可以扩散到身体的其他部位，如颈部淋巴结和肺部。因此，成釉细胞瘤的早期诊断和治疗十分重要。

组织病理学和发病机理

组织病理学检查显示，成釉细胞瘤与正常牙源性上皮或釉上皮、来源于神经嵴的外胚间充质和口腔被覆上皮相类似[11]。成釉细胞瘤的成因还不是十分清楚。风险因素可能包括口腔或下颌的损伤、牙齿或牙龈的感染，或该区域的炎症。

在细胞水平上，成釉细胞瘤始于细胞内形成牙齿上保护性的釉质衬里。有趣的是，成釉细胞瘤与基底细胞癌在早期发展阶段有许多相似之处。成釉细胞瘤和基底细胞癌都是典型的由相同的基底样细胞巢与外围栅栏样细胞层和基质包绕组成的。直到最近，由于肿瘤的罕见和肿瘤基因组检测技术的挑战，对分子畸变造成成釉细胞瘤的相关内容仍知之甚少[9-11]。尽管如此，最近有报道显示，通过DNA测序分析成釉细胞瘤，绝大多数的成釉细胞瘤包含体细胞的突变，通过FGFR2-RAS-BRAF轴影响了丝裂原活化蛋白激酶信号通路，而控制了细胞的增殖[12]。在成釉细胞瘤的高等位基因中有一个高频的BRAF V600E激活突变，尤其是对于那些只发生于下颌骨的。这表明BRAF突变的成釉细胞瘤细胞对维罗非尼十分敏感，该药是一种V600E靶向的小分子抑制剂，由美国食品药品监督管理局批准用于转移性黑色素瘤[13]。

也有报道称，高比例的突变BRAF阴性表达的上颌骨成釉细胞瘤存在音猬因子（SHH）通路上Smoothened（SMO）基因的激活突变，该突变也经常发生在基底细胞癌中[11]。而且，激活的SMO突变可以被SHH信号通路的选择性药理抑制剂所阻断，如KAAD-cyclopamine和三氧化二砷。这些发现可能与目前表明SHH通路有助于牙胚形成的证据相一致。有趣的是，SMO和BRAF突变几乎总是相互排斥的，这主要发生在上颌骨和下颌骨的肿瘤中，表明可能存在未被发现的牙齿发育途径和/或发生在上、下颌骨中的突变过程。尽管如此，成釉细胞瘤中仍有其他不常见的突变，如PIK3CA（PI3激酶通路控制细胞生存）、CTNNB1（Wnt信号通路控制细胞增殖）和SMARCB1（参与染色质重塑）[11]。

诊断与治疗

如果不予以治疗，成釉细胞瘤可以生长到非常大并造成气道风险和导致代谢异常[11]。成釉细胞瘤可以

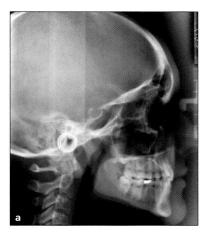
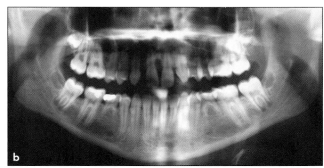
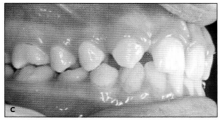
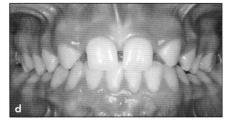
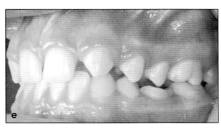

图25-2　（a～e）个别牙缺失。该女性患者表现出个别牙缺失的几种常见特征。注意上颌侧切牙和第二前磨牙的发育不全、余留的下颌乳磨牙、广泛的间隙和深覆𬌗（经AI-Ani et al允许转载[16]）。

通过常规X线、磁共振成像（MRI）和/或计算机断层扫描（CT）检查，活检用以明确诊断。手术切除受累组织是首选的治疗方法，化疗药物和放疗似乎对大多数非癌性成釉细胞瘤没有太大的效果。术区周围大量的健康组织也被切除用以保持使肿瘤再生的机会降到最低。如果肿瘤复发，手术可以再次执行。如果肿瘤有恶性扩散，治疗选择放疗，因为化疗通常不对这些恶性肿瘤有效。成釉细胞瘤的预后很大程度上取决于患者的年龄、肿瘤的大小、疾病的程度、肿瘤的位置和组织学的分型。可想而知，更好地理解信号通路（如FGFR2-RAS-BRAF和SHH）在成釉细胞瘤发展过程中所起的致病作用，可以指导靶向治疗的临床应用，使疗效得以提高。

牙发育不全

　　牙齿发育不全或先天性牙缺失是人类最常见的牙颌面畸形之一，包括已知的基因突变（如MSX1、PAX9、AXIN2、WNT10A和EDA）和未知的基因变异，牙齿发育不全可作为遗传综合征的一部分或作为非综合征的独立特性（图25-2）[4,14-16]。牙齿发育不全

可以导致咀嚼功能障碍、语音改变、美学问题和错𬌗畸形。牙齿发育不全根据缺失牙齿的数量分为个别牙缺失、多数牙缺失和先天性无牙症。个别牙缺失指最多缺失5颗恒牙（不含第三磨牙），而缺失6颗或更多牙齿（不含第三磨牙）称为多数牙缺失。牙齿的完全性发育不全被称为先天性无牙症[4,15-16]。

　　多数牙缺失可以进一步分为非综合征型多数牙缺失和综合征型多数牙缺失[4]。非综合征型多数牙缺失更为常见，其独立发生。综合征型多数牙缺失的发生与其他遗传综合征相关，如以下：

- 色素失调症。
- 唐氏综合征。
- Rieger综合征。
- 外胚层发育不良/少汗性外胚层发育不良。
- 牙甲综合征（Witkop综合征和Fried综合征）。
- Wolf-Hirschhorn综合征。
- Van der Woude综合征。
- 先天性缺指（趾）-外胚层发育不良-唇腭裂综合征。
- 睑缘粘连-外胚层缺陷。
- 唇裂/腭裂。

- 颅骨外胚层发育不良。
- 肢体–乳腺综合征。
- 口–面–指（趾）综合征Ⅰ型。
- Rapp-Hodgkin综合征。

在这些情况下，多数牙缺失与皮肤、指甲、眼睛、耳朵和骨骼的异常相关[15]。

流行病学

作为最常见的牙齿发育不全，个别牙缺失在乳牙列的患病率为0.1%~1.5%，没有性别差异。在恒牙列，个别牙缺失的患病率为1.6%~36.5%，取决于研究人群，受影响的女性大约是男性的1.5倍[4,15]。多数牙缺失相对罕见，估计在西方国家0.08%~0.30%，在中国约0.25%。先天性无牙症的发生极其罕见，仅见于某些外胚层发育不良的案例。

最常见的缺失牙是第三恒磨牙，占超过总人口的20%[4]。下颌第二前磨牙是第二个常见缺失恒牙（发生率为3%~4%），其次是上颌侧切牙（1%~2.5%）和上颌第二前磨牙（1%~2%）。相反，上颌中切牙的缺失最为少见（<0.01%），其次是下颌第一磨牙（<0.02%）和下颌尖牙（0.01%~0.03%）。

遗传学改变

牙齿发育不全可以发生在牙生成的许多阶段，如牙齿形成起始的失败，牙板牙源性潜能的降低，或在早期阶段发育停滞[4,15]。人们普遍认识到牙齿发育不全是由多因子病因造成的，涉及遗传缺陷和环境因素，其中遗传缺陷起到至关重要的作用[15]。

非综合征型多数牙缺失可以进行常染色体显性遗传、常染色体隐性遗传或者X连锁显性突变。MSX1、PAX9、AXIN2和EDA基因突变是非综合征型多数牙缺失最常见的原因，虽然WNT10A、EDAR、EDARADD、IKBKG（NEMO）和KRT17基因突变也涉及其中。

MSX1　MSX1是一种转录因子，表达于牙胚的外胚间充质。MSX1基因突变已被证实与牙齿发育不全相关。在生物学上，MSX1参与上皮–间充质的交互作用，并作为一种转录抑制因子，在胚胎形成过程中，通过与关键的转录复合体和同源异型蛋白相互作用，以确定牙齿的形状和位置。缺乏Msx1的小鼠表现为腭裂、下颌和上颌牙槽骨不足以及牙齿发育失败。数个家族谱系研究显示，特定的MSX1基因突变（主要是错义或无义突变）可能会导致非综合征型个别牙或多数牙缺失。这些MSX1基因突变主要影响第二前磨牙和第三磨牙的形成。有趣的是，最近一种新型的MSX1内含子突变，被认为涉及常染色体显性遗传的非综合征型多数牙缺失。

PAX9　PAX9是PAX基因家族的成员，该基因家族编码的转录因子对脊椎动物的器官发育至关重要。PAX9广泛表达在牙齿形态发生过程中的牙源性间充质中。PAX9的错义突变、无义突变、移码突变或同义突变会导致多数牙缺失。纯合PAX9缺陷小鼠出生后不久死亡，并在牙蕾阶段表现出失败的牙齿形成。人PAX9杂合突变与非综合征型牙齿发育不全相联系。

AXIN2　AXIN2是经典Wnt信号通路的一种负调控因子，与β–连环蛋白的定向降解有关。AXIN2在牙源性间充质、成牙本质细胞和釉结中表达。在人类中，AXIN2突变已在综合征型或非综合征型牙齿发育不全的患者中被确认，可能导致牙齿的发育不全，并影响恒牙–主要包括恒磨牙、下颌切牙和上颌侧切牙。

EDA　EDA基因编码外异蛋白A，是肿瘤坏死因子（TNF）超家族的一种可溶性蛋白成员，由一个跨膜区结构、一个furin蛋白酶切位点、一个胶原蛋白型区域和C端TNF样结构所组成。EDA受体通过其死亡结构域和一个称为EDARADD衔接蛋白质之间的相互作用而激活，使得核因子κB（NF-κB）移位进入细胞核，从而诱导必需基因的转录起始和外胚层衍生组织的分化，如皮肤、头发和牙齿。最近，EDA突变被认为导致X连锁少汗性外胚层发育不良，该疾病特点是头发稀疏、牙齿又少又小以及汗腺缺乏。EDA基因突变也涉及上颌侧切牙的缺失。

治疗

牙齿发育不全的治疗计划是复杂和综合的，通常涉及正畸治疗、修复治疗、牙周治疗、牙髓治疗、牙

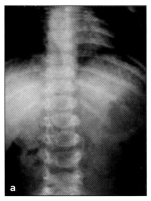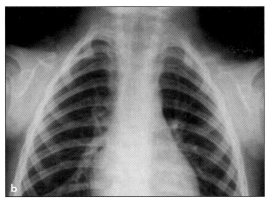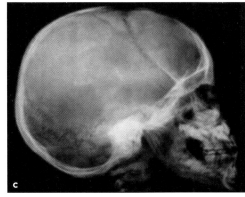

图25-3 典型颅骨锁骨发育不良的影像学表现。（a）锥形胸。（b）双侧锁骨发育不良和发育不全。（c）头骨畸形、面中部发育不良和额外牙（经Shen et al允许转载[19]）。

移植、牙种植和牙拔除。治疗多数牙缺失患者的挑战包括空间的管理、牙齿的直立与对齐、深覆殆的管理和牙齿的保留。治疗计划通常都是个性化的，取决于患者的年龄、固有的拥挤程度、乳牙的状态和错殆的类型。我们可以想象在不久的将来，三维（3D）打印以及组织工程技术的到来可以显著促进牙齿发育不全的临床管理。

颅骨锁骨发育不良

颅骨锁骨发育不良（CCD）也被称为Marie-Sainton病、Scheuthauer-Marie-Sainton综合征或突变性骨发育不全（图25-3）[17-19]。CCD是一种高外显率常染色体显性遗传的骨骼发育不良性疾病。最初认为仅影响膜内成骨的颅骨和锁骨，但CCD可以影响大多数的骨骼，应该被看作是发育不良而非发育不全。根据其临床表现，CCD可分为典型CCD、轻型CCD和单独牙齿发育不良。

流行病学与发病机理

CCD是一种罕见但众所周知的骨骼疾病，全世界患病率大约百万分之一，没有性别或种族好发[17-18]。研究证明，RUNX2基因突变（包括插入、缺失、无义和错义突变）涉及CCD发展过程中的骨骼和牙齿异常，虽然大约有40%的CCD病例在没有明显遗传因素或已知病因的情况下自行发生。RUNX2位于6号染色体p21，是骨骼发育和成骨细胞分化的关键调节子，它通过调节上皮-间充质的交互作用，以控制牙齿的形态发生和上皮成釉器的组织分化。在牙生成期间，牙乳头间充质是最常见的RUNX2基因表达位点。

通过实验表明，缺乏Runx2的小鼠未能形成骨骼和牙齿结构，而Runx2基因突变的小鼠表现出牙齿发育受阻。尤其是，小鼠Runx2表达的缺失，导致成骨细胞分化的缺陷和牙周膜细胞诱导破骨细胞分化能力的下降，这可能部分解释了CCD患者牙齿萌出延迟的原因。有趣的是，小鼠Runx2的过表达同样造成了发育不良，导致骨量减少和伴发的骨折。因此，CCD潜在的分子发病机制还需待充分理解。

临床表现与治疗

CCD广泛的临床表现，包括特征性的颅骨畸形（如颅缝持续不闭合与颅盖隆起）、单侧或双侧锁骨的发育不良或发育不全、囟门骨化延迟、额骨和顶骨凸起、肩关节过度活动度、宽耻骨联合、牙异常、短第五指中节指骨、相关的脊椎异常、前颌骨发育不良和假性缺牙症、中轴骨和四肢骨缺陷、中枢神经系统异常、身材瘦小、脊柱畸形、膝外翻（膝盖内扣）、扁平足（平足）和听觉丧失（图25-3）[17-19]。

多生牙是CCD最常见的牙异常，可以影响乳牙列和恒牙列，导致牙齿阻生、拥挤和咬合不正。在某些情况下，发音和咀嚼也可能受到影响。额外牙可能是正常的，也可能是畸形的，可以位于牙弓前份、后份或正常牙列内。多余的牙齿可能整齐的位于双排牙列中也可能在牙弓中表现的排列混乱。牙齿的形态可能是完整的、分叉的或在牙槽嵴上表现为小结节状。多生牙源于胎儿牙板功能亢进和额外的牙胚形成。

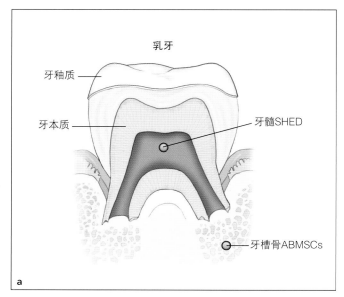
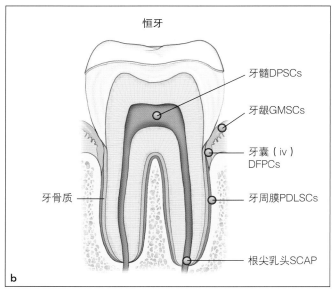

图25-4　乳牙（a）和恒牙（b）中不同类型牙源性干细胞及其分布（经Zhang et al允许转载[6]）。

CCD的诊断通常基于临床检查和影像学检查。CCD的临床口腔管理旨在使用个性化的多学科手段，在成年早期实现最佳的功能和美学结果，通常包括颌面外科医生、正畸医生和修复医生。矫正咬合不正可能涉及外科手术复位和义齿修复。正畸治疗通常联合正颌外科手术用以指导萌出错位的牙齿。语音治疗有时也是需要的。其核心目的仍然是修复颅面和口腔的功能与美学。

牙源性干细胞用以牙组织工程

因牙生成失调而导致的牙和颅面畸形几乎都需要进行外科手术重建[15,20]。例如，当前在使用外部材料的基础上替换缺失的牙齿。然而，随着3D打印技术的发展，牙组织工程将可能提供生物工程牙，以取代缺失的牙齿或再生那些受损的牙体组织。因此，牙再生是在组织工程学和干细胞生物学领域上，一种以干细胞为基础的再生医学方法，通过自体干细胞再生组织来替换受损或缺失的牙齿[20-22]。

牙体组织富含牙源性间充质干细胞（DMSCs），因具有分化成多种细胞类型的潜能，包括成牙本质细胞、神经祖细胞、成骨细胞、软骨细胞和脂肪细胞，

使其可能适合用于牙齿组织工程[20]。最近，人类体细胞已生成可处于多能状态下的干细胞，称之为诱导多能干细胞，从而形成患者特异性和疾病特异性的干细胞。因此，DMSCs的多潜能性、高增殖率和可获得性使其成为一种引人注目的MSCs来源，用以组织再生[6]。

DMSCs可从许多牙科组织中分离获得。目前，至少已确定7种DMSCs，包括：牙髓干细胞（DPSCs）、牙根尖乳头干细胞（SCAPs）、人脱落乳牙干细胞（SHEDs）、牙囊前体细胞（DFPCs）、牙周膜干细胞（PDLSCs）、牙槽骨来源MSCs（ABMSCs）和牙龈MSCs（GMSCs）（图25-4）[6,20,23-28]。

DPSCs　这些多能干细胞主要位于成人牙髓组织、乳牙牙髓和根尖乳头的细胞富集区[29-30]。DPSCs易于从废弃的或拔除的牙齿中分离获得，并可以分化形成多个细胞系，以促进牙髓、牙本质和牙骨质的再生，例如形成完整的或部分的牙齿结构作为生物性植入物[31-32]。有趣的是，人类DPSCs也表现出了明显的神经再生活性，证明牙源性干细胞或许可用以提高脊髓损伤的治疗疗效[33]。

SCAPs　这些干细胞可从发育中的恒牙根尖处的软组织中分离获得，与DPSCs有着显著的相似性。临床上试图保留剩余的DPSCs和SCAPs，以引导牙髓血运重

建和完成年轻恒牙的牙根发育成熟[34]。

SHEDs　这些细胞来源于脱落乳牙的牙髓组织，代表了一种拥有高增殖能力、易可获得性、高生存能力和多向分化潜能的（如成骨细胞、神经细胞和成牙本质细胞）出生后的干细胞群[35-36]。因此，SHEDs已广泛运用于口腔颌面部的骨再生中[37]。

DFPCs　这些干细胞来源于牙发育萌出前成釉器和牙乳头周围的外胚间充质组织[38]。DFPCs具潜能分化形成成牙骨质细胞、成骨细胞和牙周膜细胞。在牙根形成过程中，它与Hertwig上皮根鞘（HERS）细胞存在相互作用[39]。当与HERS细胞共同培养时，DFPCs表现出更明显的倾向形成矿化结节，以及更高的成牙骨质细胞/成骨细胞分化水平[40]。

PDLSCs　这些干细胞来源于DFPCs以及从牙周韧带混合细胞群中分离获得。人类PDLSCs拥有高成骨分化和成牙骨质分化的能力[38]。

ABMSCs　这些细胞也源自DFPCs，是牙槽骨成骨细胞的牙源性前体细胞[38]。

GMSCs　这是修复受损牙周组织、肌肉和肌腱的理想干细胞，但PDLSCs和GMSCs是否可以形成一个牙本质–牙髓样结构目前仍不清楚[23]。

因为牙源性干细胞与MSCs有着许多相同的特征，所以人们对更广泛的运用间充质细胞衍生品来治疗疾病抱有相当大的兴趣[32]。虽然DMSCs表达一些共同的标记物，如CD105、CD146和STRO-1，但来源于不同牙组织的干细胞在增殖能力、克隆形成能力和分化潜能上表现出异质性[20]。此外，DPSCs和SHEDs都被报道过具有其他胚胎干细胞的特性，然而需要特定的条件来维持DMSCs启动牙齿形成的能力[41]。因此，DMSCs有丰富的分化能力（如成骨、成牙本质、成脂肪和神经源性）。再生牙必须血管化、受神经支配并适当地固定在骨内伴有牙髓的血管化，这依赖于牙髓、根尖和牙周干细胞的分化能力[15,42]。

牙组织工程中重要的细胞信号分子

牙齿的形态发生涉及广泛的上皮–间充质交互作用，这一过程由数个高度保守的信号通路严格调控，如骨形态发生蛋白（BMPs）、Wnt/β-catenin、Hedgehog（HH）、Notch、成纤维细胞生长因子（FGFs）、转化生长因子β（TGF-β）和外异蛋白A（EDA）等[43]。微调这些保守的信号通路活性可以控制牙生成的许多方面。例如，当调节信号活性时，几个突变小鼠系在第一磨牙前份形成了多生牙[43]。这些牙齿由残余的牙齿原基发育活化形成，在野生型小鼠的牙间隙中被发现，这代表在啮齿动物的进化过程中前磨牙消失了[43]。小鼠磨牙的相对大小受到相邻发育牙的激活和抑制影响；小鼠切牙的大小和数目受基板处BMP信号微调的影响；切牙的持续生长和釉质沉积可以被FGF水平、激活素和上皮干细胞微环境中的BMP信号所调控[43]。此外，信号通路之间的交互作用可以影响各通路协同地维持细胞生存、凋亡、增殖、分化以及其他DMSCs的细胞过程[43]。管理牙齿发育的细胞信号网络已经过详细的讨论[43]。本章的重点在DMSCs中BMP和Wnt信号通路及其交互作用，因为这些途径可能在牙源性干细胞组织工程中具有重要的意义。

牙源性干细胞的BMP信号通路

BMP信号通路通过管理MSC的分化在调节钙化组织的发育中扮演着重要的角色，并贯穿着整个成年期[44-50]。BMPs属于TGF-β蛋白超家族[50-51]。在脊椎动物和无脊椎动物中已确认超过20个BMP样分子，其中一些对牙组织工程十分重要[52-53]。TGF-β/BMP在骨的发育中扮演着重要的角色，通过激活BMP受体（BMPR）丝氨酸/苏氨酸激酶[50]。TGF-β/BMP活性突变与许多临床疾病相关，例如骨骼疾病、骨外异常、自身免疫性疾病、癌症和心血管疾病。牙齿发育需要同步和空间差异的BMP表达和相互作用[54]。

BMPs执行生物功能通过经典通路和非经典通路。在经典通路中，BMPs启动信号转导级联通过结合BMPRs并形成一个由两个二聚体Ⅰ型和Ⅱ型丝氨酸/苏氨酸激酶受体组成的异四聚体复合物[6,51]（图25-5）。至少7种Ⅰ型受体（ALK1至ALK7）已经被确认是TGF-β家庭的配体。其中3种与BMPs相结合：1A型BMPR（或BMPR-1A或ALK3）、1B型BMPR（或BMPR-1B或ALK6）和1A型激活素受体（或ActR-1A或

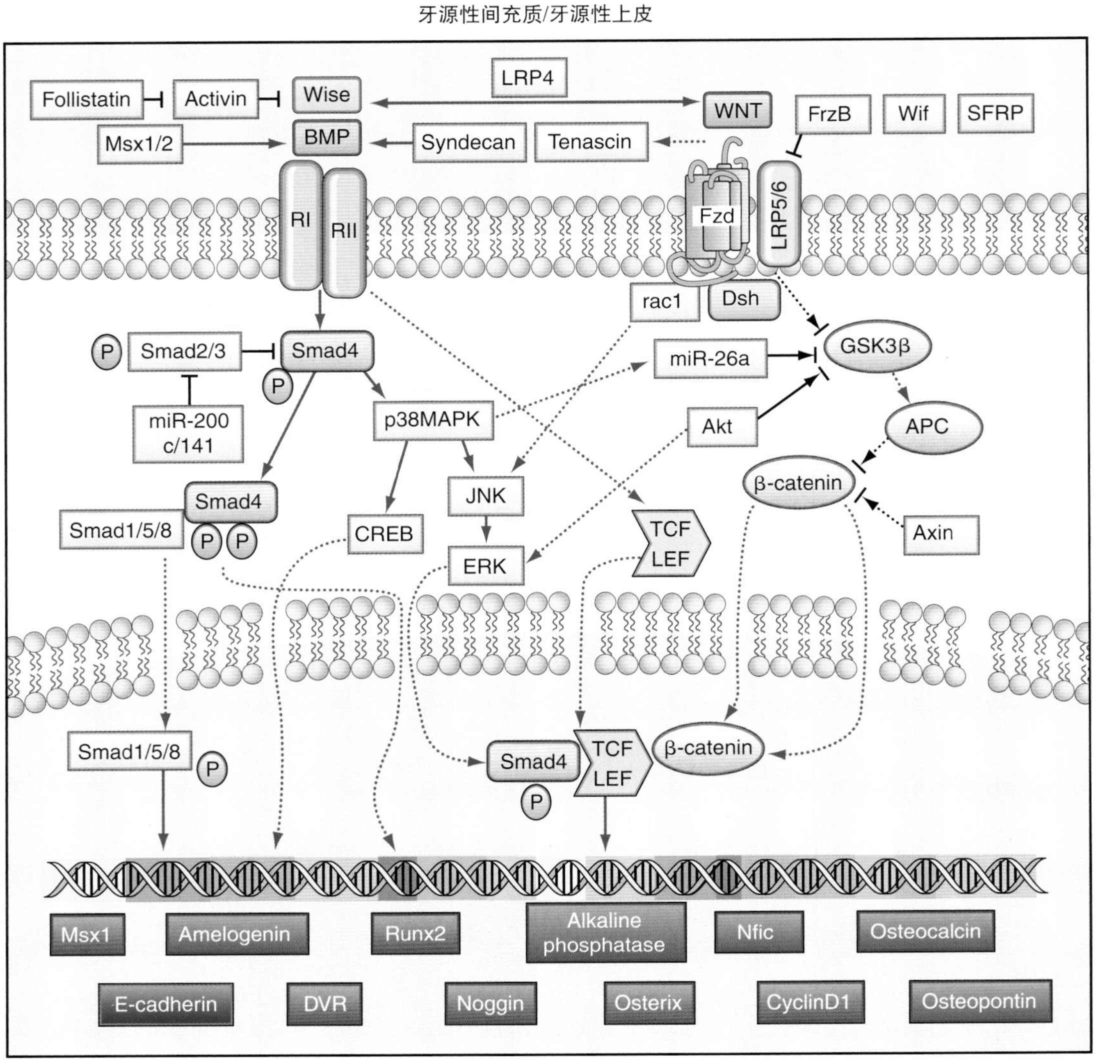

牙源性间充质/牙源性上皮

图25-5　在调节牙源性干细胞增殖和分化过程中，简化的Wnt和BMP信号交互作用。绿线表示刺激作用而黑线表示抑制行为（经Zhang et al允许转载[6]）。

ALK2）[55]。BMP配体与受体结合并激活下游多样性的介体。例如，BMP-6和BMP-7与BMPR-2相互作用并招募BMPR-1，然而BMP-2和BMP-4则优先结合BMPR-1并招募BMPR-2[56]。磷酸化的TGF-β（Ⅰ/Ⅱ）或BMP-Rs激活Smads[6]。这个信号网络在骨骼发育和骨形成中按特定时空条件受到严格的调控[57]。

BMP信号中断影响牙齿发育

　　BMP信号中断导致牙齿发育的早期停滞[58]。颅神经嵴特异性BMPR-1A失活使得牙齿发育停滞在蕾状期/帽状期早期阶段[59]。在神经嵴细胞内，用BMPR-1B的组成性激活形式替换BMPR-1A挽救了磨牙和上

颌切牙的发育，虽然挽救的患牙仍表现出成牙本质细胞和成釉细胞分化的延迟[59]。BMPR-1B、BMPR-2和ActR-1在牙周发育的第6天于牙囊和HERS细胞中被检测出，之后在牙周组织中更广泛的分布[60]。尽管BMP信号在颅面器官和牙齿发育中起着关键的作用，但经典BMP信号可能并不参与早期阶段的牙齿发育。虽然pSmad1在牙囊、HERS细胞和牙周组织中高度表达，但pSmad1/5/8-Smad4复合体的缺乏可能是由于牙源性间充质中pSmad2/3对Smad4的饱和作用[58,60]。Smad2/3的沉默或Smad4的过表达可以激活牙源性间充质细胞中的经典BMP信号[58]。

　　BMPR-1A信号的严格调控在牙齿发育过程中至

关重要[61]。胡桃醌介导的PIN1抑制可以增强BMPs、Wnt/β-catenin、细胞外信号调节激酶（ERK）、JNK和NF-κB途径的成骨诱导活性，这表明PIN1可能是DPSCs成牙分化和成脂分化中一个重要的调节子[62]。Smad4的缺失导致成牙本质细胞分化和牙本质形成的缺陷[63]。在另一方面，BMP信号也受到许多因子和信号通路的调节[57]。caALK2+/-小鼠中ADSCs的BMP信号增强并激活pSmad1/5[64]。在人类DPSCs中，胞外磷酸盐（Pi）通过cAMP/PKA和ERK 1/2通路调节BMP-2的表达[65]。BMP信号的负调控因子可以在多个阶段阻断信号转导，包括诱饵受体、抑制性胞内结合蛋白和BMP泛素化诱导物[66]。此外，几个非经典BMPs的Smad非依赖信号通路已被确认。例如，BMP-4被发现可激活TAK-1信号[67]。BMPR-1和BMP-2也被证明可能主要通过非经典激活Smad2/3信号来调控LβT2细胞中FSHB的表达[68]。

BMPs在调节成骨分化/成牙分化中的不同作用

BMP-2已在HERS细胞、牙囊细胞和分化的牙周细胞中被发现[60]。在磨牙区的上皮细胞内局部应用BMP-4可以刺激Islet1的表达，而抑制BMP信号会导致Islet1表达的下降[69]。BMP-7同样在HERS细胞、牙囊细胞和分化的牙周细胞中被发现[60]。

通过综合分析人类的14种BMPs，笔者证明了BMP-9（aka，GDF2）是在体外和体内促进MSCs成骨细胞分化的最有效的BMPs之一[44-45,48,50,70-71]。虽然如此，BMP-9也是BMPs研究最少的之一，它已被证实与ALK1和ALK2 Ⅰ型受体相互作用，上调一组关键的下游介质参与促进早期前体细胞的扩增和后期MSCs终末的成骨分化[72-78]。例如，生长激素（GH）是BMP-9信号的直接早期目标，并接受其调控上调[77]。此外，外源性的GH协同加强BMP-9通过胰岛素样生长因子1（IGF1）信号诱导成骨分化，JAK-STAT抑制剂可以显著削弱这一过程[77]。关于BMP-9强有力的成骨活性，有一种可能的解释是BMP-9与其他成骨的BMPs，如BMP-2、BMP-4、BMP-6和BMP-7相比，可以更有效地战胜BMP的拮抗物头蛋白[79]。此外，BMP-9可以协同加强数个重要的信号通路，包括WNTs、IGFs、EGF、Notch

和视黄酸信号通路，以促进MSCs的成骨分化[48,80-85]。最近的研究表明，BMP-9可以有效诱导牙根尖乳头干细胞（SCAPs）的成骨/成牙本质向分化[86]。

BMP-2也用作支架材料的表面涂层，以减小孔隙创造更好的附着和减少BMP-MSCs的扩散[87]。根据术中观察和组织学研究评估，人重组骨形态发生蛋白-2（rhBMP-2）可以在4~6个月内使骨缺损有效地完整再生[88]。这里应该指出，作为骨形成的抑制剂，在牙周发育13天后可以检测到BMP-3的表达。可想而知，BMP-3可能通过抑制成牙骨质的和成骨的BMPs，从而阻断这一过程[60]。然而，颈环处的上皮干细胞增殖是由一个综合调节网络所控制，包括激活素、BMPs、FGFs和切牙干细胞巢内的卵泡抑素[89]。间充质FGF3刺激上皮干细胞增殖，BMP-4抑制FGF3的表达[89]。激活素抑制BMP-4的抑制效果并限制FGF3在唇侧牙源性间充质中的表达[89]。卵泡抑素限制舌侧干细胞的数量，从而导致小鼠切牙的不对称[89]。

牙源性干细胞的Wnt信号通路

Wnt家庭由至少19个Wnt配体组成，均编码于人和小鼠基因组中（图25-5）[6,90-94]。Wnt信号调节细胞的增殖、迁移、分化和凋亡，也参与牙齿和牙周组织形态发生过程中的上皮-间充质相互作用[95]。颅颌面组织中的Wnt信号应答已被绘制了解，并与啮齿动物切牙根尖、牙髓、牙槽骨、牙周膜、牙骨质和口腔黏膜中的干细胞群有共同的定位[96]。

Wnt是一种分泌型脂质修饰糖蛋白的短程配体，可以激活经典和非经典信号通路[94,97]。经典通路的标志是β-连环蛋白调节转录活性的激活[6]。经典通路是由Frizzled蛋白（Frz）和低密度脂蛋白受体相关蛋白（LRP）5/6组成的受体复合体与Wnt配体相结合所启动的。Wnts与Frz和LRP-5/6结合激活不同的信号通路[80,94,97]。LRP-5的突变对骨骼发育和骨骼质量都有不利的影响[98]。配体-受体的相互作用通过蓬乱蛋白（Dsh）传递，导致多蛋白复合体包括轴蛋白、APC、PP2A、GSK3和酪蛋白激酶1α的抑制[94,99]。没有配体结合的情况下，该复合体促进β-连环蛋白的磷酸化，通过泛素-蛋白酶体途径导致其降解。因此，Wnt的结合导致胞质和核β-连环蛋白水平的上升，与T细胞因子/淋巴增强因子（TCF/LEF）转录因子和其他共激活因子调节下游的靶基因[94,100-104]。许多胞外分泌型的抑制剂可以调节Wnt信号通路通过结合Wnt配体（如Wif和Frz相关蛋白）或协同受体LRP5/6（如Dkk和Wise/Sost）[100]。

经典Wnt信号调节小鼠和人类的牙齿数目，然而其在牙齿替换上发挥的作用还需进一步的研究阐明[97]。经典Wnt信号的目标基因（如LEF1和AXIN2）在牙板尖端和周围间充质细胞中连续表达[105]。经典Wnt/β-catenin信号通路被发现在BMP-9诱导的MSCs成骨分化中发挥重要作用[80]。BMP-9诱导的异常骨形成和基质矿化受FrzB过表达和β-连环蛋白基因沉默的显著抑制，这表明经典Wnt/β-catenin通路是BMP-9调控成骨信号的一个重要调节子[80]。

平面细胞极性通路（PCP）中的非经典Wnt信号被认为是在无LRP-5/6相互作用下，通过NRH1、Ryk、PTK7或ROR2进行转换。PCP通路也可通过Wnt与Frz及其协同受体的结合而激活。受体复合体再招募Dsh与蓬乱蛋白相关形态形成活化因子1（DAAM1）相互作用。DAAM1激活小G蛋白Rho和Rho相关激酶（ROCK）。Dsh还与Rac1形成一个复合体，协调抑制蛋白与肌动蛋白的结合。Rac1激活JNK导致肌动蛋白的聚合[91,106]。非经典Wnt信号是否在牙齿发育和调节牙源性干细胞增殖、分化中扮演了重要角色还有待全面研究。

牙源性干细胞中Wnt与BMP信号通路的交互

一颗牙齿的发育涉及一个信号网络，特别是BMP和Wnt信号通路的正负反馈回路（图25-5）[6,107]。在胎龄（E）9.5天，可在牙板上皮、牙囊和牙乳头检测出BMP-4的表达，并在E10.5或E11.5迅速减少。BMP-2的表达直到E13.5才明显，之后信号广泛分布于神经嵴间充质[108]。BMP-4被证明可诱导一个与牙源性上皮细胞诱导相类似的半透明间充质区[109]。从牙源性上皮到间充质的BMP-4表达转换和LEF1的表达都需要MSX1[5]。经典Wnt、FGF和SHH信号通路的诱导活性挽救了发育受阻小鼠牙胚的发育，据报道BMP-4和Msx1发挥正反

馈回路作用，驱动了连续的牙齿形成[110]。

Wise作为结合BMP配体的一种胞外蛋白，与Wnt调节子LRP4之间的物理相互作用在细胞外水平上起着两个通路间直接联系的作用[6]。Wise突变或Lrp4突变小鼠都产生类似的牙齿发育异常，这与BMP和Wnt信号改变相关[111]。在牙齿发育过程中，LRP4只在上皮细胞表达而Wise主要在间充质细胞表达。在发育过程中，Wise和LRP4共同作用协调在上皮-间充质细胞通讯中的BMP和Wnt信号活动[111]。因此，在牙齿发育过程中，LRP4通过结合Wise调节整合BMP和经典Wnt信号通路[112]。

在牙齿和颌骨形成过程中，TGF-β/BMP信号调节了多能颅神经嵴细胞（CNC）的命运结局和引导这些细胞分化成成牙本质细胞和成骨细胞[6]。Smad4缺失导致成牙本质细胞分化和牙本质形成的缺陷以及经典Wnt信号的上调[63]，这表明Smad4精密地调节了TGFβ/BMP和Wnt信号通路之间的交互作用，以确保适当的CNC细胞命运。当使用iSCAP细胞时，我们发现Wnt3A有效地诱导那些因β-连环蛋白基因沉默而减少的早期成骨标记[113]。此外，iSCAP经BMP-9和Wnt3A刺激后表现出更多成熟且高度矿化的松质骨，而iSCAPs中β-连环蛋白的基因沉默减少了BMP-9或BMP-9/Wnt3A诱导的体内异常骨形成[113]。

尽管如此，有研究也表明Wnt/β-catenin通路的过度激活，会延迟内部牙源性上皮的分化和生长，导致恒牙出现大小、形态和矿化异常，而这正是由于分化的延迟和牙源性间充质增殖的延长[114]。在分化阶段BMPR-1A的消耗，使冠部上皮的分化转换至根部，引起异位的牙骨质样结构[115]。该表型与激活的Wnt/β-catenin信号和上皮-间充质转化（EMT）有关。在分化阶段上皮β-连环蛋白的消耗，造成多种釉质缺陷和碎片状根上皮的过早/异位形成[115]。伴随上皮β-连环蛋白的消耗被证明可以挽救由BMPR-1A消耗引起的EMT和异位牙骨质生成，这表明BMP和Wnt/β-catenin通路在调控根系分化和EMT中起着相互拮抗的作用[115]。因此，BMP和Wnt信号通路之间适当的交互作用对牙齿的发育至关重要[6]（图25-5）。

总结

随着对口腔干细胞了解的快速深入，可想而知，人类牙齿的再生就在可预见的未来。利用牙源性干细胞疗法来治疗口腔牙科疾病可能成为现实。使用牙组织来源的干细胞用于牙齿再生的优势，包括高度的可获得性、再现性、自我更新和大规模扩增能力、减少免疫排斥反应、避免伦理争议，以及为iPS细胞做好准备[6]。然而，虽然有建立具有成本效益和安全协议的DMSCs临床使用需求，但在牙源性干细胞达到任何临床应用前，有一系列重大的挑战需要设法解决[116]。在那之前，从口腔祖细胞中生成全功能的牙齿仍然是一个难以捉摸的长期目标[6]。未来的研究应指向解决以下问题：

- 我们如何能够有效地、可重复地分离和保存牙源性干细胞？
- 我们如何能够有效地、安全地扩增分离的干细胞？
- BMPs或Wnts调节牙源性干细胞增殖和分化功能的明确机制是什么？
- Wnt–BMP的交互作用是否可以进一步利用以创建对牙齿组织工程有效的、协同的生物因子？

- 有什么生物相容性支架材料，可用于生物因子编程的干细胞再生牙科治疗？
- 有什么生物工程方法可用于颌骨前部和后部的牙齿再生？

我们期望在未来5～10年可以得到一些令人满意的答案。

致谢

向那些由于空间限制而不能引用其原创工作的研究人员致歉。作者要感谢Mia Spezia、Scott Du和Akhila Vuppalapati对手稿的评读。笔者所在实验室的研究部分由美国国立卫生研究院的研究经费（CA226303，He博士），脊柱侧凸研究学会（He博士）、中国国家重点研发项目（2016YFC1000803和2011CB707906，He博士），以及中国国家自然科学基金（#81400493，Zhang博士）支持。Zhang博士和Song博士收到中国国家留学基金管理委员会资助的奖学金，此资金没有用于涉及研究设计、数据收集、分析与解释、报告书写或提交出版章节的决定。